实用神经内科临床诊疗精要

主编 康 哲 付伦姣 周延华 尹海燕 李 绒 徐 进

SHIYONG SHENJING NEIKE
LINCHUANG ZHENLIAO JINGYAO

黑龙江科学技术出版社

图书在版编目（CIP）数据

实用神经内科临床诊疗精要 / 康哲等主编. -- 哈尔滨：黑龙江科学技术出版社, 2018.2
ISBN 978-7-5388-9723-4

Ⅰ.①实… Ⅱ.①康… Ⅲ.①神经系统疾病—诊疗
Ⅳ.①R741

中国版本图书馆CIP数据核字(2018)第114628号

实用神经内科临床诊疗精要
SHIYONG SHENJING NEIKE LINCHUANG ZHENLIAO JINGYAO

主　　编	康　哲　付伦姣　周延华　尹海燕　李　绒　徐　进
副主编	段姝洁　张海娜　侯秀伟　杨朝燕
责任编辑	李欣育
装帧设计	雅卓图书
出　　版	黑龙江科学技术出版社
	地址：哈尔滨市南岗区公安街70-2号　邮编：150001
	电话：（0451）53642106　传真：（0451）53642143
	网址：www.lkcbs.cn www.lkpub.cn
发　　行	全国新华书店
印　　刷	济南大地图文快印有限公司
开　　本	880 mm×1 230 mm　1/16
印　　张	14
字　　数	434 千字
版　　次	2018年2月第1版
印　　次	2018年2月第1次印刷
书　　号	ISBN 978-7-5388-9723-4
定　　价	88.00元

前　言

随着医学的不断发展，新的理论知识、研究成果和临床经验的积累不断提高了我们对疾病的认识和治疗水平。近年来，神经科学和临床神经病学得到了前所未有的发展，许多神经疾病的诊疗现状已得到明显改善。然而，在临床实践当中，同一疾病在不同个体间其临床特征和基础条件也不尽相同，处理需制定相应个体化治疗方案。人又是一个整体，诊断和治疗过程中不能把每个系统孤立起来，尤其是临床神经病学，涉及面广、病种复杂，一种疾病的诊断、治疗通常涉及多个学科。所以，神经内科医师需要博采众长，扩大知识面，方能与时俱进为患者提供更高质量的医疗服务。

本书首先简要介绍了神经疾病的诊断方法与流程、脑脊液检查及神经电生理检查，然后针对神经内科常见病、多发病的临床诊疗进行了重点论述，且本书涵盖了神经系统部分疾病的康复及护理内容，内容丰富，资料新颖，紧扣临床，实用性强，是一本对医疗、教学和研究工作者有价值的参考书，有助于解决在临床中遇到的实际问题。本书编委均是高学历、高年资、精干的专业医务工作者，对各位同道的辛勤笔耕和认真校对深表感谢！

由于作者编写篇幅和时间有限，书中难免存在疏漏和不足之处，望广大读者提出宝贵意见和建议，以便再版时修正，谢谢！

编　者
2018 年 2 月

目　录

第一章

神经疾病的诊断方法与流程

第一节　病史的采集和一般检查

一、病史的采集

在神经系统疾病的诊断中，病史的采集是十分重要的步骤。一份正确、全面、系统的病史，经过科学的分析后对神经系统疾病的定位、定性诊断与及时、妥善的防治可以起很大的作用。

（一）主诉

主诉即患者就医的原因和主要诉述，一般包括其主要症状和病程时间。

（二）现病史

现病史是主诉的扩大叙述，系病史中最重要的部分。现病史应包括每个症状发生的时间、方式和性质，有无明显的致病或诱发因素，症状的进行、发展或消失，既往治疗的方法、经过及其效果，病程是稳定、缓解还是恶化，各个症状的相互关系与环境的关系。

下列几种症状是神经系统疾病最常见的表现，如果存在，需要重点描述，如头痛、疼痛、抽搐、瘫痪、麻木、眩晕及各种脑神经障碍症状（视力障碍、口眼㖞斜、耳聋、耳鸣、进食咳呛、构音不清等）。有关内脏、营养、言语、睡眠、意识和精神障碍均在询问之列。

（三）过去史

对病因及鉴别诊断具有重要意义。必须强其生长和发育情况、职业和工作性质、个人嗜好、可能与现病史有关各系统的过去疾病等。妇女需加问月经史和生育史。

（四）家族史

特殊的遗传性疾病，如遗传性家族性共济失调、肌营养不良症等往往有明显的家族史。对于家族中有无和患者疾病有关的癫痫、癌肿、周期性瘫痪、偏头痛等病史也应注意。此外，尚应询问父系亲属中有无近亲婚姻。

二、一般检查

神经症状常是全身性疾病的一部分表现。神经系统病变有时和其他系统病变同时存在，或有重要的因果关系，因此不能忽视全身体检。关于全身体格检查和实验室检查的要求、程序和方法，可参阅内科诊断学专著，本书仅对与神经系统疾病关系比较密切的部分作扼要的叙述。

（一）头部与颈部

1. 头颅　观察头的形状、对称性、大小及有无畸形和发育异常。如脑积水、大头、小头、尖头、外形不对称和异常，有无肿胀或肿痛、额骨增生、佝偻病畸形、凹陷、瘢痕、手术切口和最近外伤征象。对婴儿还应测量头围。触诊应该触摸有无压痛区、瘢痕、畸形、陈旧骨折、凹陷，或者开颅术的后遗症。在婴儿应注意囟门的大小、闭合情况；在儿童可因颅内压增高而有骨缝分离、囟门膨隆。如果有手术后颅骨缺陷，应该注意膨隆度。某些颅外动脉的压缩或膨胀对诊断头痛和颞动脉炎有重要意义。在婴儿和儿童有脑积水时叩击颅骨有空瓮音称 Macewen 征。听诊也可提供信息，在血管瘤、动脉瘤、动静脉瘘、新生物压迫大动脉、脑或颈动脉硬化斑部分阻塞等情况下，则在其上方可听到杂音。透光试验对儿童脑积水常有诊断价值。

2. 面部 观察有无口眼㖞斜，先天畸形可见到面 – 脑血管瘤病的血管色素斑、结节硬化症的皮脂腺瘤、偏侧萎缩症的皮下组织萎缩等。

3. 五官 注意眼部有无眼睑肿胀、睑下垂、突眼、眼球下陷、眼周瘀青、巩膜黄染、结膜炎、角膜老年环和见于肝豆状核变性的色素沉积环、葡萄肿、虹膜炎和白内障。注意耳部外形，有无脓血渗出、乳突按痛。鼻部应观察外形，有无畸形，有无鼻出血、鼻溢、鼻窦按痛。口部注意口唇颜色（苍白或发绀）、溃疡、唇裂和疱疹样病变。检查牙齿应注意外形和口腔卫生情况及牙龈变化（包括增生、脓漏、发红、出血和铅线等）。舌的颜色很重要，另应注意有无沟裂、乳头萎缩或肥大、舌苔形状、黏膜斑和瘢痕。恶性贫血舌表现为光滑和透亮，伴蕈状和丝状乳头萎缩、发红和无苔；在糙皮病和烟酸缺乏中舌表现为光、乳头脱屑和萎缩，在急性期呈猩红色和肿胀，但在慢性或轻度缺乏时乳头呈蕈样，舌也不太红；在维生素 B_1 缺乏症中舌光滑、发亮、萎缩和发红；在维生素 B_2 缺乏时乳头扁平、紫色或品红，可同时有唇病伴口角裂。维生素 C 缺乏可致牙龈增生，苯妥英钠也可致牙龈增生。另外还应注意舌在口腔内和伸出口腔时有无偏斜。

4. 颈部 注意检查颈部的淋巴结、甲状腺有无肿块或增大，有无畸形、压痛、强直、歪斜或其他姿势畸形、不对称外形的改变，活动时有无疼痛。在脑膜刺激征时可有颈强直、头后仰和角弓反张。斜颈的特征是头和颈斜向一侧，颈的歪斜也可因某些眼肌瘫痪所致，颈椎关节炎可使颈活动受限，在 Klippel – Feil 综合征（颈椎融合症）和扁平颅底则颈变短、变阔，运动受限，发线降低。颈部畸形也见于癔症。注意双侧颈动脉搏动，有无异常或不等。听诊应注意有无血管性杂音。

（二）躯干

1. 胸部 观察胸廓有无畸形，呼吸动作是否对称、有力。心肺的检查同内科学，也需触摸腋下淋巴结有无肿大。

2. 腹部 触摸腹部是否柔软，有无肝、脾肿大或其他痞块。同时注意腹股沟有无压痛和淋巴结肿大，阴囊有无溃疡及肿块。

3. 背部 观察有无异常和畸形，姿势或发育有无异常；脊柱在做主动弯曲、伸直和侧向运动时有无受限；脊柱有无前凸、后凸和侧凸。触诊检查注意有无结构上的异常，关节有无压痛，肌肉有无痉挛；叩击每个棘突，观察有无局部疼痛或压痛。在脊柱有骨折和新生物时可有明显驼背；患肌营养不良时则有腰椎前凸；患灰质炎、脊髓空洞症或 Friedreich 共济失调时，常有脊柱侧凸。患关节强直性脊柱炎时可有脊柱畸形、疼痛、压痛和强直。患坐骨神经痛和腰椎间盘突出症时可有脊柱局部强直伴轻度侧凸或正常曲度的消失。下背部皮肤有凹窦、异常毛发生长，或触摸到异常时，应疑有隐性脊柱裂或脊膜膨出。肩胛骨异常或后突有时可见于肌营养不良。

（三）四肢

观察有无陈旧骨折、关节强硬、肌腱挛缩、关节活动过度，及杵指、骈指、多余指、蜘蛛状指等畸形；观察双侧肢体发育是否对称；注意肢端颜色和温度。触摸桡、足背等动脉的搏动，必要时测量并比较双侧血压。

（四）皮肤和毛发

观察有无皮肤的异常，如多发性肿瘤、色素斑块、毛细血管扩张、紫癜、压疮、痤疮、带状疱疹、溃疡、局部萎缩等。注意皮肤的粗细程度、颜色深浅和出汗多少，抚摸有无硬皮病的过紧、松皮病的过松和囊虫病的皮下结节。观察毛发分布情况，有无脱发、早白和多毛症。

（康　哲）

第二节 神经系统检查

一、意识

意识障碍一般分为意识模糊－朦胧状态（somnolentia）、谵妄（delirium）、嗜睡（drowsiness）、昏睡（slumber，stupor）、昏迷（coma）等。

1. 意识模糊－朦胧状态 意识的清晰度降低，意识范围缩小，患者认错人和事，出现错觉或片断幻觉，恐惧或激惹，或呈恍惚状态，此后可进入谵妄状态。

2. 谵妄 意识清晰度显著降低，患者出现丰富的视幻觉、视错觉，呈现紧张、恐惧、烦躁不安、行为紊乱及定向力障碍、叫喊、冲动、伤人损物或自伤等。

3. 嗜睡 患者长时间处于睡眠状态，刺激后能被唤醒，醒后反应迟缓、注意力不集中。刺激停止后又进入睡眠状态。

4. 昏睡 反复的强刺激才能唤醒。醒后能睁眼，能做简单回答，言词含糊不清，常答非所问，很快又进入睡眠。

5. 昏迷 貌似睡眠状态，对外界各种刺激及自身的生理需求完全不能感知。不能被唤醒，脑电活动没有睡眠和觉醒周期。深昏迷时，各种反射，包括角膜反射、瞳孔、咽反射及腱反射均消失，肌张力降低。

昏迷的程度通常按 Glasgow – Pittsburgh 评分，下列的英国 Glasgow – Pittsburgh 昏迷观察表（1978）供参考（表 1 – 1）。

表 1 – 1　Glasgow – Pittsburgh 昏迷评分表

指标	评分	指标	评分
Ⅰ. 睁眼动作		3. 两侧反应不同	3 分
1. 自动睁眼	4 分	4. 大小不等	2 分
2. 言语呼唤睁眼反应	3 分	5. 无反应	1 分
3. 痛刺激后睁眼反应	2 分	Ⅴ. 脑干反射	
4. 对疼痛刺激无睁眼反应	1 分	1. 全部存在	5 分
Ⅱ. 言语反应		2. 睫毛反射消失	4 分
1. 有定向力	5 分	3. 角膜反射消失	3 分
2. 对话混乱	4 分	4. 眼脑及眼前庭反射消失	2 分
3. 不适当的用语	3 分	5. 上述反射均消失	1 分
4. 不能理解语言	2 分	Ⅵ. 抽搐	
5. 无言语反应	1 分	1. 无抽搐	5 分
Ⅲ. 运动反应		2. 局限性抽搐	4 分
1. 能按吩咐做肢体活动	6 分	3. 阵发性大发作	3 分
2. 肢体对疼痛有局限反应	5 分	4. 连续大发作	2 分
3. 肢体有屈曲逃避反应	4 分	5. 松弛状态	1 分
4. 肢体异常屈曲	3 分	Ⅶ. 自发性呼吸	
5. 肢体直伸	2 分	1. 正常	5 分
6. 肢体无反应	1 分	2. 周期性	4 分
Ⅳ. 瞳孔光反应		3. 中枢过度换气	3 分
1. 正常	5 分	4. 不规则/低呼吸	2 分
2. 迟钝	4 分	5. 无	1 分

七大项的总分为 35 分，最坏为 7 分，最好为 35 分。

6. 持续性植物状态（PVS） 植物状态是一种临床特殊的意识障碍，主要表现为对自身和外界的认知功能完全丧失，能睁眼，有睡眠－醒觉周期，丘脑下部脑干功能基本保存。上述状态如持续一个月以上即可诊断为持续性植物状态。但在日本大多主张以3个月为界限。

7. 闭锁综合征 为一种特殊类型的意识障碍，其诊断标准为：①能持久睁眼（应排除双侧睑下垂）。②检查可发现患者有认知活动。③失声或严重发声低下。④四肢瘫痪或不全瘫痪。⑤患者可通过眼球的垂直运动或眨眼示意。

二、脑神经

脑神经的检查是神经系统检查中的一个重要部分。脑神经障碍往往是神经系统疾病中最早出现的症状，它也发生于许多全身性疾病中一支或多支脑神经损害，尤其是结合其他神经体征时，对疾病的定位诊断具有很大的意义。

（一）嗅神经（Ⅰ）

用挥发油或含挥发油的物质，如松节油、肉桂油、杏仁、阿魏，甚至牙膏、香烟等进行检查。检查时要两侧鼻孔分开试验。将对侧鼻孔填塞，请患者闭目，用力嗅闻，讲出气味的名称或做出比较。有些物质如醋酸、氨水、乙醇、薄荷、甲醛等，因同时刺激三叉神经末梢，故不能用做嗅觉试验。有鼻腔炎症或阻塞时，也不能做此检查。

（二）视神经（Ⅱ）

1. 视力 测定远视力和近视力。

2. 色觉 大多数的色盲系先天性异常，但在视觉通路上的病变和在失认症中，也可能发生对颜色辨认的障碍。检查时可用色盲检查图，或应用不同颜色的纸、线等。

3. 视野 几种常见视野的测定方法有：①对向法。②视野计。③盲点计。

4. 眼底 眼底检查应在不散瞳的情况下进行，以免影响瞳孔反射的观察。检查时应注意视盘的形态、大小、色泽隆起、边缘等；血管的粗细、弯曲度，动静脉的粗细比例，动静脉交叉处情况等；以及视网膜的水肿、出血、渗出物、色素沉着、结节和剥离等。

正常的视神经乳头为卵圆形，呈淡红色，有清晰的边缘和中央凹陷（生理凹陷）。外围常有一圈色素沉积。边缘上也偶有白色带鞘纤维。视盘的病理变化主要为水肿和萎缩。视网膜动脉与静脉的正常粗细比例为2：3。在动脉硬化症中，动脉管腔缩小，反光增强，静脉和动脉交叉处出现压迹，严重时动脉僵直，壁外白色纤维呈银丝状。在中央动脉栓塞中，动脉狭细，静脉变淡，整个视网膜苍白、水肿。在中央静脉血栓形成中，静脉高度怒张，视网膜充血、出血。在无脉症中可见到视盘周围有花环的动静脉吻合。

视网膜可由各种疾病引起出血，诸如急性颅内压增高、脑出血、蛛网膜下隙出血、视网膜静脉血栓形成、视网膜损伤、眼部感染、糖尿病、肾病、血液病等。视网膜血管畸形和动脉瘤也偶可发现。黑色素沉着则为各型视网膜脉络膜炎的特征。在全身性粟粒性结核及结核性脑膜炎时，可在视网膜上看到散在的大约有半个视盘大小的圆形、黄灰色结核结节。

（三）动眼神经（Ⅲ）、滑车神经（Ⅳ）、展神经（Ⅵ）

对动眼、滑车、展神经的检查包括眼睑、眼球突出度、瞳孔、瞳孔反射、眼球位置、眼球运动和眼的异常运动等部分。

1. 眼睑 注意睑裂是否对称。正常成人的上睑边缘覆盖角膜上部1～2mm，睑裂变小常提示一侧的睑下垂，对侧的面瘫，或因复视而主动地遮盖一侧瞳孔。请患者用力睁眼或闭眼即可判明。因颈交感神经麻痹所致的睑下垂也称为假性睑下垂，因为用力时仍可完全上抬。真性睑下垂可因动眼神经瘫痪、重症肌无力、肌营养不良所致，或属于先天性。双侧睑裂增大可能由于甲状腺功能亢进症（甲亢）或双侧突眼。

2. 眼球突出度 眼球可因不同的病因而致前突或下陷。下陷多因眼球病变产生眼萎缩而引起，偶尔亦见于颈交感神经麻痹（Horner）综合征。双侧突眼原因可为恶性突眼症、狭颅症、良性颅内压增高、多发性眶内肿瘤等。单侧突眼也可见于甲状腺功能亢进，但更多地提示眶内或颅内病变，后者如蝶骨嵴脑膜瘤、海绵窦血栓形成。在颈内动脉海绵窦瘘时，不但有单侧搏动性突眼，且可在眼球上听到杂音。突眼的程度可用突眼计测定。

3. 瞳孔　应注意瞳孔的大小、形状、位置和是否对称。正常人在一般光亮度中瞳孔直径为 3 ~ 4min。小于 2mm 者称为瞳孔缩小。双侧瞳孔缩小可见于婴儿、老年、动脉硬化、吗啡中毒、脑桥病变、梅毒、糖尿病、左旋多巴过量、深昏迷、颅内压增高、先天性瞳孔扩大肌缺失，以及睡眠状态等。单侧瞳孔缩小见于动眼神经受到刺激、颈交感神经阻断、角膜和眼内异物等。直径大于 5mm 者为瞳孔扩大。双侧瞳孔扩大可见于中脑病变、脑缺氧、疼痛、恐惧、甲状腺功能亢进、深昏迷、阿托品中毒、先天性异常等。单侧瞳孔扩大，可由于天幕裂孔疝、动眼神经损伤，或颈交感神经受到刺激引起。眼球外伤和视力下降也可使瞳孔扩大。在强直性瞳孔中，往往有一侧扩大，正常人瞳孔可有轻度大小的波动，明显的变化称为虹膜震颤，可由于交感与副交感神经不平衡、脑干损伤，或颅内占位病变、中毒、癫痫等所致。

正常瞳孔应为圆形，边缘整齐。卵圆、不规则、切迹、锯齿等情况可见于虹膜睫状体炎、虹膜前或后粘连、损伤、手术后和先天异常。这些局部病变也常影响瞳孔的大小及其反射。

15% ~ 20% 的正常人有轻度不对称，双侧瞳孔大小明显不对称，提示一侧有大小或形状的改变。不对称也可见于视觉通路或反射通路中的病变，以及强直性瞳孔、梅毒和脑炎等。

4. 瞳孔反射

（1）光反射：光反射的反射弧由 6 个神经元组成：①视网膜的视杆细胞和视锥细胞。②视网膜的双极细胞。③视网膜的神经节细胞，其轴突通过视神经到达顶盖前区。④顶盖前区的神经元。⑤动眼神经副核（Edinger – Westphal's nucleus）。⑥睫状神经节细胞，由此至瞳孔括约肌（图 1 - 1）。因为一侧的顶盖区与双侧的动眼神经副核（Edinger – Westphal's nucleus）联系，故一眼受光时不但引起该侧瞳孔的收缩（直接光反应），也使另一侧的瞳孔收缩（间接或交感光反应）。

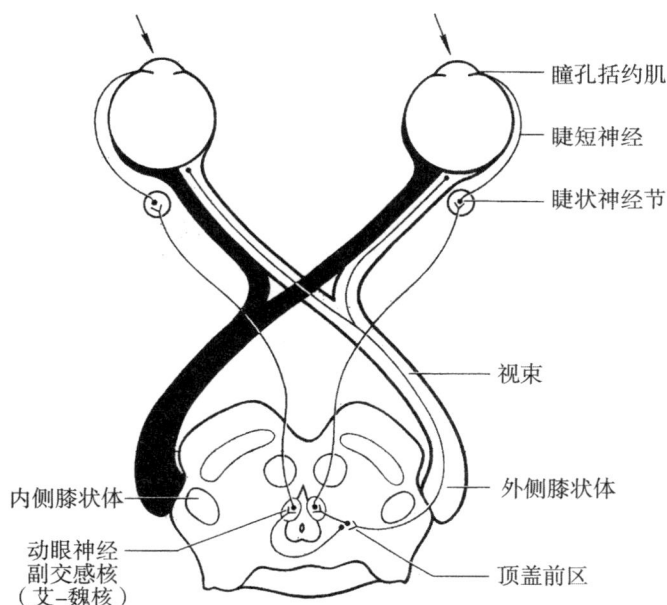

图 1 - 1　瞳孔光反射通路

检查时请患者向光亮处注视，检查者用手掩盖其双眼，然后交替地移开一手。也可用电筒照射其瞳孔，但需避免让患者向电筒注视而产生调节反射，或光亮过强而产生精神反射。需注意检查侧（直接）和对侧（间接）是否收缩和是否敏捷与持久。检查侧有视神经障碍时，双侧瞳孔均不收缩，或反应迟钝而不持久；有动眼神经障碍时，直接对光反射消失，但对侧瞳孔间接对光反射仍存在。

（2）调节和辐辏反射：请患者先向远处平视，然后注视放在眼前仅数厘米远的物件。注意其瞳孔收缩情况。如果患者失明，可再做眼球会聚（辐辏）动作。单纯的调节反射缺失可见于白喉性周围神经损害和脑炎。

在阿－罗（Argyll－Robertson）瞳孔中，光反射缺失，而调节反射存在，视力正常。典型的病例还包括瞳孔缩小、双侧不对称、虹膜萎缩，睫脊和心理反射缺失，阿托品散瞳作用减弱等。本征可见于神经梅毒、糖尿病、脑炎、脑外伤、中脑附近肿瘤、多发性硬化、酒精脑病、脊髓空洞症等。其病理部位尚未肯定，以中脑顶盖前区或双侧睫状神经节较为可能。

强直性瞳孔（Adie 综合征）表现为瞳孔（常为一侧）扩大，直接或间接光反射缺失，但在持续亮光下缓慢地收缩，在暗室中缓慢扩大。调节反射也较为缓慢，可能要再长达 5min 的潜伏期后发生。瞳孔的大小也常自发地波动。几滴 0.1% 匹罗卡品滴眼，即可使瞳孔收缩，而正常瞳孔无效。

扩大而固定的瞳孔，对光反射和调节反射全无反应者，最多见于动眼神经麻痹；在短期内产生者，往往提示小脑幕疝的发生。此外，眼球损伤、青光眼、先天性梅毒、松果体肿瘤、癔症、木僵型神分裂和阿托品中毒都能产生之。

（3）睫脊反射：对颈部皮肤的疼痛刺激可引起同侧瞳孔的轻度扩大。传入纤维为颈神经，传出神经为颈交感神经。颈交感神经麻痹时此反射消失，交感神经的中枢通路（脑干）损害时此反射减退。

（4）眼瞳反射：对角膜、结膜或眼睑的疼痛刺激引致双侧瞳孔短暂的扩大继以持续的缩小。传入为三叉神经，传出为动眼神经。

（5）眼睑反射：用力闭目时（检查者用手指拨开），有眼球向上转动和瞳孔缩小两种协同动作，可能与动眼神经对眼轮匝肌的部分支配有关。

（6）耳蜗瞳孔反射：在耳旁做响声或用音叉刺激可使双侧瞳孔短暂缩小后扩大。可用以鉴别癔症性耳聋。

（7）前庭瞳孔反射：做前庭功能测验，如温度或转椅试验时，双侧瞳孔扩大。

（8）迷走瞳孔反射：深吸气时瞳孔扩大，深呼气时缩小。

（9）精神反射：惊恐、焦虑及其他精神活动时，瞳孔可能扩大。

以上除光反射和调节反射外，并不作为常规检查。

5. 眼球位置　眼球在休息时，各眼外肌所维持的肌张力使两眼的前后轴（视轴）保持平行向前。痉挛性的双眼向同一侧偏斜多见于癫痫、前庭刺激和阻断大脑皮质眼动中枢和动眼神经核间联系的急性病变。不自主的双眼向上（偶尔向其他方向）偏斜发作，称为动眼危象，可见于震颤麻痹。上述偏斜中双侧视轴依然平行。在睡眠和麻醉中，视轴可稍向外偏斜。在小脑病变中，偶尔发生歪斜性眼球偏斜，一侧向内下方，另一侧向外上方。眼球注视或转动时视轴不平行称为斜视，共同性斜视多因屈光不正或弱视引起，可参考眼科学。瘫痪性斜视是由于一个或数个眼外肌瘫痪所致的拮抗肌过强，检查眼球动作时即可鉴别。共同性斜视眼的运动不受限，一般也无复视的感觉。

6. 眼球动作　眼外肌有上、下、内、外四个直肌和上、下两个斜肌。其解剖部位见图 1－2。眼球活动依靠六对眼外肌的活动而能顾盼自如，但由于眼肌在眼球上的解剖部位而使眼球在不同的眼位时眼肌所起的作用不一样，应把原位眼（正视时）的眼外肌生理作用和非原位眼（诊断眼位）的眼外肌最大作用区分开来。原位眼的眼外肌生理作用见图 1－3A。

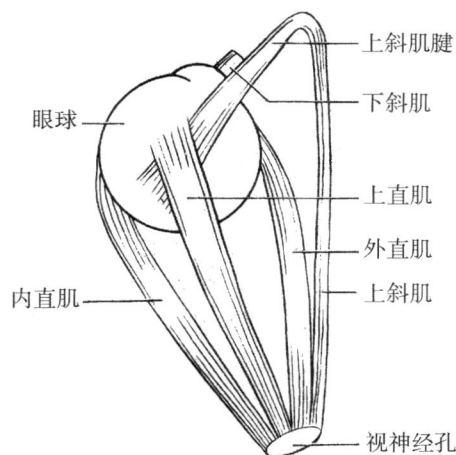

图 1-2 眼外肌（右侧）

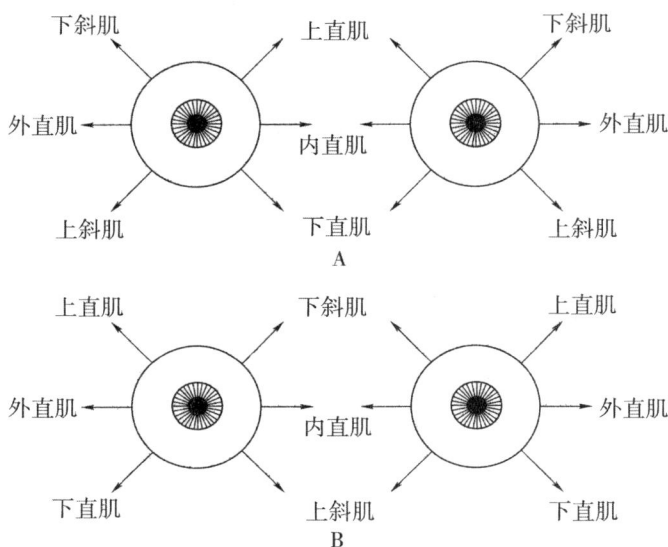

图 1-3 眼球动作方向
A. 原位眼眼外肌生理作用；B. 诊断眼位眼外肌最大作用

　　为了方便观察某一眼外肌的最大作用，也更易于发现某一眼外肌的麻痹，做出六个诊断眼位（图1-3B）。外展主要为外直肌功能，内收为内直肌功能，向外上方转动为上直肌功能，外下方为下直肌功能，内上方为下斜肌功能，内下方为上斜肌功能。根据这六个诊断眼位观察眼球受限方向，与眼外肌作用方向对照，可以简捷地查出某一条眼外肌瘫痪。

　　内、外直肌在水平方向的运动中，其生理作用即等于最大作用，两者无区别。但上、下直肌和上、下斜肌在斜向运动中两者的作用则完全不同。例如在原位眼时的右上斜肌麻痹表现为右眼偏上，实际上是因拮抗肌（右下斜肌）失去对抗，使右下斜肌的功能充分明显，而产生眼球上转。当眼球内收51°位时，上斜肌使眼球内下转的作用较大，也就是它的最大作用，所以它麻痹时，眼球内下转动受限最显著。因此要了解有无上斜肌麻痹，可嘱患者将眼内收51°位时，再嘱其眼球向内下方视，即可发现其眼球活动受限。

　　根据上述原理，检查患者眼球运动可嘱患者两眼注视眼前30～40cm处一小灯光或手指，然后将灯光或手指向左、右、左上、左下、右上、右下六个诊断眼位方向移动，观察眼球运动范围是否受限，根据眼外肌的最大作用图即可判断某一眼外肌受累。

（1）单眼运动：眼球内转时应水平地向鼻侧转动，瞳孔内缘应到达上、下泪点连线，内直肌功能亢进则超过此线；如果眼球不是水平地而是向上方移动，则可肯定该眼的下斜肌功能亢进；如果向内下稍移位，同时向上方运动受限，应怀疑有下斜肌麻痹。眼球外转时，应水平地向颞侧移动，角膜外缘应达到外眦部，同时注意有无向上或向下移位趋势。外直肌功能亢进时，角膜外缘进入外眦部，不足时则达不到外眦部，颞侧巩膜部分暴露，应记录角膜外缘与外眦部的距离（mm）。

（2）双眼运动：依照眼外肌的六个注视方位检查双眼的运动是否同步、平行和协调，有无功能亢进或减弱现象；眼球转动时，睑裂有无改变；在做直上或直下注视、看近和看远以及更换注视眼时，偏斜程度有无改变。

在轻微的眼肌瘫痪中，有时仅能发现复视。双眼复视是注视时目的物的映像不能同时投射到双侧黄斑区的结果。由于视网膜和枕叶皮质间有着固定的空间定位关系，不对称的视网膜视觉刺激在皮质上引起两个映像的冲突，不能融合，其中来自一侧黄斑区者为目的物的真像，如图1-4A，右眼因外直肌瘫痪而向内斜视。注视O点时，左眼投射到黄斑区M而产生真像，右眼投射到黄斑鼻侧的A点而产生假像。由于正常时视网膜的鼻侧接受颞侧视野的投影，在患者看来假像处于真像的右侧，即外直肌收缩的方向。又如图1-4B，右眼内因直肌瘫痪而向外斜视，目的物映像落在视网膜颞侧的B点上而产生假像。由于正常时该部分视网膜接收鼻侧视野的投影，在患者看来假像处于真像的左侧。A的假像处于患眼的同侧，称为同向性复视；B的假像处于患眼的对侧，称为交叉性复视。但均有一共同规律，即假像的偏离总是处于瘫痪肌应起作用的方向上。当患者向某个方向移动双眼而出现复视时，处于外围的映像必然是假像；随着移动幅度的增大，两像间的距离也相应加宽。

除内、外直肌外，其他眼外肌的功能并非单纯直线作用，假像和真像间也时常偏斜、成角，所以复视有几种类型，包括：①水平型。②垂直型。③轮旋型。④混合型（图1-5）。

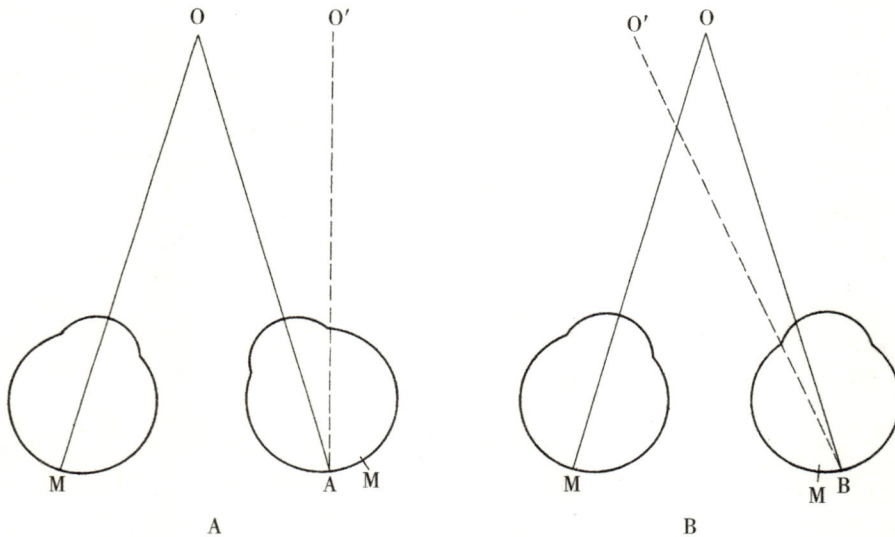

图1-4 复视的产生

A. 右眼内斜；B. 右眼外斜

M：黄斑区；O：目的物；O′：假像

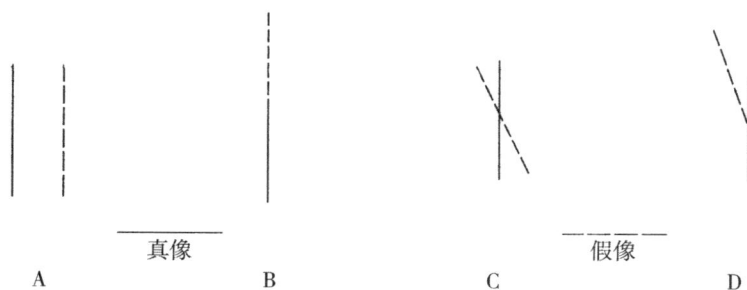

图 1 – 5 复视类型图
A. 水平型；B. 垂直型；C. 轮旋型；D. 混合型

最简便的复视试验检查方法是在患者一侧眼前置一红色镜片，然后注视 7cm 或 1m 远处的燃烛，或用一个 10cm 长的电光灯。长的亮光可使患者易于辨别影像倾斜的情况，有利于复视的分析和诊断。患者若有复视则见一红灯（红烛）和一白灯（白烛）；若仅见一白或一红灯（烛），则表示一侧视网膜的影像受到抑制；若见粉红色单影则表示患者无复视。检查时患者的头和脸必须正位，不得转动，只许转动眼球。令患者用手指或用一根棍指出复像的位置和距离。最好能在各注视方向 20° 内而不要在眼肌作用的最远视野检查。因为越向麻痹肌的作用方向，复视越大，可能有一物影看不见了。复视表的记录方法最好能按患者所见的复视像记录，则分析比较容易。

除上述复视检查之外，还有用 Lancaster 屏（图 1 – 6）或 Hess 屏做复视试验。用 Lancaster 屏检查时，患者需戴红、绿互补的（右眼红色，左眼绿色）镜片，用红、绿互补色的投射杆灯各一个。戴红片的眼球只能看见红杆灯，看绿灯是黑的；戴绿镜片的眼球只能看见绿色杆灯，看红灯是黑的。在暗室中，检查者手持红灯，（患者用右眼看，因右眼戴红镜片），投射在 Lancaster 屏上，令患者把手持的绿色杆灯（左眼看）重叠在红色杆上。从这两根杆灯之间的差距就可看出复像之间的距离和倾斜情况。正常眼注视时，测量的是原发偏斜；将眼镜反过来戴时，则测量的是继发偏斜。屏上画有方格，可以直接读出距离的多少。

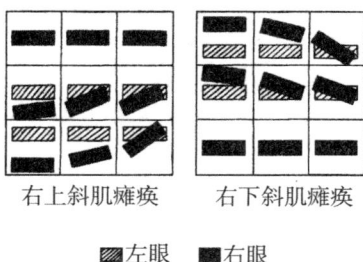

右上斜肌瘫痪   右下斜肌瘫痪

▨左眼 ■右眼

图 1 – 6 Lancaster 屏复视检查法（新）

用 Hess 屏检查法的原理与 Lancaster 屏相同，也是戴红、绿互补色眼罩。新型的 Hess 屏上有特别图案（格子）及小孔，孔后有红色小灯泡；另有一控制盒，由检查者掌握，可以随意开关每个红亮灯泡。令患者将手持的绿色窄条管灯重叠在小红亮点上，用 Hess 屏可准确地鉴别共同性与瘫痪性斜视，并可从图案上看出瘫痪肌和痉挛肌。用 Hess 屏和 Lancaster 屏检查的优点是能同时做定性和定量测定。

复视的患者常常眯起一眼或倾斜其颈部，借以减少其不便。代偿头位是瘫痪性斜视的特征之一。患者采取代偿头位的目的是为获得双眼单视或避免复视。各种代偿头位参见眼外肌瘫痪的诊断要点表（表 1 – 1）。检查代偿头位首先应与先天性斜颈相鉴别。眼性斜颈（ocular torticollis）时胸锁乳突肌不强硬，遮盖一眼则代偿头位即可消失。

Bielschowsky 征是在上斜肌瘫痪时，如果令患者把头向瘫痪眼的肩侧倾斜，则瘫痪眼必然向上移位。

— 9 —

例如右上斜肌瘫痪，如果令患者向前注视，并把头向右肩倾斜，则右眼明显向上移位。机制为在右上斜肌瘫痪，患者的头向右肩倾斜时，右眼的内转肌（右上直、右上斜肌）收缩，使右眼向内旋转。正常时，右上直肌的上转作用与右上斜肌的下转作用恰好相互抵消。当右上斜肌瘫痪时，则仅有右上直肌的单独收缩，所以除了内旋之外，同时还有显著的上转运动。在右上直肌瘫痪，头向右肩倾斜时，虽然上直肌因瘫痪而不能对抗上斜肌的收缩，但后者的主要作用是内旋，因此右眼绝不会显著向上移位。所以可以用 Bielschowsky 征来鉴别上斜肌和上直肌的瘫痪。

根据复视的特点可用下列步骤来确定瘫痪的眼外肌：①复视类型是水平型还是垂直型，如为水平型则可能是内直肌或外直肌瘫痪，如为垂直型则可能是上、下直肌或上、下斜肌瘫痪。②假像是同侧性还是异侧性、高或低、内旋或外旋。③两眼向哪一方向注视时复视最明显，即真、假两像分开距离最大的注视方向。在垂直型复视是指两像在垂直方向分开最远的注视方向。复视最明显的方向是双眼同向运动中瘫痪肌作用的方向，在该肌瘫痪后，当眼球向这一方向注视时，就发生最明显的眼球运动障碍和眼球偏斜。④这个方向的同向运动是哪两条主要眼外肌作用（图 1-4B），左眼哪一条，右眼哪一条。⑤假像属于哪一眼，出现假像的眼一般是病眼。利用上述分析步骤，以右眼为例将眼外肌瘫痪的诊断要点列于表 1-2。

表 1-2　眼外肌瘫痪的诊断要点

瘫痪肌	眼球偏斜方向（正视时）	复视类型	虚像位置	虚像最大距离	假像消失	代偿性头位
右外直肌	右内侧	水平型	实像外侧	右视	遮住右眼	头面转向右侧
右内直肌	右外侧	水平型	实像内侧	左视	遮住右眼	头面转向左侧
右上直肌	右外下方	混合型	实像上内侧	右上视	遮住右眼	额部抬起，面转向右侧头倾向左侧
右下直肌	右外上方	混合型	实像下内侧	右下视	遮住右眼	额部下沉，面转向左侧头倾向右侧
右上斜肌	右内上方	混合型	实像下外侧	左下视	遮住右眼	额部下沉，面转向右侧头倾向左侧
右下斜肌	左外下方	混合型	实像上外侧	左上视	遮住右眼	额部抬起，面转向左侧头倾向右侧

长期的复视更可能受到皮质抑制而消失。复视也并非都提示眼肌瘫痪。在角膜浑浊、白内障、晶状体移位、视网膜剥离、高度散光和癔症中，可能出现单眼复视甚至几个映像。

单一或数个眼外肌的瘫痪，表现为上述的斜视、复视者，提示有神经或肌肉疾患。如为神经疾患，病变可能在神经核（核型瘫痪）或其周围纤维（核下型瘫痪）。应用反射刺激（如注视反射和前庭眼动反射）也不能改变其瘫痪状态。

检查眼球动作时，必须注意有无对应（即协调）运动的障碍。有些患者在检查眼球位置时已发现有同向偏斜；另一些则需在眼球动作时始呈现其缺陷。

患者可能不能主动地向一侧转动其双眼，但在注视检查者缓慢移动的手指时，或者在注视正前方的一个固定目标而检查者将其颈部向对侧旋转时，眼球仍能向瘫痪侧运动。这种情况可见于对侧的大脑随意眼动中枢及其下行纤维或同侧的脑桥侧视中枢及其联系纤维的病变。与此相反，患者的眼球随意动作可能大致正常，但不能跟随向一侧移动中的目标。这种情况见于枕叶注视中枢及其下行纤维的病变。在四叠体上丘附近的病变中患者双眼不能向上凝视（四叠体上丘综合征），或不能向下。在中脑导水管旁病变中，偶尔产生辐辏动作的瘫痪。在上述情况中，视轴在动作时保持平行，并无斜视或复视，应用反射刺激可以引出正常（或强化的）反应，称为核上型瘫痪。由于内侧纵束的病变而产生不完整的凝视瘫痪称为核间型瘫痪。有前、后两类。在前核间型瘫痪中，病变损害自凝视中枢上行到动眼神经核的纤维，患者向病侧凝视时，对侧的内直肌不收缩，但辐辏动作正常。在后核间型瘫痪中，病变损害自凝视中枢下行到展神经核的纤维，患者向病侧凝视时，同侧的外直肌不收缩，但反射刺激仍可使该肌收缩（图 1-7）。

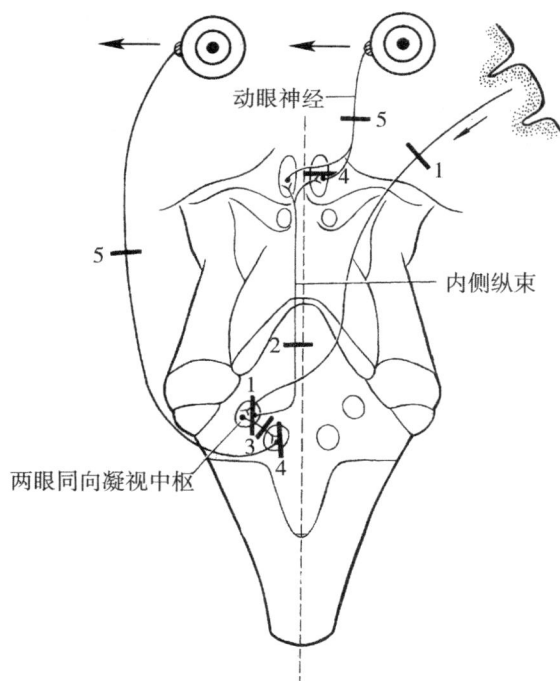

图 1-7 两眼同向凝视的传导通路
1. 核上型；2. 前核间型；3. 后核间型；4. 核型；5. 核下型

7. 眼球反射 当眼球的随意动作正常时，反射动作不易觉察，一般也无需检查。在有随意动作障碍而需要区分其类型时，则应予以注意。

（1）注视反射：利用跟随手指移动或旋转头颈的方式检查注视反射已如前述。在核上型随意动作部分受损的情况下，注视反射可能亢进；患者常需摇头或瞬眼以中断注视；视野外围的刺激也可引起不自主地移动眼球去凝视。注视机构损害时，虽然视觉正常，视力却受到严重影响。

（2）耳蜗眼动反射：声响引致眼球向上或向刺激侧转动。反射弧通过腹侧耳蜗核、上橄榄核和四叠体下丘。

（3）前庭眼动反射：用冷水或温水冲洗外耳道时产生眼球偏斜或震颤，反射弧通过内侧纵束。

（4）颈肌胀力反射：屈颈时眼球向上偏斜，后仰时向下，颈部侧屈时产生相反方向的眼球旋转。

8. 眼球震颤 眼球震颤是眼球的不自主、有节律的短促来回振荡。在观察眼球位置和检查其动作时即应注意是否存在震颤。眼球的位置经常受到自视网膜、眼肌、迷路、耳蜗、深感觉、大脑皮质和小脑等冲动的影响。当发生异常的冲动时，眼球震颤即作为代偿性的眼球反射动作而出现。依据其形态，可分为：①摆动性：来回动作的速度相等。②冲动性：两个方向的速度不同，可分为快相和慢相，一般以快相的方向命名。③混合性：前视时呈摆动性震颤，侧视时呈冲动性震颤。④不规则性：方向、速度和幅度都不固定。依据其速度，可分为：①缓慢：每分钟 40 次以下。②中等：每分钟 40～100 次。③快速：每分钟 100 次以上。依据其幅度，可分为：①细小：在 50 以下，幅度 1mm 以下。②中等：5°～15°，幅度 1～3mm。③粗大：15°以上，幅度 3mm 以上。依据其动作方向，可分为水平、垂直、旋转、斜向或混合，偶尔为前后方向。绝大多数的眼震是双侧对称同步平等的，但偶尔为分离性（即双侧互不相关）、脱节性（即双侧方向相反）或单眼性（即仅见于一侧）。临床上依据其性质分以下几个主要类型。

1）诱发性眼震：通过某种试验或刺激方法引起的临床或实验眼震是为诱发性眼震，但这种反应可为生理性的，可以在正常人身上诱发。

（1）视动性眼震（图 1-8A）：正常人当一系列移动中的物体在其视野中经过时，或人本身在快速行进中，外界一系列固定物体在其视野中经过时，即发生视动性眼震。检查时可用约33cm直径的圆纸筒，外面贴满黑白相间的竖条纹，1～2cm宽，在患者注视中先向一方，然后向另一方缓慢旋转。所产生的眼震，慢相和旋转的方向相符，快相相反，其命名也依据快相的方向。视动性眼震牵涉视觉、皮质和皮质下的反射，其途径尚未确切明了。在同向偏盲患者中，一侧视动性眼震的缺失提示外膝状体以上的病变。但视动性眼震障碍也可见于视觉通路以外的病变，例如在一侧额叶病变中，对侧的视动性眼震（快相向对侧者）往往缺失。视动性眼震也可用来鉴别癔症性失明和判断新生儿有无视力。

（2）迷路性眼震：迷路性眼震是一种生理性反应，可以通过快速转动身体、外耳道灌冷水或热水、直流电刺激，或者压力改变等刺激半规管而引起。眼震为节律性，但眼震的方向取决于受刺激的半规管及刺激的类型。眼震的慢相方向与内淋巴流动的方向一致，而快相是发自运动中枢的对慢相的纠正运动，但眼球迅速恢复原位，方向与内淋巴流动方向相反。

（3）体位诱发性眼震：常为病理性的，可用位置性眼震试验（positional nystagmus test）及变位性眼震试验（positioning nystagmus test）。

位置性眼震试验：在卧位时头位取仰卧脸向上、仰卧头右旋、仰卧头左旋、头向后悬垂、头后垂右旋和头后垂左旋等六种。每一头位至少30s，最好60s。

变位性眼震试验：患者坐于矮床上，检查者立于其右，两手扶头，使脸向上仰卧，改变头位应快速（3s内），固定头部观察10s，如无反应，则扶其坐直再观察10s。然后依次按同法检查其余五个位置。

上述两种方法检查中如果出现眼震需注意记录潜伏期、眼震方向、强度及持续时间，且须于稍微休息后重复检查该头位，并观察眼震是否消减。位置性或变位性诱发眼震试验的特点对鉴别周围性及中枢性病变有一定参考价值（表1-3）。

表1-3　位置性及变位性诱发眼震试验鉴别周围性和中枢性病变

检查项目	周围性	中枢性
眼震出现时头位	病耳多向下	多种头位
潜伏期	5s（2～10s）	无
持续时间	30s以下（一般10s左右）	30s以上
疲劳与否	呈疲劳或渐疲劳型	呈不疲劳型
与头位的关系	定向	不规则或随位变向
眼震性质	水平性（略带旋转）	垂直或斜向性
位置性眩晕	与眼震强度一致	偶有眩晕，程度轻
其他脑征	无	可能有

2）病理性眼震

（1）按病变部位分：①眼性眼震：如图1-8B之②所示，由于自幼开始的视力障碍影响注视功能而产生的眼震，可见于先天性白内障、先天性角膜云翳、色盲、白化病、高度近视等，也偶见于成年后罹难的黄斑变性和严重的视神经萎缩。眼震粗大而缓慢，是摆动性或混合性的。在先天性者中，常伴有不自主的点头动作。当某个眼外肌发生部分性瘫痪时，在该肌的动作方向上可能呈现冲动性眼震，其快相和动作方向相符。瘫痪性眼震一般仅见于单眼，也可发生于眼肌疲劳时。过度的侧视可以产生短暂的水平、冲动性眼震，将注视目标稍微向内移动数度即可使之消失，称为眼震样跳动，以别于真性眼震。在大多数正常人中都可见到，尤其是在疲劳时，但偶尔也可为药物中毒的早期现象。②前庭性眼震（图1-8C）：两侧前庭核通过内侧纵束维持头部和眼部肌肉张力的平衡，刺激或破坏一侧的前庭机构，无论为病理性或实验性，如迷路出血，都可引起冲动性眼震。其慢相为前庭冲动的作用，快相为中枢神经机构的代偿。前庭性眼震的方向因病变的部位、性质和病程而不同，但在一段时期内总是固定的，即快相或是向左，或是向右，不受眼球部位的影响。闭眼或向快相方向注视可使眼震的幅度增大。前庭性眼震的强度可分为Ⅰ°——眼震快相和凝视方向一致；Ⅱ°——两眼向前视时出现眼震；Ⅲ°——眼震快相和凝视方向相反。前庭性眼震的中枢性和周围性的鉴别见表1-4。③小脑性眼震（图1-8D）：除去小脑中线病变以外，大多数小脑损害均产生眼震。患者的视轴常偏向健侧 10°~30°，是为其休息点。无论向左或向右方注视均可发生冲动性眼震，快相向注视方向，慢相向休息点，和前庭性者不同，且无固定的方向。动作的方式以水平混合旋转为较多，在向病侧注视时幅度增大。④内纵束病变眼震：脑桥侧视中枢和动眼核之间的联系中断，可造成分离性侧视瘫痪和分离性眼震。内纵束综合征表现为向一侧侧视时对侧眼内收瘫痪，而外展眼有粗大眼震，快相向凝视侧。这种综合征如果为双侧性常为多发性硬化的特征，也可发生在脑干血管性或新生物病变。⑤其他类型的"中枢性"眼震：影响四脑室、脑干（图 1-8E），特别是在动眼和前庭核之间的区域可产生眼震，大脑病变通常不产生自发性眼震，除非涉及其他结构（图 1-8F）。⑥颈髓病变引起的眼震：在第 4 颈髓以上的病变可以产生眼震。可见于脊髓空洞症、肿瘤，可能影响了内纵束或脊髓前庭束，或者与紧张性颈反射作用于眼运动有关。

（2）按眼震形态分：①水平性眼震：最常见于周围性和中枢性前庭性病变，鉴别见表 1-3 及表 1-4。②旋转性眼震：多见于延髓病变，右侧病变呈逆时针方向，左侧病变呈顺时针方向旋转。③垂直性眼震：常提示上前庭核有损害，或者累及内纵束的联系，但也可见于周围迷路病变，甚至小脑病变。④辐辏眼震：是一种节律性震荡，眼球呈缓慢外展，随之有快的内收动作（图 1-8G），常伴有 Parinaud 综合征，这种眼震为在上视时引出，可发生在中脑前部、Ⅲ脑室后部、导水管周围病变。⑤回缩眼震：是一种眼球的振荡回缩，表现为双眼突然向后退入眼眶的活动（图 1-8H），常伴有其他眼球活动障碍，可见于导水管区病变，也可见于 Parinaud 综合征。这种眼震可用垂直性视动性眼震试验诱发，采用向下方向刺激。⑥下跳眼震（down beat）：表现为垂直眼震伴快速向下的成分（图 1-8I），可见于脑干病变（肿瘤、多发性硬化、血管病变、延髓空洞症、急性脑膜炎）。⑦上跳眼震（upbeat）：表现为垂直眼震伴快速向上的成分。可能是小脑前蚓部病变所引起。⑧周期性交替性眼震：凝视前方时，出现双眼交替性向左右侧。眼震每次幅度从强而弱。病变多位于下脑干或小脑。⑨拉锯眼震（see saw）：表现为交替性的一眼向上而另一眼向下运动，常伴有旋转运动。可发生于鞍上区或Ⅲ脑室前部肿瘤，上脑干病变也可有此征象（图 1-8J）。

表 1-4 周围性与中枢性前庭性眼震的鉴别

症状和体征	周围（终器）	中枢（核）
眼震方向	单一，快相向病灶对侧	双向或单向
眼震呈纯粹水平性	常见	不常见
垂直或纯粹旋转眼震	不出现	可能出现
视注视	可抑制眼震和头眩	不能抑制眼震和头眩
眩晕	明显	轻
环境旋转的方向	向慢相	可变
过指试验的方向	向慢相	可变
闭目难立征的倾倒方向	向慢相	可变
头转动的作用	可改变闭目难立征的倾倒方向	无效果
症状的时限	有时限（分、天、周）并可反复出现	可能为慢性
耳鸣和（或）耳聋	常有	常无
常见病因	感染（迷路炎）、梅尼埃综合征、神经元炎、血管性、外伤、中毒	血管性、脱髓鞘性、新生物

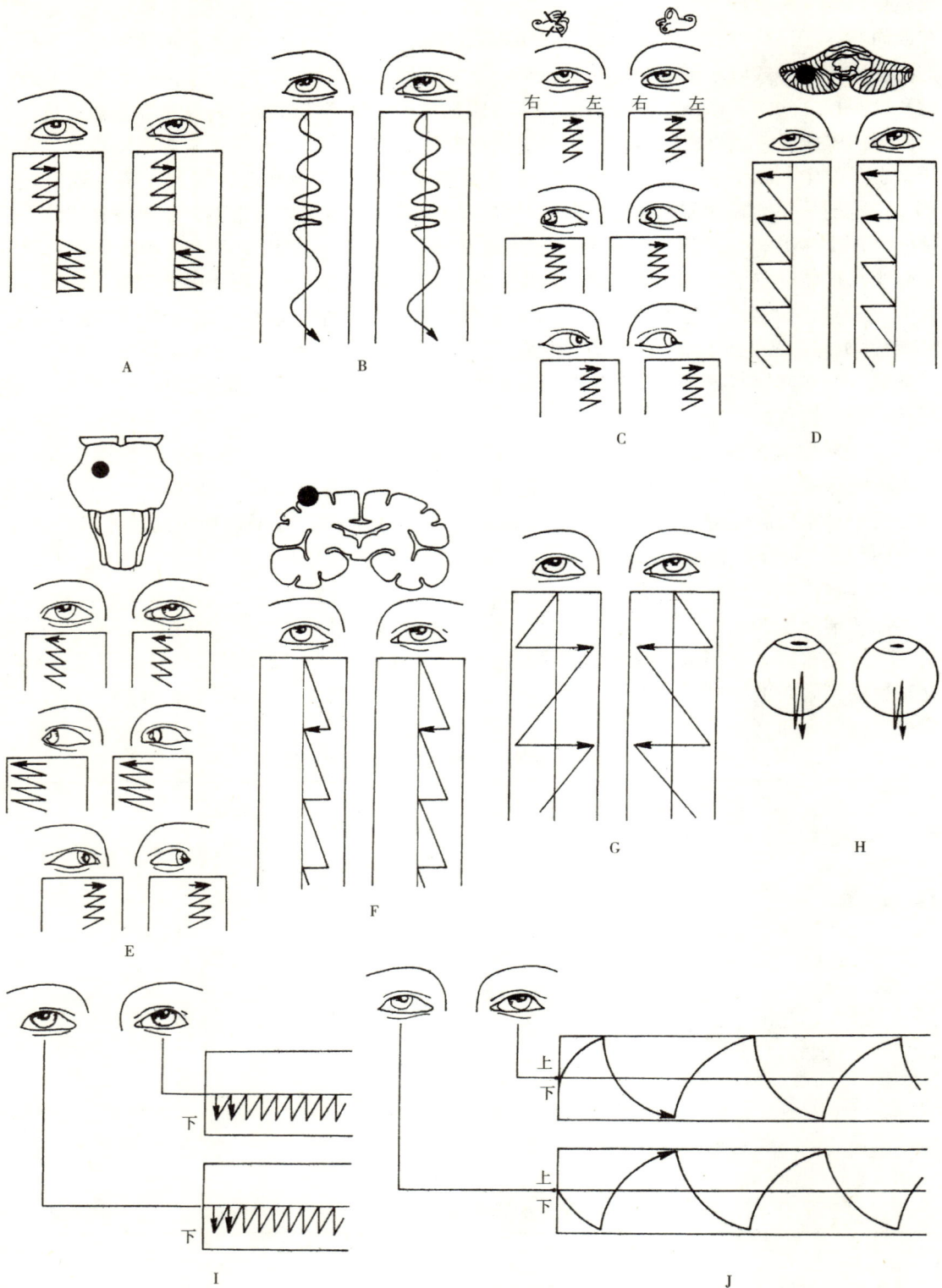

图 1-8 各种眼球震颤的眼震图

A. 视动性眼震；B. 眼性眼震；C. 前庭性眼震；D. 小脑性眼震；E. 四脑室、脑干的中枢性眼震；F. 动眼和前庭核之间病变产生的眼震；G. 辐辏眼震；H. 回缩性眼震；I. 下跳性眼震；J. 拉锯样眼震

9. 眼的异常运动

（1）动眼危象：为一种不自主的发作性的双侧眼球向上活动，偶尔也可偏向一侧或下视，这种发作可为短暂的，亦可持续几小时直到患者入睡为止。患者可以使眼球短暂地向下，但无法保持其在下方。这种现象可见于脑炎后综合征或者是吩噻嗪类药物的不良反应。

（2）眼痉挛性侧视：大脑控制同向凝视中枢（第 6 区、第 8 区）受刺激时可发生眼痉挛性地向对称侧侧视，并快速地返回中线（图 1－9A）。发作时可伴有头的转动。常见于局限性癫痫，也可为大发作前驱的定位征。

（3）眼阵挛（opsoclonus）：眼阵挛为一种粗大、不规则、非节律性眼球跳动，可在水平面上或垂直面上跳动，可持续一段较长的时间（图 1－9B），可见于脑炎、小脑、脑干疾病、昏迷状态和某些代谢性脑病。眼肌阵挛（ocular myoclonus）为一种快速、不规则、围绕注视点的水平来回运动。可发生在中脑或小脑病变（图 1－9C）。

（4）眼跳动（ocular bobbing）：为一种快速、非节律性、粗大、向下的眼跳动，在慢慢返回中线前眼球可维持向下几秒钟，单侧性，然而另一侧常有眼外肌无力表现（图 1－9D）。可见于昏迷和脑桥变，也可见于药物中毒。

（5）眼辨距不良：系因小脑病变，可见于多发性硬化（图 1－9E）。

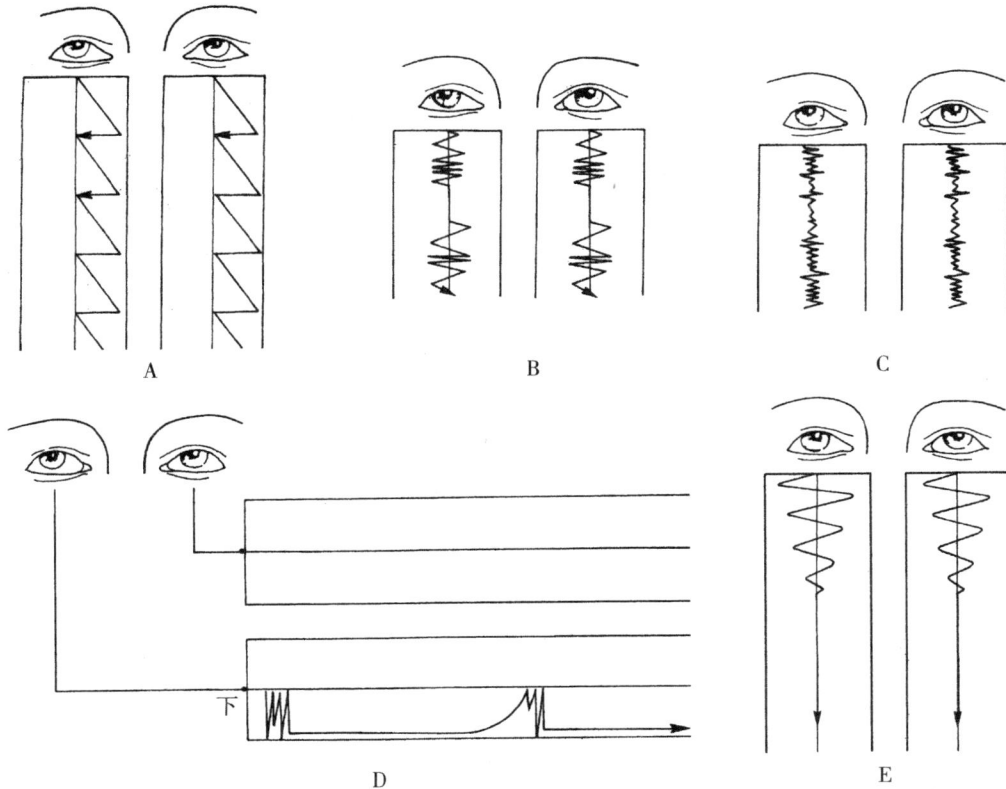

图 1－9　眼球异常运动的眼动图
A. 眼痉挛性侧视；B. 眼阵挛；C. 眼肌阵挛；D. 眼跳动；E. 眼辨距不良

（四）三叉神经（Ⅴ）

三叉神经的检查，可分为运动、感觉和反射三部分。

1. 运动功能　三叉神经的运动功能主要在于对咀嚼肌群的作用。①先请患者将牙咬紧。如果双侧咀嚼肌瘫痪，则下颌下垂，不能咬紧。检查者用手触摸双侧嚼肌和颞肌，探查有无一侧肌肉松弛或萎缩。怀疑时请患者分别用两侧：前磨牙咬住压舌板，检查者拉动时可以判断咀嚼肌收缩力。②请患者张口。一侧的翼肌瘫痪时，下颌偏向同侧。③患者向两侧移动其下颌，检查者加以阻力，观察翼肌的收缩力。④患者将下颌前伸（翼肌）和后缩（颞肌、二腹肌），注意有无偏斜。

由于三叉运动核受双侧皮质支配，明显的一侧咀嚼肌群瘫痪提示核型或核下型病变，并常有该侧嚼肌和颞肌的萎缩。双侧皮质延髓束病变造成双侧核上型瘫痪者，有严重的双侧咀嚼肌瘫痪，伴有下颌反射亢进。

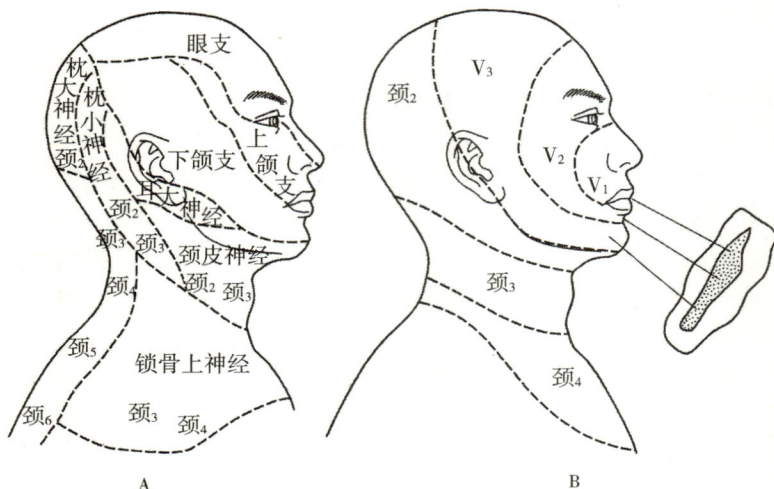

图 1 - 10　三叉神经感觉支分布
A. 周围型；B. 中枢型

2. 感觉功能　三叉神经分布区（图 1 - 10）内的皮肤触觉、痛觉、温度觉等检查和身体其他部位相同。口唇、鼻孔、口腔和舌部的一般感觉也需要检查。角膜感觉可用棉絮测验。由于三叉神经的周围部分和中枢部分的纤维分布方式不同，应尽量了解感觉障碍是限于哪个区域（周围性或中枢性），周围性病变痛觉、温度觉及触觉均受累，中枢性病变则痛觉、温度觉受触觉可保留。检查时也需注意面部皮肤有无特殊敏感以及触之引起剧痛的部位（触发点）。

3. 反射功能　①角膜反射。②下颌反射。③头部后仰反射。

（五）面神经（Ⅶ）

面神经检查分运动、味觉、反射、分泌等部分。

1. 运动功能　请患者做皱眉、闭眼、露牙、鼓腮、吹哨等动作。

2. 味觉　可用食糖、食盐、醋酸和奎宁（或苦味素）的溶液测验。

3. 反射　可做角膜、结膜和睑反射的检查。

4. 分泌　对分泌障碍的了解主要依靠病史，但于必要时可做简易的泪液分泌检查，即将滤纸剪成狭条悬挂于两侧下睑上，相隔一定时间后对比两侧。

（六）听神经（Ⅷ）

听神经包括耳蜗神经和前庭神经，前者主听力，后者主平衡。

1. 耳蜗神经

（1）音叉试验：可应用 Weber 试验和 Rinne 试验以区别传导性聋和感音神经性聋，最为常用的是256Hz 和 512Hz 音叉（表 1 - 5）。

表 1 - 5　传导性聋和感音神经性聋的鉴别

试验名称	正常	传导性聋	感音神经性聋
正骨导试验（Weber 试验）	声音在正中	声音偏向病侧	声音偏向健侧
骨导气导比较试验（Rinne 试验）	气导＞骨导	病侧骨导＞气导	气导＞骨导（时间均缩短）

（2）纯音听力检查：利用电测听力计检测（图1-11）。

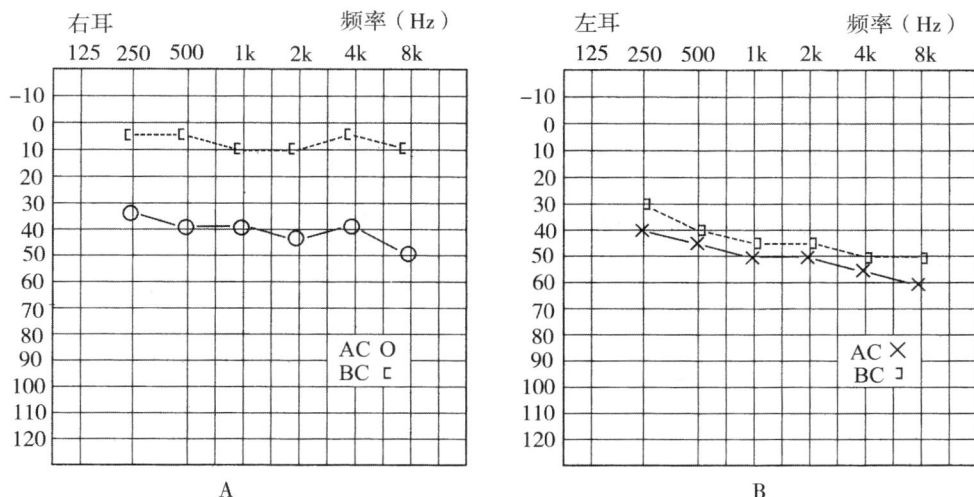

图1-11 纯音听力检查
A. 传导性耳聋；B. 感音神经性耳聋。AC：气导；BC：骨导

（3）脑干诱发电位，亦称脑干听觉诱发电位（brain stemauditory evoked potential，BAEP）：简称听觉诱发电位（auditory evoked potential，AEP）。方法为：单耳接受频率为10Hz、强度为正常人听阈上60~65dB的刺激；记录颅顶-耳垂连接的电位变化，并经叠加后形成波形，分别有Ⅰ~Ⅶ波；Ⅰ波提示耳蜗神经（外围段），Ⅱ波代表耳蜗核性，Ⅲ波代表上橄榄核，Ⅳ波代表外丘系，Ⅴ波代表下叠体，Ⅵ波代表内侧膝状体，Ⅶ波可能代表听放射。BAEP的检查用于听觉传导通路受累，特别是脑干通路受累疾病的诊断和检查。

2. 前庭神经

（1）前庭动眼反射的检查：应用眼震电图、冷热试验和Nylen-Barany（Dix-Hallpike）试验（头位与眩晕有关时采用）检测。

（2）前庭脊髓反射：①平衡动能检查：闭目直立试验、步行试验、原地踏步试验。②姿势图：用于前庭功能状态的评估和临床诊断，有静态和动态两种测试方法。

（七）舌咽神经（Ⅸ）

舌咽神经的检查，分运动、感觉和反射。

1）运动功能检查时请患者张口，发"啊"音，观察咽、软腭部有无收缩、双侧是否对称，病变侧软腭不能上抬。

2）舌后部的味觉检查：同面神经。

3）反射

（1）咽反射：用压舌板分别触碰两侧的咽后壁，引起咽部肌肉的收缩和舌部的后缩。

（2）软腭反射：用压舌板触碰软腭或腭垂（悬雍垂），引起软腭的提高和腭垂的后缩。

（八）迷走神经（Ⅹ）

1. 运动功能

（1）软腭：观察腭垂在休息时是否居中，发音时软腭是否对称。

（2）咽部：试咽反射。

（3）喉部：声音和声带检查。

2. 感觉功能 询问患者是否有咽喉和外耳道疼痛、麻木。检查咽下部是否有感觉丧失。

3. 反射　可检查迷走神经的反射动作，如吞咽、呕吐、喷嚏、咳嗽等。特殊检查有眼心反射和颈动脉窦反射。

做眼心反射和颈动脉窦反射时，应在严密监护下进行。

（九）副神经（Ⅺ）

检查胸锁乳突肌的功能时可在头部分别向两侧旋转时施加阻力，同时注意收缩中的肌肉轮廓和坚硬度。检查斜方肌的功能时可在耸肩或头部向一侧后仰时加以阻力，并请患者将臂部高举。

（十）舌下神经（Ⅻ）

观察舌在口中的位置、伸舌动作和伸出时的方向，舌肌有无萎缩和纤颤。

三、感觉系统

1. 浅感觉（细纤维和脊髓丘脑功能）

（1）触觉：用一小束棉絮在皮肤上轻轻掠过。在毛发覆盖区则可轻触其毛发。请患者在每次感受接触时报数。

（2）浅痛觉：可用普通的大头针轻刺皮肤，或用针的尖、钝两端交替刺激。患者于感到微痛时做声。必须确定患者所感到的是痛感而非尖物的接触感。如发现有痛觉减退或过敏的区域，需从各个方向用针尖在皮肤上向患区拖曳，请患者于感到感觉变化时立即做出反应。

（3）温度觉：用两只金属管（导热较差的玻璃试管亦可），分盛 0～10℃ 的冷水及 40～50℃ 的温水，交替地接触患者的皮肤，请其报出"冷"或"热"。

2. 深感觉（粗纤维和脊髓后柱功能）

（1）运动觉：嘱患者放松、勿动。检查者轻轻移动患者的手指和足趾，请患者说出移动的方向。移动时检查者手指需放在动作方向的两侧，轻轻夹住，以减少压觉的干扰。移动幅度仅需 50 上下，发现障碍时再行加大，如果患者全无感受，则再试较大的关节，如腕、肘、踝、膝关节等。

（2）位置觉：检查者移动患者一个肢体的大多数关节，塑成一种姿势，嘱患者保持之，然后请他用对侧的肢体模仿。

（3）振动觉：通常用 128Hz 的音叉，在振动时将其柄端置于患者的手指、足趾以及骨隆起处如桡尺骨茎突、内外踝、鹰嘴、膝盖、锁骨、髂骨前上棘、胸骨、脊椎棘突等。询问有无震动的感受，注意感受的时限，两侧对比。也可交替地使用振动和不振动的音叉，观察其辨别能力。年老患者的足部振动感时常减退，并无一定临床意义。

（4）压觉：用钝物如笔杆交替地轻触和下压皮肤，请患者鉴别。

（5）深痛觉：挤压肌肉或肌腱，询问有无痛感。也包括压迫各主要神经干，观察有无异常按痛。

（6）Lhermitte 综合征：患者低头时有一种"通电样"感觉，自颈部沿后背向下达双下肢。此现象被认为是由于脊髓后柱有刺激性病灶。

3. 复合感觉　复合感觉的检查，需要在浅感觉没有严重障碍时施行，常提示半球功能。

（1）触觉定位觉：请患者于被触时用手指指出受触部位。正常时在指部或掌部误差不超过 3.5mm。

（2）两点辨别觉：可用钝脚的双脚规，交替地以一脚或双脚触及其皮肤，请患者报"一"或"二"，并调整脚间距离直至得到正确回答的最小限度。正常身体各部位辨别两点的能力不一致，指尖为 0.2～0.8cm，手背为 2～3cm，上臂和大腿为 6～7cm。也有个体差异，必须两侧对照。

（3）图案觉：用钝物在其皮肤上画出简单图形（如三角形、圆圈等）或数字。一般为略大于该处两点辨别觉的距离。请患者识出。也需比较两侧。图案觉障碍有时是轻微的浅感觉障碍所致，不一定提示皮质功能失常。

（4）形体觉：可将常用物体如钥匙、纽扣，或立体模型如方块、圆球，放在患者一侧手中，任其用单手抚摸，请他说出内容或描述其形状。也可先后给予外形相同但大小不一的物件（如分币），或外形相似但质地不同的物件（如纸板和砂皮纸），请其辨别。均需左右分试。

（5）重觉：用重量不同（相差50%以上）的物件先后放入一侧手内，请患者区别。有深感觉障碍者不做此检查。

（6）感觉抑制试验：在身体两侧对称的地位，或一侧的不同部位（如面部和上肢、下肢和下肢），同时给予浅痛或触刺激，观察此时有无对一侧或一肢的刺激不能感受的情况。

四、运动系统

（一）肌张力

肌肉松弛时被动运动所遇到的阻力为肌张力。有些辅助方法有助发现轻微的肌张力改变。

1. 头部下坠 试验患者仰卧，将头枕在检查者的左手上，闭目，放松。检查者用右手突然将其头部托起，随即放开。正常时头部立刻坠落到检查者的左手。在有锥外系性张力强直者，头部下落很迟缓。

2. 肢体下坠试验 患者仰卧，闭目。检查者举起一个肢体后突然放开。肌张力增高时下坠速度比正常缓慢，减退时比正常快速。可比较两侧。

3. 摇肩试验 检查都和患者相对而立，扶住他的两肩，快速地转动或前后推动。肌张力减退时，上肢的晃动幅度增加，有锥外性强直时，晃动幅度减小。

4. 上肢伸举试验 患者闭目，双臂平伸。有锥体束性张力痉挛或小舞蹈症者，前臂渐趋内旋，高举过头顶时更为明显。有锥外性强直时，在平举中患肢向中线偏斜，有小脑病损时向外侧偏斜。有各种轻度瘫痪时，整个患肢或其掌部逐渐下沉。有严重深感障碍时，则患肢手指呈现不自主蠕动，称为假性指划动作。

5. 膝部下坠试验 患者仰卧，两膝部均等地微屈，足跟搁在平滑的木板上。如果一侧的伸肌张力增高，则可见该侧下肢不久即不自主地伸直，使膝部下沉。

6. 下肢摆动试验 患者坐在桌沿上，小腿松弛地下垂。检查者将其双侧小腿略微举起，然后放开，任其摆动。一侧有肌张力降低时，摆动时间延长；有锥外性强直时，时间缩短；有锥体性痉挛时，摆动不规则，并向外侧旋转。

临床上为了评估肌张力的严重度或了解治疗前、后肌张力的改变，可参考 Ashworth 的分级方法（表1-6）。

表1-6 Ashworth 肌张力分级法

分级	肌张力	分级	肌张力
0级	无肌张力增高	3级	增高明显，被动活动困难
1级	轻度增高，被动运动时有一过性停顿	4级	肢体僵硬，被动活动不能
2级	增高较明显，活动未受限		

（二）肌力

肌力即患者在主动动作时所呈现的肌收缩力。常用的肌力分级记录为：0级为毫无收缩；1级为轻微收缩，不能产生动作，仅在触摸中感到；2级为所产生的动作不能胜过其自身重力；3级为在和地心引力相反方向运动中尚能完成其动作，但不能胜过一般阻力；4级为能胜过一般阻力，但尚较弱；5级为正常肌力。

肌力检查方法见表1-7。

表1-7 肌力检查方法

肌肉	节段	神经	作用	检查法
颈深肌	$C_1 \sim C_4$	颈	屈颈、伸颈、转颈、颈侧弯	做屈、伸、侧弯颈时检查（胸锁乳突肌和斜方肌也参与）
斜角肌	$C_3 \sim C_5$	膈	提上胸	请患者做吸气动作，观察扩胸强度
横膈	$C_3 \sim C_5$	膈	吸气	请患者做同上吸气动作，观察扩胸强度

肌肉	节段	神经	作用	检查法
冈上肌	$C_5 \sim C_6$	肩胛上	上臂外展	上臂自垂直部位开始外展，检查者加以阻力
冈下肌	$C_5 \sim C_6$	肩胛上	上臂外旋	维持上臂垂直、肘部前屈90°，检查者将前臂向内侧推
肩胛下肌	$C_5 \sim C_6$	肩胛下	上臂内旋	患者姿势同上，检查者将前臂向外侧推
菱形肌	C_5	肩胛背	肩胛内缘内收和上抬	维持手叉腰位（大指在后），检查者将肘部前推
前锯肌	$C_5 \sim C_7$	胸长	肩胛下角外展和向前	伸臂推向前面的墙壁，瘫痪时肩胛下角离开胸壁形成翼状肩胛
背阔肌	$C_6 \sim C_8$	胸背	上臂内收-伸直和内旋	上臂自水平外展部位向下，检查者加阻力
胸大肌	$C_5 \sim T_1$	胸前	上臂内收-屈曲和内旋	维持臂部向前平伸，检查者将臂部向外侧推
三角肌	$C_5 \sim C_6$	腋	上臂外展	维持上臂水平外展位，检查者将肘部向下推
肱二头肌	$C_5 \sim C_6$	肌皮	前臂屈曲和外旋	维持肘部屈曲、前臂外旋位，检查者将其伸直
肱桡肌	$C_5 \sim C_6$	桡	前臂屈曲	患者姿势同上，但前臂在半内旋半外旋位
肱三头肌	$C_7 \sim C_8$	桡	前臂伸直	维持肘部伸直位，检查者将其屈曲
旋后肌	C_6	桡（骨间）	前臂外旋	维持前臂伸直、外旋位，检查者将其内旋
旋前圆肌	$C_6 \sim C_7$	正中	前臂内旋	肘部半曲，将前臂内旋，检查者加阻力
桡侧腕长伸肌	$C_6 \sim C_7$	桡	腕部伸直和外展	前臂内旋，指部松弛，维持腕部伸直伸肌（背屈）位，检查者自手背偏桡侧下压
尺侧腕伸肌	$C_7 \sim C_8$	桡（骨间）	腕部伸直和内收	患者姿势同上，检查者自手背偏尺侧下压
指总伸肌	$C_6 \sim C_8$	桡（骨间）	食指到小指的掌指关节伸直	前臂内旋，腕部正中立，维持指部伸直，检查者近端指节一下压
拇长伸肌	$C_7 \sim C_8$	桡（骨间）	大指远端指节伸直	掌平放，检查者以一手固定其大指近端指节，患者伸直远端指节，检查者加阻力
拇短伸肌	$C_7 \sim C_8$	桡（骨间）	大指近端指节伸直	掌平放，远端大指指节屈曲，检查者固定其第一掌骨，患者伸直大指近端指节，检查者加阻力
拇长展肌	$C_7 \sim C_8$	桡（骨间）	大指外展	掌平放，大指外展，检查者在第一掌骨上加阻力
桡侧腕屈肌	$C_6 \sim C_7$	正中	腕骨屈曲和外展	指部松弛，维持屈曲腕部，检查者在掌部偏桡侧压下
尺侧腕屈肌	$C_7 \sim T_1$	尺	腕骨屈曲的内收	患者姿势同上，检查者在掌部偏尺侧压下
指浅屈肌	$C_7 \sim T_1$	正中	示指到小指的近端指骨间关节屈曲	远端指骨松弛，近端指节固定，患者屈曲中段指节，检查者加阻力
指深屈肌	$C_7 \sim T_1$	正中（示、中指），尺（环、小指）	远端指间关节屈曲	近端和中段指节固定在伸直位，屈曲远端指节，加阻力
拇长屈肌	$C_7 \sim T_1$	正中	大拇指远端指节屈曲	大拇指内收，近端指节固定，患者屈曲远端指节，加阻力
拇短屈肌	$C_8 \sim T_1$	正中，尺	大拇指近端指节屈曲	大拇指内收，远端指节松弛，第一掌骨固定，屈曲近端指节，加阻力
拇短展肌	$C_8 \sim T_1$	正中	大拇指在与掌部垂直的方向上展开	患者做该动作时，检查者在第一掌骨上加阻力
拇对掌肌	$C_8 \sim T_1$	正中	第一掌骨向掌前转动	各指节间关节伸直，患者将大拇指和环指的远端指节的掌侧互相贴紧，检查者将其分开
蚓状肌	$C_7 \sim T_1$	正中（示、中指）尺（环、小指）	指节间关节伸直	掌指关节伸直、固定，患者将近端指节间关节伸直，加阻力

肌肉	节段	神经	作用	检查法
拇短内收肌	$C_8 \sim T_1$	尺	大拇指从和掌面平行或垂直方向收拢	大拇指伸直，用大拇指和手掌的桡侧夹住纸条，检查者试拉出之
骨间背侧肌	$C_8 \sim T_1$	尺	手指分开（大拇指、小指除外）	将伸直的手分开，检查者试将中三指聚拢
骨间掌侧肌	$C_8 \sim T_1$	尺	手指收拢（大拇指除外）	将伸直的手指夹住纸条，检查者试拉出之
小指展肌	$C_8 \sim T_1$	尺	小指外展	将伸直的小指外展，并施加阻力
腹前肌群	$T_6 \sim T_{12}$	肋间	参与脊柱的屈曲	检查者压住两侧大腿，患者自卧位无撑坐起，可观察和触摸腹肌并注意脐孔位置（上部腹肌瘫痪时下移，下部腹肌瘫痪时上移，一侧瘫痪时向健侧移动）
髂腰肌	$L_1 \sim L_3$	股	髋部屈曲	仰卧，屈膝，维持髋部屈曲，检查者将大腿向足部方向推
股四头肌	$L_2 \sim L_4$	股	膝部伸直	仰卧，维持膝部伸直，检查者屈曲之
股内收肌	$L_2 \sim L_5$	闭孔，坐骨	主要为股部内收	仰卧，下肢伸直，分开两膝，加阻力
臀中肌和臀小肌	$L_1 \sim S_1$	臀上	股部外展和内旋	仰卧，下肢伸直，分开两膝，加阻力
胫前肌	$L_4 \sim L_5$	腓深	主要为足部背屈	维持足部背屈，检查者在足背压下
踇长伸肌	$L_4 \sim S_1$	腓深	踇趾伸直和足部背屈	足部固定于中间位置，伸直踇趾，加阻力
趾长伸肌	$L_4 \sim S_1$	腓深	足趾伸直和足部背屈	患者姿势同上，伸直足趾，加阻力
腓肠肌，比目鱼肌	$L_5 \sim S_2$	胫	足部跖屈	膝部伸直位，跖屈足部，加阻力
踇长屈肌	$L_5 \sim S_2$	胫	踇趾跖屈	足部固定于中间位置，屈踇趾，检查者在踇趾远端趾节加阻力
踇趾长屈肌	$L_5 \sim S_2$	胫	足趾跖屈	患者姿势同上，跖屈足趾，加阻力
胫后肌	$L_5 \sim S_1$	胫	足部内翻	足部跖屈位，内旋足部，检查者在足内缘加阻力
腓骨肌群	$L_4 \sim S_1$	腓浅、腓深	足部外翻	同上，外旋足部，检查者在足外缘加阻力
股二头肌，半腱	$L_4 \sim S_2$	坐骨	膝部屈曲	俯卧，维持膝部屈曲，检查者向足部方向推其小腿
臀大肌	$L_5 \sim S_2$	臀下	髋部伸直	俯卧，膝部屈曲90°，将膝部抬起，加阻力

（三）共济运动

协调作用的障碍称为共济失调。它主要反映小脑半球、前庭、深感觉和大脑半球的病变。

共济运动可以通过患者的穿衣、系扣、取物、进食、语言、行动和书写等障碍进行评估，有些特殊检查方法供选择应用。

1. 指鼻试验　请患者先将一上肢外展，然后用伸直的食指尖端触及自己的鼻尖。要从不同方向和以不同速度进行。先在睁眼时做，然后闭眼重复。两侧分别试验。观察动作是否平稳准确。辨距不良时，手指往往超过目标，或在未达到时即停止，也可在接近鼻尖时呈现动作迟缓（终段动作迟缓）及（或）手指震颤（意向性震颤）。如果手指是从高举的位置下降，正常者可成直线到达鼻尖，而有动作分解的患者先屈曲肘部，然后再将手指从旁侧引向鼻尖，在其他闭眼试验中也是如此。

2. 鼻－指－鼻试验　患者睁眼，先用食指指尖触及自己的鼻尖，然后再触及检查者伸出的指尖，如此反复进行。检查者不断改变其手指的位置，要求患者跟踪指准。

3. 过指试验　患者上肢向前平伸，食指放在检查者固定不动的手指上，然后请他将手指上抬至垂直位置，再复下降到检查者的手指上，始终维持上肢伸直。先睁眼，再闭眼检查。两侧可以分别或同时试验。前庭性共济失调者，双侧上肢下降时均偏向迷路有病变的一侧；小脑性共济失调者，一般仅患侧的上肢向外侧偏斜；感觉性共济失调者，闭眼时寻不到检查者的手指。

4. 跟 – 膝 – 胫试验　患者仰卧，将一侧的下肢抬起，然后将足跟摆在对侧的膝盖上，最后沿着胫骨直线下移。小脑性共济失调患者在举腿和触膝时呈现辨距不良，下移时更常摇晃不稳；感觉性共济失调患者很难寻到膝盖，下移时也不能和胫骨保持接触。

5. 趾 – 指试验　患者仰卧，举起拇趾来触及检查者伸出的手指，后者时常改变位置，要求患者跟踪指准。

6. 轮替动作试验　可请患者快速、反复地做以下动作。①前臂的内旋和外旋，例如用手的掌侧和背侧交替地接触创面或桌面。②手在床面或桌面上拍击。③伸指和握拳。④足趾叩击地板，或其他来回重复性动作。小脑性共济失调患者表现速度缓慢和节律不匀，在持续片刻后尤为明显。

7. 反跳试验　请患者闭眼，维持两臂平伸的姿势。检查者分别或同时突然向下推动其臂部。小脑性共济失调患者不能正常地控制主动肌和拮抗肌的收缩幅度和时限，患肢（或两肢）表现主动恢复原来位置的动作（向上）过度和上下摆动时间过长。检查下肢时可在患者平卧位维持屈髋屈膝各90°的姿态中推动其小腿。

8. 无撑坐起试验　请患者从仰卧位不用手撑而试行坐起时，正常人于屈曲躯干同时下肢下压，而小脑性共济失调患者反而将髋部（尤其是患侧）与躯干同时屈曲，称为合并屈曲现象。

有关行动时的共济失调现象，参见下文有关步态的检查。

（四）步态

检查步态可请患者做普通行走，根据具体需要也可请他循着直线走、后退行走、横向行走、绕着椅子行走、每步将一侧足跟碰到另一侧足尖的纵列式行走、闭目行走、足跟行走、足尖行走以及跑步。检查者需要观察起步和停止的情况，伸足和落下的姿势，步伐的大小，进行的节律和方向有无偏斜，整个身体的动态，包括骨盆部、上肢和头部同时的动作，患者的神情，例如是否紧张地眼睛盯住脚步等。

1. 痉挛步态　偏侧有痉挛性轻瘫时，患肢因伸肌收缩而显得较长，上肢的协同摆动动作缺失，将该下肢向外做半圆形划圈动作称为划圈步态。双侧下肢有痉挛性轻瘫时，上述情况还附加股内收肌的收缩，行走时每步都交叉到对侧，形成"剪刀型步态"。

2. 宽基步态或醉汉步态　小脑中线病变或弥漫性小脑 – 中脑病变可造成步行不稳，患者常将两腿较为分开，称为"宽基步态"。严重时步行不规则，方向不固定，上下身动作亦不协调，犹如酒醉，可称为醉汉步态。小脑半球或前庭病变使行走向患侧偏斜，在直线行走或绕椅行走时最为显著。有深感觉障碍的患者也是呈宽基步态，并常以目视地，闭眼时呈现明显的不规则步态。

3. 慌张步态　震颤麻痹患者呈现起步和停止困难，前冲后蹶，并有上肢协同动作的缺失，跨步短小，称为"小步步态"。常见于帕金森病患者。

4. 鸡步或跨越步态　有足垂的周围神经病变患者，如腓总神经麻痹或 GBS 病者，足部不能背屈，行走时或是拖曳病足，或是将下肢举得较高，落脚时总是足尖先触地面，类似公鸡步态，故称"鸡步"。

5. 鸭步　患者行走时，常因臀中肌、臀小题软弱、腰椎明显前凸而致骨盆部过度摇摆，类似鸭子步态，故称为鸭步或摇摆步态。

五、反射

反射是机体对于环境刺激的不随意定型反应，其解剖基础为反射弧，一个反射弧包括以下 5 个部分：①感觉器官。②自周围走向脑干或脊髓的传入途径（感觉神经）。③中枢（脑、脊髓）。④传出途径（运动神经）。⑤效应器官（肌肉、分泌腺等）。反射可以是简单的或复杂的，根据反射弧所牵涉的神经组织的范围不同。临床检查中所针对的，主要是一些最简单的节段性反射。有些反射由刺激不同部位的皮肤或黏膜引起，称为浅反射。有些用叩击肌腱或骨膜的方式引起肌肉的牵伸反射，称为深反射。例如叩击髌骨腱可以产生股四头肌的短暂牵伸；由该肌内肌梭感受器发出的冲动经过感觉神经进入脊髓后索，再和同节段的前角 α 神经元发生突触联系；后者的活动由运动神经传出到同一肌肉，引致收缩，即称为膝反射（图 1 – 12）。

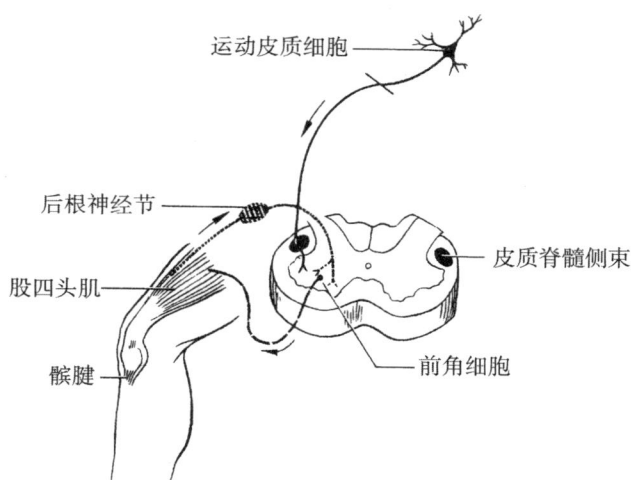

图 1-12 脊髓节段性深反射（膝反射的反射弧）

神经系统是一个有密切联系的整体，即使最简单的节段性反射也不是孤立的功能。每一根感觉神经进入脊髓（或脑干）后，都有上、下行的侧支联系邻近的节段和对侧的脊髓，以及导向大脑的通路。以膝反射而言，在股四头肌收缩的同时，即有侧支联系到其下面的节段，引致和股后肌群有关的神经元的抑制（相互神经支配）。

节段性反射还经常受到各种节段上反射和随意运动的下行冲动的影响。小脑系统病变中，下行抑制作用增强，使深反射减退。上运动神经元病变则常伴有下行易化作用的增强，使节段性反射亢进，甚至原来被经常抑制的一些反射也会出现，称为病理反射。此外，有些浅反射，例如腹壁反射和提睾反射，除有节段性反射弧外，尚有升至大脑皮质再循皮质脊髓束下行的反射弧。在上运动神经元病变中，这些反射消失。因此，反射的检查不仅探查该阶段的完整性（节段反射弧上任何部分的局部病变使反射缺失），也可了解节段以上的生理状态。

在神经系统检查中，反射检查比较客观，即较少受到患者的意识状态和意志活动的影响，但仍需嘱患者平静、放松、寒冷、疼痛和紧张情绪引起的肌肉收缩，以及肌腱挛缩、关节僵硬，可以遏制反射动作。全身情况，如衰竭、疲劳、中毒、麻醉、深睡、昏迷等，以及脑膜刺激和颅内压增高，也可使反射低落。反射活动还有一定程度的个体差异，在有明显改变或两侧不对称时意义较大。常做的反射检查方法（表1-8）和较常见的病理反射（表1-9）列表以供参考，已在脑神经检查中叙述者从略。

表 1-8　深、浅及内脏反射的检查及意义

反射	检查法	作用	中枢	传导神经（传入、传出）
深反射				
1. 肱二头肌	叩二头肌肌腱	肘屈曲	$C_5 \sim C_6$	肌皮神经
2. 肱三头肌	叩三头肌肌腱	肘伸直	$C_6 \sim C_7$	桡神经
3. 桡骨膜反射	叩桡骨茎突	屈肘旋前、屈指	$C_5 \sim C_6$	桡神经
4. 屈腕反射	叩屈腕肌	屈腕	$C_6 \sim C_8$	正中神经
5. 伸腕反射	叩伸腕肌	伸腕	$C_7 \sim C_8$	桡神经
6. 膝反射	叩股四头肌腱	伸膝	$L_2 \sim L_4$	股神经
7. 踝反射	叩跟腱	足蹠屈	$S_1 \sim S_2$	胫神经
8. 肩胛	叩击肩胛下角内缘	肩胛内移、肱部内收	$C_4 \sim C_5$	主要为肩胛背神经
9. 胸大肌	叩击放在胸大肌腱上的手指	胸大肌收缩	$C_5 \sim T_1$	胸前神经

反射	检查法	作用	中枢	传导神经（传入、传出）深反射
10. 屈指	叩击放在患者手指掌面上的手指	手指屈曲、拇指远端指节屈曲	$C_6 \sim T_1$	正中、尺神经
11. 肋骨膜	叩击肋下缘或剑突	上腹肌收缩	$T_5 \sim T_9$	肋间神经
12. 深腹	叩击放在腹壁上的手指	腹肌收缩	$T_7 \sim T_{12}$	肋间神经
13. 耻骨	叩击耻骨联合	下腹肌、股内收肌收缩	$T_6 \sim T_{12}$、$L_2 \sim L_4$	肋间、髂腹、下闭孔等神经
14. 股二头肌	叩击膝后股二头肌腱	股二头肌收缩	$L_5 \sim S_2$	胫神经
15. 半腱肌、半膜肌	叩击其肌腱	半腱肌、半膜肌收缩	$L_5 \sim S_2$	胫神经
浅反射				
1. 上腹反射	木签轻划上腹壁	上腹肌收缩	$T_7 \sim T_{10}$	胸神经$_{7 \sim 10}$
2. 下腹反射	木签轻划下腹壁	下腹肌收缩	$T_{10} \sim T_{12}$	胸神经$_{10 \sim 12}$
3. 提睾反射	轻划股内侧	同侧提睾肌收缩	L_1	股神经（传入）、生殖股神经（传出）
4. 蹠反射	轻划足底偏外侧	各足趾屈曲、踝背屈	$S_1 \sim S_2$	胫神经
5. 肛门反射	轻划肛门附近、会阴	肛门外括肌收缩	$S_4 \sim S_5$	阴部神经
内脏反射				
1. 光反射	光照一侧瞳孔	引起双侧收缩	中脑	Ⅱ（传入）、Ⅲ（传出）
2. 调节反射	视近物	双眼内收、瞳孔缩小	枕皮质	Ⅱ（传入）、Ⅲ（传出）
3. 睫脊反射	针刺一侧颈部	同侧瞳孔扩大	$T_1 \sim T_2$	颈神经（传入）、颈交感神经（传出）
4. 眼心反射	压迫眼球	心率减慢	延髓	Ⅴ（传入）、Ⅹ（传出）
5. 颈动脉窦反射	压颈动脉窦	心率减慢、血压下降	延髓	Ⅸ（传入）、Ⅹ（传出）
6. 球海绵体反射	针刺阴茎皮肤	海绵体肌收缩	$S_2 \sim S_4$	阴部神经（传入）、骨盆植物神经（传出）

表 1-9 病理反射检查法

部位	检查方法	反射
头部		
1. 眼轮匝肌（眉间）反射（Myerson 征）	刺激眉间	重复刺激可以重复出现瞬目反射
2. 口轮匝肌反射	轻叩上唇或下唇	可以引起口唇突起
3. 吸吮（Sucking）反射	刺激口唇	引起口唇、舌和下颌的吸吮动作
4. 头后仰（retraction）反射	当头轻度前屈时，快速叩击上唇	可引起迅速、不自主的头向后活动
5. 掌颌反射	刺激手的鱼际处	可引起同侧颌部和口轮匝肌的收缩
6. 角膜上颌反射	刺激一侧角膜	可引起同侧眼睑闭合和上唇上提动作
上肢		
1. 霍夫曼（Hoffmann）	快速弹拨患者中指指甲	手指屈曲、拇指内收
2. 屈指反射（Ttomner）征	快速叩击手掌或 2～4 指尖	手掌屈曲
3. Leri 征	用力被动屈曲患者手腕和手指	肘部丧失正常的屈曲反应
4. 强握反射	手指抚摸患者手掌或手指	患者不自主地握住检查者手指
5. 巴宾斯基（Babinski）旋前征	患者双手平伸，掌面向上	患侧手下垂，掌面向下
下肢		
1. 巴宾斯基（Babinski）征	划足底外侧	踇趾背屈，他足趾形展开，踝背屈
2. 查多克（Chaddoc）征	划足背外侧皮肤	踇趾背屈

部位	检查方法	反射
3. Gonda 反射	向下压迫 2～5 趾中任何一趾	蹋趾向上
4. 戈登（Gordon）征	捏挤腓肠肌群	蹋趾背屈
5. 奥本海姆（Oppenheim）征	检查者以拇指和示指在患者胫骨前内侧自上而下用力地划过	同巴宾斯基征
6. Schaefer 征	挤压跟腱	蹋趾背屈
7. Mendel－Bechterew 征	叩击足背骰骨上	足趾跖屈
8. 交叉伸直反射	针刺一侧足部或小腿	该侧下肢屈曲，对侧伸直
9. 交叉内收反射	叩击置于患者股内收肌腱上的检测者的手	双侧下肢内收
10. 髌阵挛	将髌骨向下推	髌骨阵挛
11. 踝阵挛	将足背向上推	足有阵挛
12. 罗索利莫（Rossolimo）征	用手指将患者趾尖一齐向上弹拨	足趾跖屈

六、脑膜刺激征

脑膜刺激征见于脑膜炎症、蛛网膜下隙出血等情况中。对于发生急性头痛、呕吐、意识障碍的患者，应做下列检查。

1. 屈颈试验　脑膜刺激征主要表现为不同程度的颈强直，尤其是伸肌。被动屈颈遇到阻力，严重时其他方向的被动动作也受到限制。颈强直也可见于颈椎疾病和颈部炎症，因此必须辅以其他检查。

2. 凯尔尼格（Kernig）征　又称屈髋伸膝试验、抬腿试验。患者仰卧，检查者首先将其一侧髋部屈成直角，然后试行伸直其膝部。在此姿势中，膝部原不能完全伸直，但如果在大小腿间夹角不到 135°时即发生疼痛和骨后肌群的痉挛，即为试验阳性或称 Kernig 征阳性存在。注意本试验涉及神经根的牵引，一侧阳性可见于坐骨神经痛，双侧阳性可见于多发性神经根炎。

3. 布鲁津斯基（Brudginski）征　屈颈时发生双侧髋、膝部屈曲；屈曲一侧的髋，对侧下肢也会屈曲。

七、失语、失认、失用、失算、失写和失读的检查

1. 失语　观察理解力、流利性、复述、命名等方面。
2. 失认　对事物认识的检查包括视觉、听觉、触觉三方面。
3. 失用　呈现一般失用、姿势性失用、结构性失用的现象。
4. 失算　观察心算和笔算的速度。
5. 失写　观察书写、听写和抄写的能力。
6. 失读　观察阅读报纸和书刊的精确。

八、智能检查

脑部疾病或身体其他疾病累及脑时往往影响脑的功能。智能状态的检查涉及面较广，包括下列几个方面：①意识水平。②注意力。③语言：理解、复述、流利性命名、阅读。④书写。⑤计算。⑥情绪和行为。⑦思维内容：幻觉、妄想、抽象、判断。⑧记忆：即时记忆、近期记忆、远期记忆。⑨复合感觉功能：形体觉缺失（不能辨认手中物体）、感觉性失写（在肢体上书写感知不能）、两点辨别觉、触觉定位觉、触觉勿略、单侧肢体病态忽视、空间想象障碍（结构性失用、左右失定向、外部空间忽略）。⑩整合运动功能：失用。

临床上为了解患者的认知功能，可用多种评分方法，但比较简单、方便而实用的方法可选用 MMSE 量表（表 1－10）结合钟面试验（表 1－11）。

表 1 - 10　智能评分 MMSE 量表

姓名:	性别:	年龄:	文化程度:	评定日期:

指导语: 现在我要问您一些问题, 来检查您的注意力和记忆。大多数问题很容易回答, 年纪大了, 记忆力和注意力会差一些, 我尽量讲慢点, 请您努力回答正确。

1. 今年的年份	1, 0	19. 回忆: 皮球	1, 0
2. 现在是什么季节	1, 0	20. 回忆: 国旗	1, 0
3. 今天是几号	1, 0	21. 回忆: 香蕉	1, 0
4. 今天是星期几	1, 0	22. 辨认: 手表	1, 0
5. 现在是几月份	1, 0	23. 辨认: 铅笔	1, 0
6. 省(市)	1, 0	24. 复述: 四十四只石狮子	1, 0
7. 县(区)	1, 0	25. 按卡片上所写闭眼睛,	1, 0
8. 乡/镇(街道)	1, 0	做动作	
9. 现在我们在几楼	1, 0	26. 用右手拿纸	1, 0
10. 这里是什么地方	1, 0	27. 将纸对折	1, 0
11. 复述: 皮球	1, 0	28. 将纸放在大腿上	1, 0
12. 复述: 国旗	1, 0	26. 说一句完整句子	1, 0
13. 复述: 香蕉	1, 0	30. 按样作图(见附图)	
14. 100 - 7(93)	1, 0		
15. 再减7(86)	1, 0		
16. 再减7(79)	1, 0		
17. 再减7(72)	1, 0		
18. 再减7(65)	1, 0		

注: 总分为30分; <17分: 痴呆; 小学程度 <20分为痴呆; 中学以上程度 <24分为痴呆。

表 1 - 11　钟面试验记分表

空间组织		
·钟面	完整	4
	3/4	2
	1/2	1
	无序	0
·数字在钟面内		
·先画策略(先画重要时间点)		
数字安排		
·重要时间点(3、6、9、12)	4	4
	3	3
	2	2
	1	1
	0	0
·增加其他时间点	是	4
	否	0
·顺时针排列	是	5
	否	0
·顺序(1~12数字按序排列)	是	5
	其他:	0

注: 最高30分。

九、精神检查

精神科检查主要内容如下：①意识状态。②一般行为。③情感。④思维。⑤知觉。⑥定向。⑦记忆。⑧计算。⑨判断。⑩常识。

十、自主神经系统检查

自主神经系统检查通过对发育、体温、血压、心跳、呼吸、皮肤和黏膜、出汗、毛发和指甲、唾液和眼泪、胖瘦、骨关节和瞳孔等的观察可大致了解自主神经功能的概况。必要时可以选做竖毛试验、血管运动试验、皮肤温度测定和皮肤电阻的测定等。

（康　哲）

第三节　神经系统疾病的诊断流程

在详细获得病史及进行躯体的神经系统检查后，往往要思考其神经系统损害的部位，亦即定位诊断。在定位明确后，很重要的即是其病因是什么，亦为定性诊断。随后需要选择一些有针对的辅助检查以证实或鉴别其他病因，唯有在定性明确后才能做出具体的治疗方案，以解除患者的疾苦。

一、定位诊断

根据病史和神经系统检查的资料，很重要的一步是做出神经系统的定位诊断。首先决定其病变部位，如是在脑、脊髓、周围神经还是在神经肌肉接头或肌肉。在肢体检查时可根据肌力、肌张力、腱反射、病理征来确定其有无上或下运动神经元病变。如果有肌张力增加、腱反射亢进和病理反射则考虑为上运动神经元病变，其病变部位可涉及脑、脑干和脊髓；反之，肌张力下降、腱反射减低或消失、无病理征则考虑有下运动神经元病变，拟有周围神经病、神经肌接头或肌肉病变。当然，脑神经症状的有无对定位也起重要作用，见下述。

（一）大脑

1. 半球病变　一侧半球病变可有对侧中枢性面瘫和偏瘫、偏身感觉障碍，如影响主侧半球可有运动性失语。

2. 脑叶病变

（1）额叶：有运动障碍、部分性癫痫发作、运动性失语及精神障碍（智能障碍为主）。

（2）顶叶：有中枢性感觉障碍，如形体觉、两点辨别觉受损和命名性失语。

（3）颞叶：有精神障碍（情感障碍为主）、复杂部分性癫痫发作（精神运动型癫痫）、视野缺损和感觉性失语。

（4）枕叶：视野缺损及皮质盲。

3. 基底节病变　常有肢体异常运动，如震颤、舞蹈样动作、指划症或投掷症。

4. 广泛性全脑病变　如果有双侧脑广泛性病损，常有意识、智能、精神异常并伴有各种运动感觉障碍。

（二）脑干

单侧病变可表现有病灶侧脑神经障碍、对侧肢体中枢性运动或感觉障碍。如为一侧动眼神经麻痹，对侧肢体偏瘫，病变常在中脑。如果一侧面部的三叉神经、展神经、听神经、面神经的某脑神经受累，对侧肢体瘫痪，病变可在脑桥。如果一侧面部和对侧肢体感觉障碍，病变可以在延髓后外侧。如果延髓有广泛性损害，则可以有吞咽困难、构音障碍、舌肌萎缩和咽反射消失等症，亦称球麻痹。如果脑干有病变，往往有双侧脑神经、锥体束和感觉传导束损害，甚至影响呼吸、心率等生命体征。

（三）小脑

小脑病变表现为共济失调，半球损害时有同侧肢体共济失调，往往一侧肢体指鼻试验和跟膝胫试验异常。蚓部损害有躯干共济失调，常表现有直线行走不能。小脑病变其他体征可有构音障碍和眼球震颤。

（四）脊髓

脊髓病变常有肢体截瘫或四肢瘫和传导束感觉障碍，常伴自主神经症状，有大小便障碍，单侧病变表现为 Brown – Sequard 综合征。

（五）周围神经

周围神经病变的定位诊断见表 1 – 12。

表 1 – 12　常见的周围神经损害的临床表现

		运动	感觉	反射	自主神经	疾病
脊神经根	后根		呈节段性（根性）疼痛和感觉障碍，如病损在脊神经节时，还伴有带状疱疹	该区内腱反射减弱		根性坐骨神经痛、带状疱疹、肿瘤、结核、外伤等
	前根	呈节段性肌萎缩、无力，可有肌束颤动		该区内腱反射减弱		进行性脊肌萎缩症，增生性脊椎炎，多发性神经根炎
臂丛神经（C$_5$～T$_1$）	臂丛上型（C$_{5,6}$）	肩部肌肉萎缩、瘫痪，其典型姿态为臂及前臂内收，前臂伸直且向前旋，上臂不能外展举起，不能屈肘，但腕及手指的动作无损	上臂外侧有感觉障碍，但不明显	肱二头肌腱反射减弱或消失		外伤，如穿刺伤、跌伤、产伤（由于难产时牵拉胎头所引起）
	臂丛下型（C$_7$～T$_1$）	手部小肌萎缩、瘫痪，形成鹰爪手	手的尺侧感觉缺失	肱三头肌腱反射减弱或消失	何纳征，手的皮肤水肿、营养障碍等	肺部病变（如肺癌）、锁骨骨折、颈肋、肱骨头骨折、脱臼、肩关节过度外展、炎症等
	臂丛全型（C$_5$～T$_1$）	上肢呈周围性瘫痪、肌萎缩	上肢除臂内侧（第2、3肋间神经支配）外，其余区感觉障碍	上肢的腱反射减弱或消失	可有何纳征，上肢皮肤及手指的营养障碍及水肿	
腰骶丛神经（L$_1$～S$_4$）	腰丛（L$_2$～L$_4$）	屈髋－伸膝和髋内收无力	大腿前内侧感觉丧失	膝反射减弱或消失	相应区域有血管运动障碍和肌萎缩表现	血肿、脓肿、动脉瘤、外伤、妊娠、新生物、放射性血管炎、特发性腰骶神经丛病
	骶丛（L$_4$～S$_3$）	伸髋、髋外展、屈膝、踝背屈和踝屈无力	大腿后面及前外侧小腿膝下后面、足背外侧和踝面有感觉丧失	踝反射减低或丧失		
神经干	尺神经（C$_8$～T$_1$）	手部骨间肌、小鱼际肌、尺侧腕屈肌、指深屈肌、尺侧头等萎缩、无力，手指外展、拇指内收和手指的外展及内收动作不能，手呈爪形手	手掌及手背的尺侧、小指及无名指尺侧半感觉缺失		手部皮肤及指甲营养障碍	腕、肘部外伤，麻风，肘管综合征（肘后慢性尺神经炎）

		运动	感觉	反射	自主神经	疾病
神经干	桡神经（$C_5 \sim T_1$）	腕下垂，腕不能伸直，手指亦不能伸直而呈屈曲状态	桡侧手背及拇指背侧感觉缺失	肱三头肌腱反射及肱桡肌腱反射消失		腋部被拐杖所压、肩关节脱白、肱骨或桡骨骨折、上肢穿通伤及铅中毒、麻风等
	正中神经（$C_6 \sim T_1$）	屈腕无力，手略向尺侧倾斜，前臂常处于旋前不能，大鱼际肌萎缩，手掌平坦，拇指、食指、中指的屈曲动作和拇指对掌动作丧失，呈"猿形手"	手掌桡侧、食指和中指的掌侧和背侧、无名指的桡侧以及拇指的掌侧感觉缺失	桡骨膜反射减弱或缺失	手部皮肤、血管、汗腺、营养等功能障碍	肩关节脱白、肘关节、腕关节病，肱骨、桡骨骨折，腕管综合征等
	腋神经（$C_5 \sim C_7$）	小圆肌的单独麻痹，产生臂的轻度外旋无力；三角+肌麻痹，上臂不能向外平举（外展），三角肌萎缩	三角肌区皮肤感觉缺失			肩部外伤、肱骨头骨折及脱位、神经炎
	肌皮神经（$C_5 \sim C_7$）	前臂屈曲和旋后的动作减弱，肱二头肌、喙肱肌及肱肌萎缩	前臂的桡侧及掌面感觉缺失	肱二头肌腱反射减弱或消失		肩部及上臂近端外伤；肱骨骨折等
	股神经（$L_2 \sim L_4$）	膝部伸腿和屈髋无力，行走困难，股四头肌萎缩，虽平地可步行，但不能登楼和从坐位起立	股内侧下 2/3 区，小腿内侧和足内侧的感觉缺失	膝腱反射消失		骨盆、脊柱肿瘤，股骨上端骨折，腰大肌脓肿，股动脉瘤压迫，腹膜后淋巴结肿大及糖尿病等
	坐骨神经（$L_4 \sim S_3$）	足的所有肌肉麻痹，膝关节屈曲无力，踝和趾关节不能伸屈，足内翻、外翻的能力消失，患者不能用足趾或足跟站立，足、小腿股肌群萎缩	小腿外侧及足的外侧感觉缺失，伴灼性坐骨神经痛	跟腱反射及跖反射消失	局部皮肤干燥或水肿，足底皮肤过度角化	骨盆骨折，髋关节脱白、肿瘤、穿通伤，臀部注射、臀位产或产钳牵引损伤，腰椎间盘突出等
	腓总神经（$L_5 \sim S_2$）	足下垂，足、趾不能背伸，呈内翻马蹄状畸形，行走呈跨阈步态，胫前肌群萎缩	小腿外侧和足背蹈趾与第二趾之间皮肤感觉缺失		不明显	腓骨头处外伤或压迫（如石膏固定、跪等姿势）、麻风、铅中毒
	胫神经（$L_4 \sim S_3$）	不能抬起足跟及用脚尖站立或行走，不能内翻，足及趾屈曲不能，小腿后群肌及足底肌群显著萎缩	小腿及足部感觉缺失，部分损害时可出现灼性神经痛	跟腱反射及跖反射消失	局部血管运动、分泌及营养障碍	骶丛及坐骨神经损伤，下肢弹伤、刺伤、骨折等
	股外侧皮神经		大腿外侧麻木刺痛、蚁走感，股外侧感觉减退			经腹股沟韧带下方或穿出大腿阔筋膜时受压而损伤，有时与感觉及中毒有关
末梢神经		手、足以及四肢肌无力和萎缩	呈手套、袜套型感觉障碍	四肢腱反射减弱或消失	手足发冷，少汗或多汗，皮肤光滑、菲薄、干燥、起裂、脱屑、指（趾）角化过度、增厚、脱落等	感染、中毒、营养障碍及全身疾病等所致的末梢神经炎

（六）神经肌肉接头

肌张力腱反射感觉常无异常，但肌张力呈斑状片分布，并常累及脑神经支配的肌肉，无力程度可有波动，常与运动有关，见于重症肌无力、肌无力综合征。

（七）肌肉

肌无力常在近端，多见肌萎缩，感觉和深浅反射无异常，可见于肌营养不良、肌炎。

二、定性诊断

病变部位确定后，则需要探明病因，凡疾病的病理改变无论在哪个系统均大同小异，可逐一予以推断，得出一个较为符合的可能性，随后可提出一些辅助检查予以佐证。

（一）感染性疾病

病因众多，可因细菌、病毒、真菌、螺旋体、寄生虫、蛋白粒子或人体免疫缺损病毒（human immunodeficiency virus，HIV）等所致。不同的病因可呈急性或慢性发病。临床可表现为脑炎、脑膜炎、抽搐、颅高压、意识障碍等症状。因此常需要选择多种辅助检查例，如微生物学、血清学、免疫学、寄生虫学、头核磁共振成像（magnetic resonance imaging，MRI）、脑脊液等予以鉴别。

（二）血管性疾病

发病可在几分钟到几天内达到高峰，其病因可因脑梗死、脑出血、动脉炎、血液病、脑内血栓性静脉炎、动脉瘤等所致。临床上以偏瘫为多见，其次可有交叉性偏瘫、共济失调等症，常可伴有不同程度的意识障碍、神志昏迷，故需采用计算机体层摄影术（computerized tomography，CT）或 MRI、磁共振血管造影术（magnetic resonance angiography，MRA）及颈部血管超声等检查，必要时做数字减影血管造影术（digital subtraction angiography，DSA）以了解颅内和颈部血管的情况，并且脑血管性疾病常涉及血压、心脏、动脉和静脉、血液流变学、血凝机制和代谢疾病等方面。故更要再结合心功能、血化学等以全面评估血管病的病因。

（三）肿瘤

起因大多缓慢，严重时可有头痛、呕吐、颅高压症或可伴有偏瘫、偏身麻木、共济失调等症，但有时亦可急性发病，可因肿瘤内出血或脑内结构移位所致。其部位可因大脑、脑室、小脑、脊髓等不同而症状各异，其症状可单发或多发，可原发或转移，因此疑有占位性病变时需做全面检查，目前手段较多，如 MRI、MRA、正电子发射断层照相术（position emission tomography，PET）、癌性免疫指标等可予以选择应用，以做出正确的诊断。

（四）外伤

急性头、脊柱外伤所致神经系统损害较易识别，但还应注意头颅慢性硬膜下血肿常在受伤数月后才出现偏瘫、癫痫、智能障碍。如有慢性脊柱压迫性病变可出现截瘫或四肢瘫。因此在病史询问中有外伤史者要引起注意，必要时做头、脊柱 MRI 以排除病变。

（五）脱髓鞘性疾病

其病因可急亦可慢性进展，更多见缓解或复发。症状可局限在脑或脊髓，亦可呈多灶性，可涉及脑、脑干、小脑、脊髓和视神经等部位，常见的有多发性硬化、视神经脊髓炎、急性播散性脑脊髓炎等。通过头和颈 MRI 可呈现多发性异常信号。脑脊液（cerebrospinal fluid，CSF）的免疫功能检查，可发现寡克隆带及 IgG 指数增高等情况。视、听觉诱发电位亦可有异常。

（六）遗传代谢性疾病

病史中往往同胞中或近亲中有相同类型的神经疾病，症状大多为进行性发展，有共济失调、锥体外系统症状、难治性癫痫、精神障碍、痉挛性无力、肌肉萎缩，或有小头、耳聋、眼盲等。其病因中有不少有糖类、脂肪、氨基酸、血浆蛋白等先天性代谢异常。其疾病有 Tay – Sachs 病、Gaucher 病、Niemman - pick 病、Krabbe 病等。

（七）发育性疾病

大多在出生时即可发现有躯体畸形的局限性神经系统发育异常。随着年龄的增长，症状日见明显，其外观可有头颅畸形、脊椎裂、眼耳畸形、结节性硬化、神经纤维瘤等，其相应症状可有瘫痪、癫痫、精神发育迟缓等症。

（八）变性性疾病

是神经系统并不少见的疾病，病因复杂尚未完全了解，临床上可表现为进行性痴呆［阿尔茨海默病（Alzheimer's disease，AD）、Lewy 小体痴呆、Pick 病、额颞叶痴呆（WD）］、姿势和运动异常（帕金森病、多系统萎缩、进行性核上性眼肌麻痹、Meige 病）、进行性共济失调［脊髓性小脑共济失调、橄榄 - 脑桥 - 小脑变性（OPCA）］、感觉和感觉运动障碍（腓骨肌萎缩症、Refsum 病）、眼外肌和视力障碍［遗传性视神经病（Leber）］等病。

目前对这些疾病均在致力于研究其病因，在治疗上亦仅能采取一些并不理想的治标措施，但很重要的一点是要从中鉴别一些可治性疾病以避免误、漏诊，而影响疾病的治疗，因此有时需在临床上随访观察。

（九）获得性代谢性疾病

凡缺血、缺氧、低血糖、高血糖、肝肾衰竭、糖尿病、血钠水平紊乱、甲状旁腺功能亢进或减退、高血钙症、高胆红素血症等均涉及一些系统性疾病，因此，临床上要熟知它们可能产生的神经系统损害。

（十）营养缺乏性疾病

发病很慢，病程较长，往往有消化系统疾病或长期静脉补充营养史，亦可见于较严重的妊娠呕吐孕妇，较常见的如维生素 B_1 缺乏易发生多发性神经病、Wernicke 脑病，维生素 B_{12} 缺乏易发生亚急性联合变性，烟酸缺乏易致 Korsakoff 病等。

（十一）中毒性疾病

常有长期接触酒精、工业制剂和药物史。酒精中毒是一种常见疾病，其可有急性中毒（昏迷、兴奋）、戒断综合征（震颤、谵妄、抽搐）和慢性戒断等。尤以慢性者往往可继发神经系统多种疾病，如 Wernicke - Korsakoff 综合征、周围神经病、视神经萎缩、小脑变性、Marchiafave - Bignami 病、肌病、痴呆、脑萎缩、中央脑桥溶解症和肝脑变性等。

长期应用镇静药、抗精神病药物、抗肿瘤和免疫抑制药、氨基糖苷类抗生素类、β 阻滞剂、胺碘酮等均可产生神经系统中毒症。药物品种繁多，只能择要提及。

工业毒物和重金属亦可产生神经系统中枢或周围毒性征。

（十二）风湿病

该病是一组系统性自身免疫病，本组疾病对中枢、周围神经系统和肌肉有广泛损害，因此在定性诊断中尚需考虑本病。其常见的有系统性红斑狼疮、干燥综合征、贝赫切特综合征、进行性系统性硬化症和血管炎等，尚需通过特异性抗体和影像学检查以明确病因。

（十三）离子通道病

本组肌病均是由肌细胞膜上编码氯、钠或钙离子通道的基因突变所致。如氯离子通道病有先天性肌强直、全身性肌强直和 Levair 肌强直；钠离子通道病有高钾性周期性麻痹和正常钾性周期性麻痹；钙离子通道病有低钾性周期性麻痹。

（十四）放射损伤性疾病

有放射线暴露和治疗史，其病变部位与照射区相符，有一定的潜伏期，在接触后 3 个月到 5 年可出现症状，与照射量大小有关。在脑部 MRI 常表现有脑白质病变。

（十五）脑脊液及其循环障碍

随着影像学的发展，目前对脑脊液循环障碍发生的病变日渐了解，下列几种类型常见。

1. 脑积水

（1）梗阻性：临床上可有颅高压症状及梗阻部位的相关症状，其病因可为感染、先天畸形、出血和肿瘤。在头颅 CT 或 MRI 上可显示阻塞近端脑室扩大并能了解梗阻病变的组织学特点和范围。

（2）交通性：临床上亦可有颅高压症状及椎体束和小脑等受累的神经征。常发生于蛛网膜下隙出血、脑膜癌症、脑膜感染、外伤或颅脑手术后。在影像学上发现整个脑室系统呈对称性扩大，脑沟正常或消失。

（3）正常压力性：临床表现有痴呆、尿失禁和步态障碍。但无颅高压症，脑脊液压力正常。影像学示脑室扩大，脑沟加深。同位素脑池造影见脑室内同位素清除延迟。

2. 特发颅内压增高（大脑假瘤）　症状有头痛、呕吐和视盘水肿等颅高压症状，但无神经系统局限性受损症状。CSF 压力可增高，头 CT 或 MRI 无占位性病变。其病因较多，归类可有内分泌疾病、代谢障碍、颅内静脉窦血栓形成、药物和中毒、血液病、风湿病或脑脊液蛋白增多等。

3. 自发性低颅压　有直立的体位性头痛为本病的特征。本病可为自限性，其原因可能为脉络膜分泌减少、脑脊液重吸收增加或有脊神经根的硬膜瘘隐性泄漏。钆强化的脑 MRI 可示弥漫性硬膜强化伴下垂"脑"（脑桥向斜坡靠近，小脑扁桃体在枕大孔之下）。

（康　哲）

第二章

脑脊液检查

脑脊液是位于脑室和蛛网膜下腔内的液体，它包绕着脑和脊髓，其组成成分及其动态变化可直接或间接地影响神经细胞生存和功能状态。由于中枢系统的相对封闭性，在生理或病理情况下，脑脊液可以反映中枢神经系统细胞、组织等代谢和功能的变化。通过对脑脊液各种成分的分析，将有助于了解中枢神经系统的正常和病理状况，并协助相关疾病的诊断及疗效评估，在神经系统疾病诊疗过程中，脑脊液分析具有不可替代的地位。

第一节 脑脊液的生成与循环

生理情况下，脑脊液为无色透明、清亮、呈弱碱性的液体，比重 1.004~1.008，渗透压与血浆大致相等。脑脊液中的蛋白质、葡萄糖、Ca^{2+}、K^+、HCO_3^- 含量低于血浆，Na^+、Mg^{2+}、Cl^- 含量则略高于血浆，还含有氨基酸、维生素、酶、微量重金属以及多种神经递质、神经激素等，这些成分是脑组织生理代谢与功能发挥的重要物质基础。正常情况下，脑脊液没有或仅含有少量细胞，每微升为0~8个，以单核细胞和淋巴细胞为主，但不会含有红细胞。正常成人的脑脊液量为 140~180ml，平均为150ml，充满脑室系统和蛛网膜下腔内。两个侧脑室容纳脑脊液 20~30ml，第三和第四脑室容纳脑脊液 5~10ml，脑蛛网膜下腔容纳脑脊液 20~30ml，脊髓蛛网膜下腔容纳脑脊液 70~80ml。脑脊液压力于侧卧位为 0.78~1.76kPa（80~180mmH$_2$O）。脑脊液的成分、总量以及压力相对稳定，处于生成、流动和吸收的动态循环中，这也保证了中枢内组织的营养代谢需要以及整体微环境的稳定。

一、脑脊液的生成

脑脊液主要由各脑室中的脉络丛产生，占80%~85%。侧脑室是脉络丛最为丰富的部位，因此是脑脊液生成的主要部位；其余则由软膜、蛛网膜的毛细血管和脑部细胞外液经过脑室的室管膜上皮渗出。

脑脊液产生的速度为每分钟 0.35~0.4ml，经 5~6h 就可更新50%的脑脊液，每昼夜更新 4~5 次。由于脑脊液的成分与血浆成分相差甚大，故推测脑脊液并非仅由血浆的简单滤过生成，而可能源于脉络丛上皮的主动分泌。脉络丛的结构有三种成分：内侧为毛细血管、中间为结缔组织、外侧为脉络丛上皮。血浆过滤液先经血管内皮细胞的窗孔和细胞间隙进入结缔组织基质，而后经脉络丛上皮细胞的侧面和底面进入上皮细胞，再由胞质内小泡将其送到细胞顶端的微绒毛，微绒毛内的吞饮小泡破裂将其内成分排入脑室，成为脑脊液。

二、脑脊液循环和吸收

脑脊液主要由左、右侧脑室脉络丛产生，经左、右室间孔流入第三脑室，与第三脑室脉络丛产生的脑脊液一起经中脑导水管进入第四脑室，并与该处产生的脑脊液汇合，经正中孔和两个外侧孔到达蛛网膜下腔，少部分可入脊髓中央管。尽管相互连通，脑室、脑池以及蛛网膜下腔各处的脑脊液成分和含量并不完全相同。脑脊液循环途径先自上而下，在循环至脊髓蛛网膜下隙的终池时，再由下向上，脑脊液循环至大脑背面，在上矢状窦内由蛛网膜颗粒吸收入血。有一部分脑脊液可被脑室的室管膜上皮、蛛网膜下隙内的毛细血管和脑膜的淋巴管所吸收；另有少量脑脊液则直接进入脑、脊神经周围的淋巴管中。蛛网膜颗粒上的绒毛突入硬脑膜静脉窦，充当单向瓣膜作用，防止脑脊液倒流。

另外，脑脊液流速较为缓慢，受到自身压力、体位变化、呼吸、血管搏动以及组成成分等影响，而脑脊液中不同成分物质的再吸收也有所差异，如生理情况下，脂质、蛋白质等就较电解质等吸收缓慢。

三、脑脊液的功能

脑脊液分布于脑和脊髓周围。脑浸浴于脑脊液中，由于浮力的作用，使脑的重量减轻到仅 50g 左右。而脑组织与脑脊液的比重几乎相同，由此形成了脑和脊髓的液体缓冲垫，在受到外力而突然移位时，能有效缓冲外力，避免与其周围硬性组织过度碰撞而损伤，同时也可防止血管遭受张力过大而破裂。

由于中枢神经系统内缺乏淋巴管，脑脊液则充当淋巴液的作用，起到运送营养物质；清除代谢产物的功能；脑脊液中含有氨基酸、维生素、葡萄糖和多种电解质，在蛛网膜下隙中流动时，由于覆盖脑、脊髓表面的软膜屏障功能较低，这些物质容易通过扩散而到达脑与脊髓，为其提供营养；神经元和胶质细胞之间的间隙中充满细胞外液，借此不断进行物质交换，代谢产物可由细胞外液经渗透扩散进入脑室或蛛网膜下隙中的脑脊液，由脑脊液代为播散或清除。

中枢组织处于相对独立的环境之中，脑脊液成分可以间接反映神经细胞的生存和功能状态。在某种程度上，脑脊液还是中枢和外周组织相互联系和影响的重要途径，维护中枢内外 pH、蛋白、糖、电解质等微环境组成成分的平衡，并传递相关化学信息，使两者功能相互影响，协调发挥。脑脊液对维持脑组织的渗透压和酸碱平衡有重要作用，若神经系统的理化环境发生较大的变化，心率、呼吸、血压、感觉运动系统及精神状态都有可能受到影响。

（康　哲）

第二节　血 - 脑 - 脑脊液屏障

1885 年，德国细菌学家 Ehrlich 通过将酸性染料甲酚蓝注入大鼠体循环，发现注射后的动物除脑组织未着色外，全身组织均被染着色。1909 年，Goldmann 将台盼蓝直接注入大鼠脑室内，发现脑组织被染着色，身体其他组织却未着色。这些结果都提示脑微血管与脑组织之间存在着某些结构，使中枢神经系统与血循环之间分隔开来，阻挡染料到达脑组织或外周组织。由此 Goldmann 于 1913 年正式提出了脑屏障的概念。然而有关这一结构的主体是脑毛细血管内皮还是星形胶质细胞的终足争议多年，直到 1967 年，Reese 和 Karnovsky 才应用电镜证实屏障的主要形态基础是脑毛细血管内皮。

随着显微技术、生理、生化和药理学等现代实验技术的发展，对脑屏障的结构和功能的认识不断深入。目前认为脑屏障并不是指在脑血管和脑组织之间存在的绝对屏障，而是指血流与脑和脊髓组织之间存在的有别于其他器官的、独特的调节物质交换的系统。脑屏障主要包括 3 个部分：血 - 脑屏障（blood - brain barrier，BBB）、血 - 脑脊液屏障（blood - cerebrospinal fluid barrier，BCB）和脑脊液 - 脑屏障（cerebrospinal fluid - brain barrier，CBB）。三者有各自的形态学和理化性质特点，在功能上表现为复杂的物质交换调节机制，正是通过脑屏障这一特殊结构，才能保持神经细胞所处微环境的稳定，从而保证神经细胞的正常生理活动。

一、血 - 脑屏障

血脑屏障位于血液与神经细胞之间，系由脑毛细血管内皮细胞和内皮细胞的紧密连接、星形胶质细胞以及基底膜所组成的一个细胞联合体。它对维持中枢神经系统的内环境稳定起着重要作用。

1. 脑毛细血管内皮细胞间的紧密连接　与机体其他部位的毛细血管相比，脑毛细血管具有许多不同之处：①内皮细胞没有窗孔，缺少收缩性蛋白，彼此之间形成的紧密连接（tight junctions，TJs）较紧密，从而构成更为严密的物理屏障，且对组胺、5-羟色胺反应低下，使得蛋白质分子及其他大分子物质通常难以透过，并可限制离子和非电解质通过。②内皮细胞结构有亲脂特性，故对亲脂性物质有较好的通透性，反之，对亲水物质极难通过。③内皮细胞的TJs跨内皮细胞电阻（transendothelial electrical resistance，TER）远高于机体其他部位内皮细胞的TER，且发现蛋白合成抑制剂对TER有明显的影响。④内皮细胞的胞膜上含有一些特殊的蛋白质，这些蛋白质在其他组织内皮细胞胞膜上缺乏或较少，如碱性磷酸酶（AKP）、γ-谷氨酰转肽酶（γ-GTP）、糖转运蛋白等，它们与营养物质的转运以及兴奋性氨基酸的选择性去除有关。⑤内皮细胞有胞饮作用，但在正常情况下，内皮细胞质膜小泡的数量比其他血管少。TJs被认为是血脑屏障功能发挥的重要基础结构。

2. 星形胶质细胞　围绕脑毛细血管内皮细胞的星形胶质细胞终足是BBB的重要组成结构。正常情况下，星形胶质细胞足突并不参与BBB功能的执行，其主要作用是通过分泌活性物质，促进蛋白质合成，介导内皮细胞表达ALP、γ-GTP等途径，参与促进内皮细胞分化、TJs形成以及诱导和维持BBB的完整性。目前认为星形胶质细胞与脑血管内皮细胞关系极为密切，是内皮细胞间TJs形成和成熟的重要条件之一。

3. 基底膜（BM）的结构和功能　BM主要由Ⅳ型胶质、层粘连蛋白、内肌动蛋白、纤维连接蛋白等组成，在血脑屏障中，BM是与血管内皮细胞组成的紧密连接相邻的结构，起支持作用，同时对于周围细胞的生长分化起调节作用，内皮细胞也可通过BM与星形胶质细胞及其他周围细胞建立联系。

二、血-脑脊液屏障

脑脊液与血液中的成分组成及含量有所不同，尤其是一些大分子物质。如前者蛋白质和葡萄糖含量极微，K^+、HCO_3^-和Ca^{2+}的浓度较血浆中的低，Na^+和Mg^{2+}的浓度则较血浆中的高。这表明两者之间的物质交换并不只是依赖浓度的单纯扩散，机械屏障、主动分泌和转运在其中均有重要的作用，血-脑-脊液屏障正是发挥此特殊屏障的主要结构。

血-脑脊液屏障主要是由脉络丛毛细血管内皮、基膜和脉络丛上皮细胞组成。脉络丛毛细血管内皮细胞有窗孔，基膜呈不连续结构，故溶质分子较易通过；脉络丛上皮细胞则有一定的吸收功能，且其之间存在的闭锁小带可阻止部分溶质分子进入脑脊液，因此脉络丛上皮细胞及其之间的闭锁小带被认为是血-脑脊液屏障的形态学基础。在脉络丛部位已证明，溶质分子从血液至脑脊液有弥散、异化扩散和主动运输方式，而从脑脊液至血的运输则是通过主动转运机制。

三、脑脊液-脑屏障

脑室的室管膜上皮细胞、覆盖脑表面的软脑膜和软脑膜下的胶质细胞突起组成了脑脊液-脑屏障。室管膜上皮细胞无闭锁小带状连接，不能有效阻止大分子物质通过，且其他结构的屏障效能也较差，因此，脑脊液的化学成分与脑组织细胞外液的成分大致相同。

四、酶屏障和免疫屏障

除中枢结构的物理屏障外，广义的脑屏障还包括酶屏障和免疫屏障。脑毛细血管内皮细胞含有调节物质转运的特殊酶，包括多种氧化酶和水解酶，它们构成了一道屏障，可以降解透过血脑屏障的一些物质以及中枢微环境中的一些递质，如单胺氧化酶、碱性磷酸酶、儿茶酚-O-甲基转移酶等，对于酶屏障的组成、定位及其生理意义目前还不甚明了。

传统上认为中枢神经是免疫特免区，没有免疫系统的存在。但近年来大量的研究表明：小胶质细胞具有巨噬细胞的功能；星形胶质细胞具有抗原提呈细胞的作用；脑内部分神经细胞和神经胶质细胞还是许多细胞因子的主要来源和靶细胞，具有参与免疫应答的潜能。

然而，脑屏障并不是非常完整和严密的。在脑的某些部分，如下丘脑正中隆起、松果体、垂体神经部、下丘脑第三脑室周围以及延髓后缘区等处的室周器官等毛细血管内皮有小孔，基膜不连续并与邻近胶质突分开，有较大的通透性，脑屏障比较薄弱或缺乏，因而血液循环中的一些物质，包括细胞因子、神经肽、激素等，可以通过这些部位进入脑内，但目前有关这些现象的意义和认识还较欠缺。另外，当脑组织受到电离辐射、微波、激光等作用，或机体在高渗、高温、缺氧、损伤以及肿瘤疾病等内环境紊乱的情况下，脑毛细血管壁的通透性增加，血脑屏障功能被破坏或抑制，正常情况下不能透过脑屏障的分子可进入脑内，其机制可能涉及特殊细胞因子（如血管内皮生长因子、肿瘤坏死因子等）对脑屏障构成组织的影响以及血脑屏障局部代谢受损（如线粒体代谢、糖代谢等）等。

五、脑屏障的意义

神经细胞生理功能的正常发挥有赖于中枢内微环境的稳定，任何可能破坏微环境平衡的因素，都将直接影响到神经细胞的生存和功能，如酸碱度、氧含量、无机离子浓度、肽类、蛋白质等。脑屏障可以阻止和降解血循环中有害成分，防止大分子物质的进入，主动地转运神经细胞代谢所需物质，保证脑脊液中电解质以及酸碱度的平稳波动，以及预警启动、应答和消除免疫分子的侵袭等，同时又可借助于神经元等细胞的作用，通过神经－内分泌等形式，与外周系统保持一定的联系和相互作用，从而保护中枢内微环境的稳定，维护中枢和外周生理以及病理状况下的功能协调。当体内酸碱度紊乱和电解质失平衡时，脑脊液中的 pH 以及电解质变化都相对外周迟滞和平缓，从而使神经细胞的功能状态保持相对稳定，并及时发挥中枢调节作用，启动外周代偿机制。另外，外周存在可以充当神经递质或信使的物质，如 γ 氨基丁酸、多巴胺等，而脑毛细血管内皮细胞上存在的多巴胺脱羧酶、单胺氧化酶以及 γ 氨基丁酸转氨酶等可以有效阻挡它们进入中枢，从而避免脑内这些物质浓度的改变对神经细胞正常功能活动的干扰。

对血脑屏障结构和理化性质的认识，将有利于中枢功能研究以及疾病的诊治。由于血脑屏障的存在，中枢系统是相对封闭的系统，有着自身特殊的微环境。物质透过血脑屏障主要有 4 条途径：①水溶性小分子直接经细胞间隙扩散。②脂溶性分子的跨膜扩散。③特异受体介导的胞饮作用。④特异载体通道和酶系统的激活。在许多中枢系统疾病的诊治中，必须采取合适的检查手段和给药途径，使其有效地透过脑屏障，才能够对有关疾病的诊治有所帮助。

PET 利用同位素标记的葡萄糖、氨基酸和核酸等进入脑内，从生化、代谢、化学递质及神经受体等功能方面对脑组织以及血脑屏障进行显像和评估。在作用于中枢组织的药物研发中，可合理设计药物的相对分子质量、脂溶性、荷电性、同血浆蛋白以及特定的载体或受体转运系统的结合能力，使其通过易化扩散、主动转运以及胞饮作用等方式有效入脑；在给药途径中，鼻腔给药可使药物通过鼻腔嗅部直接进入脑组织或脑脊液。嗅神经上皮是中枢神经系统与外界直接相接触的组织。被嗅纤毛覆盖的嗅神经感觉神经元的轴突形成束，能够穿过骨板上的筛孔进入颅腔，并且与脑内嗅球的僧帽细胞形成突触连接，经鼻腔黏膜给药后药物分子可以通过嗅部黏膜沿着包绕在嗅神经束周围的连接组织或嗅神经元的轴突到达脑组织周围的脑脊液或者脑部组织，因而可绕过血脑屏障直接进入中枢神经系统，发挥治疗作用；在脑室系统，脑脊液和脑组织之间为室管膜所分隔。在脑的表面，脑脊液和脑组织之间为软脑膜所分隔。室管膜和软脑膜的通透性很高，脑脊液中的物质很容易通过室管膜或软脑膜进入脑组织。因此，在临床上可将不易通过血－脑屏障的药物直接注入脑室或蛛网膜下隙，使之能较快地进入脑组织。

六、血脑屏障功能的评价

血脑屏障的存在，使脑内微环境处于相对稳定的状态，保证了脑组织正常发育、活动。当血脑屏障遭受破坏或功能受到抑制时，中枢组织将直接暴露于外周蛋白质、肽类、氨基酸、无机离子以及毒性物质、病原菌、免疫细胞和细胞因子等。由于脑组织的"免疫豁免"特性、所处微环境与外周的不同以及神经细胞的相对脆弱，使其极易受到损害，从而引起功能的抑制和病理改变，发生中枢神经系统疾病。因此，对于血脑屏障功能的评价，将有助于对脑组织这一关键防线的了解，同时对可能的病原侵入、免疫攻击以及病理触发有所提示。

正常状态下，由于血脑屏障的存在，脑脊液中的蛋白质含量远低于血液，当中枢神经系统发生疾病时，血脑屏障受损，蛋白质通过血脑屏障进入脑脊液的量增加，且蛋白质分子量越小，透过越多。脑脊液中含量较高的清蛋白（A1b）可作为监测血脑屏障完整程度的参数，因为清蛋白是血液中含量丰富的蛋白，且分子量相对较小，而中枢神经系统本身不生成清蛋白，也不参与神经系统内的物质代谢；清蛋白的分子量仅为 67kD 左右，与血清中的免疫球蛋白相比更易率先透过受损的血脑屏障，具有较好的敏感性；清蛋白检测方法学简易、快捷，并具有良好的稳定性和可靠性。另外，由于脑脊液中的清蛋白含量往往受到血清中清蛋白水平的影响，采用脑脊液和血液中清蛋白的比值 $[A1b_{CSF}（mg/L）/A1b_{serum}（g/L）]$，即清蛋白商，可以纠正这一因素，从而更客观地反映血脑屏障的完整性，而清蛋白商的正常上限在不同年龄人群中有所差异，因此在评判其意义时，需要参考被检者的年龄，可以（4＋年龄/15）× 10^{-3} 作为上限值。清蛋白商值越大，代表血脑屏障损害越重。

（付伦姣）

第三节　脑脊液检查

脑脊液位于脑室和蛛网膜下隙内，是脑组织生存和活动的环境，故在生理或病理情况下，脑脊液可以反映中枢神经系统细胞、组织等代谢、功能的变化，通过对脑脊液各种成分的分析，将有助于中枢神经系统疾病的诊断及疗效评估。临床工作中，可采用穿刺术如腰椎穿刺、小脑延髓池穿刺和侧脑室穿刺等。腰椎穿刺为最常用，它由外向内，依次通过皮肤、皮下组织、棘上韧带、棘突间的棘间韧带、黄韧带、硬膜外隙（包括椎静脉丛、硬脊膜和蛛网膜），进入蛛网膜下隙，测定脑脊液压力或获取脑脊液标本用于临床分析检测。

一、脑脊液采集

（一）腰椎穿刺

1. 适应证
（1）疑诊中枢系统出血性疾病，但不具备条件做 CT 扫描检查者。
（2）疑诊神经系统变性疾病、感染疾病、炎性疾病。
（3）神经系统特殊检查：如气脑造影、同位素脑池扫描等。
（4）椎管内减压引流和注射治疗性药物。

2. 禁忌证
（1）有高颅压表现，或高度怀疑后颅窝占位性病变，慎行腰椎穿刺检查。
（2）穿刺点局部有感染。
（3）患者病情极危重，生命体征不平稳者。
（4）有明显出血倾向者。

3. 操作步骤
（1）患者取侧卧位，与床面垂直，头向前弯，双髋屈曲，两手抱膝，尽可能使椎间隙增宽。
（2）以 3% 碘酊消毒局部皮肤，再用 75% 酒精脱碘，随后以穿刺点为中心铺上消毒洞巾。用 2% 普鲁卡因或 0.5% 利多卡因在穿刺点处做皮内、皮下浸润麻醉。选择腰椎 3~4 间隙（相当于双侧髂骨嵴连线与脊柱中线交界处）为穿刺点，必要时亦可选择腰椎 4~5 间隙。右手持针，以左手食指和拇指固定并绷紧穿刺点皮肤，与脊椎垂直或略向头端倾斜进针（一般成人可刺入 4~5cm，儿童为 2~3cm），当感到两次落空感后，拔出针芯，可见脑脊液滴出。若无脑脊液流出，可缓慢将针退出少许，略微调整深度，直至脑脊液流出。切忌用针筒用力抽吸。
（3）穿刺成功后，要求患者全身放松，平静呼吸，两下肢半屈，头略伸。接上测压管，待液面不再上升且随呼吸脉搏有微小波动时，此时所测得的压力即为脑脊液的压力。若压力不高，可缓慢放出少许送检；而若压力显著升高，则应避免放出脑脊液。
留毕标本后，插回针芯，拔出穿刺针，稍加按压止血，敷上消毒纱布并用胶布固定。术后要求患者去枕平卧 4 ~ 6h。

（二）小脑延髓池穿刺

1. 适应证

（1）因腰椎穿刺点局部有感染灶、腰椎相关疾病导致无法操作。

（2）椎管内占位或有明确梗阻。

（3）注射药物、造影剂等其他诊疗必需时。

2. 禁忌证

（1）穿刺部位局部感染。

（2）有后颅窝占位性病变以及高颅压表现。

（3）枕骨大孔处占位或畸形。

（4）高度怀疑有小脑延髓池粘连者。

3. 操作步骤

（1）剃除患者后枕以及颈部毛发，患者取侧卧位，头略前屈，可取软枕垫于头下，使头与颈保持在一个水平。

（2）以眼外眦至外耳道下缘连线的延长线与枕骨粗隆至第七颈椎棘突连线交叉外下 0.5cm 为穿刺点，消毒后浸润麻醉。

（3）沿寰椎上缘对准眉间中心进针，使针尖触及枕骨，依次逐步下滑，逐步进针。当穿刺针进入 3cm 后拔出针芯观察有无脑脊液滴出。若未见脑脊液滴出，可插回针芯，每进针 2mm 观察一次，总进针深度应控制在 6cm 以内。如穿刺过程中碰到骨性结构，可将针退出 2cm 左右，略向下修正后再慢慢进针。穿刺成功后测压和留取脑脊液标本，注入治疗或诊断用药物等。

（三）脑脊液穿刺并发症

1. 穿刺后头痛　是最为常见的并发症，多发生在穿刺后 1 ~ 7d，以青年女性多见。呈低颅压性头痛特征，前额及枕部为著，性质一般为胀痛或跳痛，直立位时加剧，平卧位可缓解。其原因可能与脑脊液放出后致颅内压力分布不均，颅内脑膜及血管组织受牵拉或位移引起。症状较轻者可嘱其头低位平卧休息，多饮水；较重者可适度给予止痛以及静脉滴注生理盐水治疗。

2. 脑疝　是最为危险的并发症，发生于有高颅压者，特别是蛛网膜下隙出血病者，因留取脑脊液致上下位颅内压不平衡，形成压力差，致脑组织嵌入枕大孔内形成小脑扁桃体疝，压迫延髓导致呼吸骤停。故对有高颅压表现患者应严格掌握穿刺指征，对不确定者可酌情予以脱水剂减压后再做穿刺，同时注意穿刺过程中，避免迅速将针芯退出套管。

3. 出血　多是损伤了蛛网膜或硬膜静脉或是患者有严重的凝血功能障碍等而引起的外伤性蛛网膜下隙出血。出血量少者较少引起临床症状；若出血量较大时，患者可有背部剧烈疼痛，出现脑膜刺激征，严重者可发生截瘫。因此，除规范操作、避免动作粗暴外，腰穿前应了解患者凝血功能相关指标情况，若有出血倾向时，应避免穿刺或积极纠正后再予以操作。

4. 腰背痛及神经根痛　因穿刺造成局部软组织损伤所致，尤其是多次行穿刺或是穿刺过程较长及反复进针者多见。另外，须注意的是，由于脊椎的纵行韧带均为头尾方向，若穿刺时针孔斜面与韧带呈垂直方向则可能切断韧带的纵行纤维，使韧带失去张力，产生腰背酸痛症状。

5. 感染　穿刺点局部有感染、消毒不严格或未严格遵循无菌操作等均可引起各种感染的发生。

6. 鞘内引入异物或药物所致并发症　多因操作不慎将某些异物（滑石粉、棉花纤维等）或药物（皮肤消毒剂等）引入鞘内，可引起急性化学性脑膜炎或粘连性蛛网膜炎等并发症。

（四）脑脊液送检注意事项

脑脊液收集最好避免用玻璃管，因为细胞会黏附在管壁而影响细胞计数。根据检测内容，一般可连续收集 3 管，第一管主要用于生化和免疫指标，第二管用于微生物病原体检测，第三管用于细胞计数和分类。但若第一管为血性脑脊液时，则各项检查以第三管脑脊液为佳。

脑脊液采集后应及时送检。若放置时间过久，细胞成分可能会发生变形、崩解或受脑脊液中蛋白影响而分布不均匀；葡萄糖由于细胞或微生物代谢、分解，造成含量降低；病原菌由于环境变化，发生死亡、崩解等。这些都可能导致脑脊液细胞或细菌数无法满足检测需要，以及对生化指标的误判等。

二、脑脊液的压力测定

成人卧位脑脊液压力为 $0.78 \sim 1.76$kPa（$80 \sim 180$mmH$_2$O），坐位为 $3.43 \sim 3.92$kPa（$350 \sim 400$mmH$_2$O），通常儿童脑脊液压力低于成人。以成人卧位为例，当压力高于 1.96kPa（200mmH$_2$O）时视为颅内压增高，低于 0.58kPa（60mmH$_2$O）时称为颅内压降低。正常情况下，每次放出 $0.5 \sim 1.0$ml 脑脊液，压力约降低 0.1kPa（10mmH$_2$O）。

（一）脑脊液压力

压力增高可见于：任何引起颅腔内容物增多、体积增大或血管扩张等的因素，都可能引起脑脊液压力的增高。正常情况下，包括咳嗽、喷嚏等行为；病理状态下，包括颅内占位病变（脑肿瘤、脑脓肿等）、感染（结核性脑膜炎、真菌性脑膜炎等）、脑血管疾病（颅内静脉窦血栓形成、脑出血、急性脑梗死等）、外伤（硬膜下血肿、硬膜外血肿等）、炎性疾病（系统性红斑狼疮脑病、血管炎等）、中毒性脑病（一氧化碳中毒、铅中毒性脑病等）以及某些全身疾病（高血压脑病、肾性脑病等）。

压力降低可见于：脑脊液循环受阻（枕大孔区阻塞、蛛网膜下隙粘连等）；脑脊液流失过多（脑脊液漏、持续性脑室引流等）；脑脊液分泌减少（病毒感染、药物所致等）；全身疾病（严重脱水等）。另外，还有部分目前尚不能明确的低颅压综合征。

（二）脑脊液动力学检查

压腹（stookey）试验和压颈（queckenstedt）试验主要用以了解蛛网膜下隙有无阻塞或阻塞的程度。患者取侧卧位，颈部予以血压计气袋缠绕。腰椎穿刺测定脑脊液初压后，握拳持续用力压迫患者上腹部10s，正常情况下，压力会迅速上升，压迫停止后压力迅速下降至初压水平，证明穿刺针通畅且完全在蛛网膜下隙内；若压腹未能：引起压力的升高或升高的速度缓慢，则表明穿刺针没有完全在蛛网膜下隙内或椎管阻塞平面较低；将血压计气袋充气至 2.67kPa（20mmHg），每10s记录一次脑脊液压力，持续至脑脊液压力不再上升或是保持30s，血压计气袋放气后，仍每10s记录一次脑脊液压力，至脑脊液压力不再下降为止。部分梗阻时压力上升、下降均缓慢，或上升迅速而下降缓慢，或上升后不能下降至初压水平；完全梗阻时，则在颈部加压后，脑脊液压力不升或上升极少。

对有颅内压增高或脑出血者，应禁忌做此试验，避免颅内压进一步升高，导致脑疝及出血加重。另外，影像学的迅速发展，其相对安全、直观和准确的特点，也使得脑脊液动力学检查临床应用进一步减少。

三、脑脊液的一般实验室检查

（一）脑脊液的颜色

正常人的脑脊液应呈无色水样液体。在病理状况下，通过观察颜色的变化将有助于对部分疾病的直观判断。

1. 血色　往往提示脑脊液中有红细胞存在。正常脑脊液中是不含红细胞的，病理性出血常见于蛛网膜下隙出血、脑出血等。但在确定血性脑脊液是病理性之前，需先排除穿刺损伤所致的可能。通常可用下列方法予以鉴别：①三管试验：用三个试管依次留取脑脊液，观察前后各管中颜色是否均匀一致，若颜色由浓转淡，则可能是穿刺损伤；若三管颜色均匀一致，则可能是病理性出血。②离心试验：脑脊液离心后，观察上清液颜色，若上清液微黄，则可能是陈旧性出血；若上清液透明，则可能是穿刺损伤。③联苯胺试验：病理血性脑脊液中的红细胞破坏，释放出氧化血红蛋白，可与联苯胺反应显色；而穿刺损伤所致者不显色。④病理性出血：一般不凝固，而穿刺损伤较重时，其中的血液成分可迅速凝固成血块。⑤脑脊液细胞学检查：病理血性脑脊液中可有单核－吞噬细胞反应，而穿刺损伤所致者不会出现此反应。单核－吞噬细胞是为清除红细胞及其分解产物而出现的一组病理细胞。一般于出血后12～24h、3d内、5d后和10d后，相继出现激活型单核样细胞，以及红细胞、含铁血黄素和胆红质巨噬细胞。⑥D－二聚体（D－dimer）检测：病理血性脑脊液中可检测到D－dimer，而穿刺损伤所致者一般检测不到。

2. 黄色　一般提示脑脊液中有陈旧性出血或蛋白含量增高、色素沉着或胆红素增多。常可见于：①陈旧性蛛网膜下隙出血及脑出血、硬膜下血肿等。②各种原因引起的椎管和蛛网膜下隙阻塞、中枢感染或炎性疾病，如化脓性脑膜炎、脊髓肿瘤、结核性脑膜炎、吉兰－巴雷综合征等。③含铁血黄素沉着症、胡萝卜素血症、新生儿核黄疸、重症肝炎等。

3. 乳白色　常见于化脓性脑膜炎等。

4. 微绿色　绿脓假单胞菌性、急性肺炎球菌性和甲型链球菌性脑膜炎等。

5. 褐色或黑色　见于中枢神经系统的黑色素瘤、黑色素肉瘤等。

（二）脑脊液透明度

正常脑脊液为清晰透明，久置不凝；病理状态下可出现混浊，甚而凝块或薄膜形成等，与含有的细胞和细菌数量多少有关。

1. 混浊　是脑脊液中含大量细胞成分的标志。常见于化脓性脑膜炎、结核性脑膜炎等感染性疾病。

2. 凝块出现　见于化脓性脑膜炎、神经梅毒、椎管内占位等脑脊液中蛋白量大幅升高的疾病。

3. 薄膜形成　提示纤维蛋白大量渗出。常见于结核性脑膜炎等。

（三）脑脊液比重

正常脑脊液中细胞和蛋白质等物质含量均低于血浆，故比重明显低于血浆。不同穿刺部位所得脑脊液，因其蛋白质含量不同而使比重略有差异，如腰穿所得脑脊液为1.006～1.008 小脑延髓池为1.004～1.008，而侧脑室则为1.002～1.004。病理情况下，凡使脑脊液细胞数增加、蛋白量增高等因素，均可使脑脊液比重增高。如中枢神经系统感染、肿瘤、出血等。在尿毒症、糖尿病等全身疾病患者中，也可出现脑脊液比重增高。

（四）脑脊液 pH

正常成人脑脊液呈弱碱性，pH 为 7.35～7.40，通常比较稳定，其主要的缓冲系，统是碳酸和重碳酸盐。正常脑脊液的 $PaCO_2$ 高于血浆值，HCO_3^- 低于血浆值。由于 CO_2 较容易通过血脑屏障，故脑脊液中的 $PaCO_2$ 常受血液和脑组织中产生的 CO_2 的影响而变化；HCO_3^- 则不易随血浆 HCO_3^- 急剧波动，而发挥缓冲作用。在中枢神经系统感染时，脑脊液 pH 值可降低，但临床实用价值不高。

（五）脑脊液细胞学

正常情况下，脑脊液中没有红细胞，仅含有少量淋巴细胞、单核细胞或中性粒细胞，通常成人每微升少于8个，婴幼儿每微升少于20个。病理情况下，脑脊液中可出现红细胞，多见于中枢血管相关疾病；白细胞增多则原因较为复杂，中枢神经系统感染和非感染性疾病均可能发生，而细胞种类和数量上的差异以及动态演变过程的分析，可有助于病变性质的鉴别诊断。

1. 中性粒细胞增多　可见于各种中枢神经系统感染疾病，如细菌性脑膜炎，早期结核性、真菌性脑膜炎，脑膜血管性梅毒早期等。亦可见于非感染性疾病，如中枢神经系统出血后的反复腰椎穿刺反应、转移性肿瘤以及白血病累及中枢神经系统等。

2. 淋巴细胞增多　见于结核性脑膜炎、细菌性脑膜炎、神经系统梅毒、钩端螺旋体脑膜炎、寄生虫病、亚急性硬化性全脑炎等中枢神经系统炎性疾病。亦可见于多发性硬化、吉兰－巴雷综合征、急性弥散性脑脊髓炎、多发性神经炎等。

3. 红细胞增多　见于脑出血、蛛网膜下隙出血等中枢血管相关疾病。穿刺损伤也可导致脑脊液中红细胞的增多，在明确脑脊液中白细胞增加是否为出血导致时，可用下列公式粗略估计。

即：CSF 白细胞

$$= \text{血性 CSF 白细胞} \frac{\text{外周血白细胞} \times \text{血性 CSF 的红细胞数}}{\text{血性 CSF 的红细胞数}}$$

或简化为

$$= \text{血性 CSF 白细胞} - \frac{\text{血性 CSF 红细胞数}}{700 \text{ 细胞数}}$$

4. 单核细胞增多　多见于中枢神经系统慢性感染，如真菌性脑膜炎和结核性脑膜炎慢性期等。

5. 浆细胞增多　主要见于急性病毒感染、吉兰－巴雷综合征、多发性硬化、结节病（sarcoidosis）、亚急性硬化性脑炎、梅毒性脑膜脑炎以及结核性脑膜炎等。

6. 嗜酸性细胞增多　脑脊液中出现嗜酸性细胞通常为病理性的。常见的为脑寄生虫病（囊虫病、血吸虫病、弓形体病等）、真菌性脑膜炎等，细菌性脑膜炎、病毒性脑炎等也可偶见。非感染性疾病见于急性多发性神经炎、中枢内异物反应、特发性嗜酸细胞脑膜炎、淋巴细胞白血病中枢神经系统浸润、接种狂犬病疫苗等。

7. 嗜碱性细胞增高　少见。主要见于慢性粒细胞白血病累及脑膜、寄生虫感染、炎症性疾病、异物反应等。

（六）脑脊液生物化学检验

1. 蛋白质测定　正常人脑脊液中总蛋白含量为 150 ~ 450mg/L，约相当于血浆蛋白浓度的 0.5%。经蛋白组学分析，目前已明确的脑脊液蛋白有 300 多种，其主要成分为清蛋白、球蛋白、转铁蛋白、前清蛋白和 α_1 糖蛋白等。

1）定性测定：目前应用最为广泛的是潘氏试验，可以肉眼直接观察其结果。其结果判断可分 5 级（表 2－1）。

表 2－1　潘氏试验结果判断标准

级别	记录标识	判断标准
阴性	－	清晰透明
弱阳性	+	微混
阳性	+ +	混浊
强阳性	+ + +	强度混浊
超强阳性	+ + + +	乳状白浊

2）定量测定：脑脊液蛋白质含量与获取部位有关，腰穿脑脊液正常蛋白含量为 0.2 ~ 0.4g/L，小脑延髓池穿刺脑脊液蛋白含量为 0.10 ~ 0.25g/L，侧脑室穿刺脑脊液蛋白含量为 0.05 ~ 0.15g/L。另外，还与年龄有关，儿童含量较低，成人稍高，老年人又比成年人高。早产儿脑脊液蛋白含量可达 2.0g/L，新生儿为 0.8 ~ 1.0g/L，出生 2 个月后逐渐降至正常水平。

临床意义：脑脊液中蛋白含量增高，通常提示血脑屏障通透性增高、蛛网膜颗粒吸收减少、脑脊液循环阻塞以及鞘内球蛋白合成增多等。常见于中枢神经系统感染性疾病，如化脓性脑膜炎、结核性脑膜炎、神经梅毒、脑炎等，也可见于非炎性疾病、中枢肿瘤占位和脑出血等。脑脊液和血液中清蛋白比例即蛋白商是判断血脑屏障完整程度的重要指标；若再与两者球蛋白比例结合考虑，则构成免疫球蛋白指数，是判断中枢内是否有蛋白合成等自身免疫性疾病，如多发性硬化等疾病的重要参考指标。脑脊液若出现蛋白－细胞分离现象，即细胞数正常，而蛋白量明显升高，则对吉兰－巴雷综合征的诊断有提示性意义。

3）特殊蛋白质测定

（1）碱性髓鞘蛋白（myelin basic protein，MBP）：MBP 是少突胶质细胞和施万细胞合成的一种强碱性膜蛋白，这两种细胞是髓鞘组成的主要细胞，因此 MBP 在脑脊液中含量的变化可以反映中枢内髓鞘完整性的破坏。MBP 升高可见于神经变性疾病、中枢炎性疾病、感染性疾病、脑血管疾病以及肿瘤和颅脑损伤等疾病,但脑脊液中 MBP 水平同髓鞘破坏的严重程度并不完全呈正相关。

(2)胶质纤维酸蛋白(glial fibrillary acidic protein,GFAP):GFAP 是星形胶质细胞的骨架蛋白,以中间微丝蛋白和可溶性蛋白两种形式存在于胶质细胞的胞质中。在星形胶质细胞受到刺激时,GFAP 表达可发生变化,能够作为星形胶质细胞激活的标记物。在神经变性疾病的病理进程中,胶质细胞的激活是重要的病理变化,因此脑脊液中 GFAP 检测可用于对变性疾病病理发展的评估。在 AD、FTD 等痴呆以及正常压力性脑积水等有痴呆表现的患者,脑脊液中 GFAP 都有不同程度的升高,但未有证据表明其中含量变化与临床表现的严重程度相关。脑脊液 GFAP 含量与多发性硬化(multiple sclerosis,MS)患者症状缺损相关,可提示 MS 患者病情的进展,而在视神经脊髓炎患者中,GFAP 水平则可更高,这与其病理表现上星形胶质细胞损伤较退髓鞘改变更明显是一致的。随着治疗后病情的好转,GFAP 水平可有较为显著的降低。

(3)14 - 3 - 3 蛋白:14 - 3 - 3 蛋白是一种可以自发聚集成二聚体的多功能胞质蛋白,主要存在于神经组织中,是由不同基因编码的蛋白家族,其氨基酸序列在各种属之间具有高度同源。脑脊液中14 - 3 - 3 蛋白含量的升高常提示较短时间内神经细胞的大量死亡,主要发生于克 - 雅病(Creutzfeldt - Jakobdisease,CJD)、感染性脑病、横贯性脊髓炎、脑梗死、蛛网膜下隙出血、多发性硬化、血管炎、线粒体脑肌病、脑肿瘤等,伴有神经细胞大量死亡的疾病中。在临床工作中主要用于 CJD,尤其是变异型 CJD 与其他痴呆疾病的鉴别诊断。一般 CJD 痴呆发展进程较快,脑脊液 14 - 3 - 3 蛋白水平较高,而血管性痴呆或阿尔茨海默病等进程相对缓慢的痴呆疾病,14 - 3 - 3 蛋白水平则较低。

(4)Tau 蛋白:Tau 蛋白是一种分布在中枢神经系统内的低分子量含磷糖蛋白,它可以与神经轴突内的微管结合,并且具有诱导与促进微管蛋白聚合成微管,防止微管解聚和维持微管功能稳定的作用。当 Tau 蛋白发生高度磷酸化、异常糖基化、异常糖化以及泛素蛋白化时,Tau 蛋白失去对微管的稳定作用,导致神经纤维退化,从而引起神经功能失调。脑脊液中的总 Tau 蛋白以及磷酸化 Tau(P - tau)蛋白水平可以反映神经轴突的损伤情况。

阿尔茨海默病患者脑中存在大量异常修饰的 Tau 蛋白,其对 AD 病理过程发生有重要作用,常被用于临床 AD 的检测,其敏感性可达到 80%,特异性达到 90%。在部分血管性痴呆患者中也有报道可大幅度升高,这可能是由于两者有部分交叉的病理变化。而在其他类型的痴呆中,如 FTD、路易体痴呆(LBD),可正常或仅有轻度升高。对于轻度认知功能损害(MCI)患者,显著升高的总 Tau 蛋白提示有进展成为 AD 的可能。

多发性硬化患者脑脊液中总 Tau 蛋白也可升高。缓解 - 复发型 MS 患者中,总 Tau 蛋白水平同中枢内强化病灶以及复发严重程度呈正相关;在临床孤立综合征(clinically isolated syndrome,CIS)及继发进展型 MS 患者中,总 Tau 蛋白水平与病程时间呈负相关,前者较高,而后者则较低。

(5)β 淀粉样蛋白(amyloid β - protein,Aβ):β 淀粉样蛋白由 β 淀粉样前体蛋白(β - amyloid precursor protein,APP)水解而来,Aβ 生成的增多、清除的降低,使其聚集并沉积于神经细胞内,对神经元及其突触造成毒性损伤,导致阿尔茨海默病患者脑内老年斑的形成。

Aβ 包含多个不同长度的肽段,这主要是由于 APP 被水解位点的不同所致,其中 Aβ42 被认为是诊断 AD 较为敏感和特异的指标,在 AD 患者脑脊液中有较高水平;在同样有老年斑病理表现的路易体痴呆患者脑脊液中,也可检测到低水平的 Aβ42。另外,在少部分的血管性痴呆、额颞叶痴呆、CJD 以及肌萎缩性侧索硬化患者脑脊液中,Aβ42 也可有小幅度升高。因此,有学者认为,低水平的 Aβ42 可能与老年斑的形成并不相关,因为轴索变性等亦可产生少量的 Aβ。

4)蛋白电泳:常规脑脊液蛋白电泳条带主要有三大组分:前清蛋白、清蛋白和球蛋白。球蛋白又可分 α_1、α_2、β_1、β_2 和 γ 球蛋白等组分。正常脑脊液与血清蛋白电泳带并不完全相同:脑脊液中的前清蛋白明显多于血清,β 球蛋白则略高于血清,而 γ 球蛋白仅为血清的一半。

(1)前蛋白

增多:舞蹈病、帕森金病、手足徐动症等神经变性疾病等。

降低:脑膜炎、吉兰 - 巴雷综合征等。

（2）清蛋白

增多：椎管梗阻、脑肿瘤、部分中枢血管性疾病等。

降低：脑外伤急性期等。

（3）α_1 球蛋白

增多：中枢神经系统急性感染，如细菌性脑膜炎、脊髓灰质炎等。

降低：脑外伤急性期等。

（4）α_2 球蛋白

增多：脑部转移瘤、癌性脑膜炎、胶质瘤、脑桥小脑角肿瘤等。

降低：脑外伤急性期等。

（5）β_1、β_2 球蛋白

增多：中枢神经系统变性与退行性病变，如多发性硬化症、亚急性硬化性全脑炎、帕金森病、脑萎缩、阿尔茨海默病、手足徐动症、肌萎缩侧索硬化症等，还可见于小脑胶质瘤、延髓肿瘤等。

降低：脑膜瘤及髓内肿瘤等。

（6）γ 球蛋白

增多：多见于中枢神经系统免疫性和炎性疾病，如多发性硬化、亚急性硬化性全脑炎、病毒性脑炎、脑脓肿、多发性神经根炎、神经梅毒、酒精中毒性周围神经炎等，还可见于胶质瘤、脑桥小脑角肿瘤等。

降低：脑外伤等。

2. 葡萄糖测定　成人脑脊液葡萄糖含量为 2.5～4.4mmol/L，儿童为 3.9～5.0mmol/L。脑室脑脊液葡萄糖含量略高于腰椎穿刺脑脊液的糖含量，新生儿高于成人。脑脊液中糖的含量受血脑屏障膜转运系统以及血糖浓度影响。正常情况下，脑脊液内糖含量相当于血糖的 1/2～2/3，故应结合同步血糖，判断脑脊液血糖变化的意义。

糖含量降低：见于中枢神经系统化脓性、结核性、真菌性脑膜炎以及癌性脑膜炎，中枢寄生虫感染亦可有不同程度降低。另外，还可见于恶性肿瘤中枢转移，如结节病、黑色素瘤等。

糖含量增高：可见于流行性乙型脑炎、急性脊髓灰质炎等病毒性感染；各种原因所致的丘脑下部损害以及糖尿病等全身疾病。

3. 氯化物测定　脑脊液内蛋白质含量较低，为了维持脑脊液和血浆渗透压之间的平衡，正常脑脊液的氯化物含量比血浆高20%左右，但随血浆氯水平的改变而变化。成人脑脊液中氯化物正常含量为 120～130mmol/L，儿童为 111～123mmol/L。

氯化物含量降低：见于化脓性脑膜炎、结核性脑膜炎和隐球菌脑膜炎的急性期或慢性感染急性加剧期，一般与糖降低同时出现。若氯化物含量降低早于糖含量的降低，则提示病情不良。肾上腺皮质功能减退、严重腹泻与呕吐等亦可引起脑脊液氯化物减低。脊髓灰质炎、脑肿瘤等患者脑脊液氯化物含量也可有小幅度降低。

氯化物含量增高：主要见于尿毒症、脱水以及慢性肾炎等可导致血氯升高的疾病。部分中枢病毒感染患者脑脊液氯化物也可轻度增高。

脑膜炎患者脑脊液鉴别诊断见表 2-2。

表 2-2　脑膜炎患者脑脊液鉴别诊断

脑脊液	细菌性	病毒性	真菌性	结核性
压力	升高	正常或轻度升高	升高	升高
白细胞计数	≥1 000/μl	<1 000/μl	5～500/μl	10～500/μl
白细胞分类	中性粒细胞为主，少部分可以淋巴细胞为主	单核细胞为主，早期可以中性粒细胞为主	单核细胞为主，早期可以中性粒细胞为主	淋巴细胞为主，早期可以中性粒细胞为主
蛋白（mg/L）	1 000～5 000	500～2 000	250～5 000	1 000～3 000

脑脊液	细菌性	病毒性	真菌性	结核性
糖（mmol/L）	≤2.22	正常	<2.75	<2.75
乳酸	中度或重度增加	正常或轻度增加	轻度或中度增加	轻度或中度增加

四、脑脊液特殊实验室检查

（一）脑脊液免疫球蛋白指数与鞘内合成率

单纯测定血和脑脊液中免疫球蛋白的临床意义不大。为了能客观地反映鞘内合成的免疫球蛋白水平，Delpech（1972）等提出了以免疫球蛋白 G 指数（IgG Index）用以判断。其依据为：正常人脑脊液中的清蛋白和球蛋白（IgG）随血清中的相应成分的变化而变化，但脑脊液与血清中的比值是相对恒定的。当血脑屏障发生破坏时，虽然 IgG_{CSF}/IgG_{Serum} 和 $A1b_{CSF}/A1b_{Serum}$ 值均会发生改变，但两组比值的商仍应是个不变常数，一般应小于 0.7，大于此值则提示鞘内有免疫反应，IgG 合成增多。该方法也同样可用于 IgM 和 IgA 合成指数分析，IgM 和 IgA 指数的参考范围分别为 0.06 和 0.6。应该指出的是，免疫球蛋白指数分析不是一项定性诊断的项目，仅提示患者鞘内有免疫球蛋白分泌变化，主要支持如多发性硬化等神经系统免疫性疾病的诊断。另外，在神经系统感染性疾病中也可有 IgG 指数增高。

1975 年，Tour tellotte 创立了定量计算鞘内 IgG 合成率的推算公式：IgG 合成率 = [（IgG_{CSF} − IgG_{Seyum}/369）−（$A1b_{CSF}$ − $A1b_{Serum}$/230）×（$IgG_{Serum}/A1b_{Serum}$）×0.43]×5。式中 369 和 230 分别为血液中，IgG 和 A1b 透过正常状态下的血脑屏障进入脑脊液的比例。由该式计算出的合成率系指每日产生和吸收 500ml 脑脊液中合成的 IgG 量。正常人 24h 鞘内 IgG 合成率为 0~33mg，高于此值则提示鞘内 IgG 合成增加。屏障与合成率的关系见图 2-1。

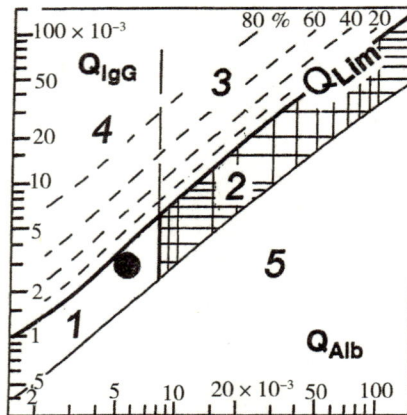

图 2-1 脑脊液血脑屏障及鞘内 IgG 合成评估
1. 正常；2. 仅有血脑屏障破坏；3. 鞘内 IgG 合成伴血脑屏障破坏；4. 鞘内 IgG 合成不伴血脑屏障破坏；5. 试验偏差，无临床意义

（二）寡克隆区带 IgG 检测

1964 年 Laterre 等在对多发性硬化患者脑脊液进行电泳分析时发现，γ 球蛋白区域存在两条或多条不连续的区带，遂命名为寡克隆区带（图 2-2）。

凡血清和脑脊液中均见寡克隆区带者，提示血脑屏障破坏，常见于中枢感染或炎性疾病，如脑膜炎、脑膜脑炎、吉兰-巴雷综合征等。凡血清中无寡克隆区带，而脑脊液中有寡克隆区带，或脑脊液中寡克隆区带条带数多于或异于血清中的条带，即为寡克隆区带阳性，提示中枢系统内有异常免疫反应，主要见于多发性硬化和亚急性硬化性全脑炎，及其他自身免疫病（如副瘤综合征、系统性红斑狼疮、干燥综合征等）、感染（神经梅毒、神经莱姆病、HIV 感染、脑膜炎等），以及先天性疾病（共济失调微血管扩张症、肾上腺脑白质营养不良）等。

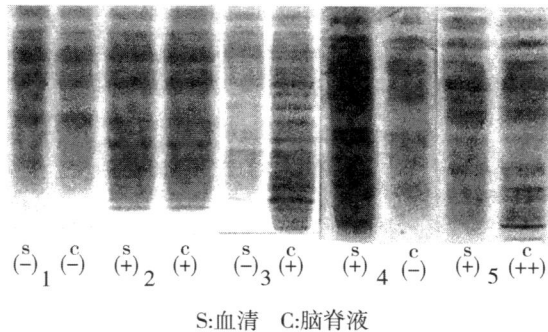

$$\underset{1}{\overset{s}{(-)}} \quad \underset{1}{\overset{c}{(-)}} \quad \underset{2}{\overset{s}{(+)}} \quad \underset{2}{\overset{c}{(+)}} \quad \underset{3}{\overset{s}{(-)}} \quad \underset{3}{\overset{c}{(+)}} \quad \underset{4}{\overset{s}{(+)}} \quad \underset{4}{\overset{c}{(-)}} \quad \underset{5}{\overset{s}{(+)}} \quad \underset{5}{\overset{c}{(++)}}$$

S:血清　C:脑脊液

图 2 - 2　寡克隆 IgG 条带

（三）脑脊液酶学测定

酶学检查是测定体液中的酶活性以判断病理过程的实验室诊断方法。在现代检测技术下，健康人脑脊液中可测得约 20 余种酶，含量均明显低于血清，包括乳酸脱氢酶、谷丙转氨酶、谷草转氨酶、肌酸磷酸激酶等。在中枢感染、缺血缺氧以及肿瘤等神经疾病中，由于血脑屏障通透性改变、神经细胞受损释放以及肿瘤细胞异常代谢增强等因素，脑脊液中酶水平或活力会有所改变，通过对它们的测定，可以辅助对部分中枢神经系统疾病的诊断。

1. 乳酸脱氢酶（lactic dehydrogenase，LDH）　正常值参考范围：总 LDH 0.05 ~ 0.82 $\mu mol \cdot s^{-1}$/L（3 ~ 50U/L）。

LDH 是糖酵解过程中重要的酶，年龄越小，LDH 平均值越高。LDH 有多种同工酶，包括 LDH_1、LDH_2、LDH_3、LDH_4 和 LDH_5，其参考值见表 2 - 3。脑脊液中 LDH 含量和活性的增高一般提示中枢神经系统有缺血坏死性病灶。

表 2 - 3　LDH 同工酶及在脑脊液中的正常含量

	占总 LDH 百分比	正常值（U/L）
LDH_1	(46.69 ± 8.38)%	12.45 ± 5.01
LDH_2	(30.69 ± 4.64)%	8.07 ± 3.22
LDH_3	(15.65 ± 3.81)%	4.3 ± 2.21
LDH_4	(4.97 ± 1.71)%	1.43 ± 0.91
LDH_5	(1.98 ± 1.13)%	1.26 ± 0.91

（1）脑血管疾病：脑梗死、脑出血或蛛网膜下隙出血的急性期患者，脑脊液 LDH 明显升高，随病情好转而下降，缺血性脑血管病患者随着治疗及病情好转，LDH_1/LDH_2 值明显下降。

（2）中枢感染性疾病：细菌性脑膜炎和病毒性脑膜炎脑脊液 LDH 均可显著升高，前者升高的幅度一般大于后者，以 LDH_4、LDH_5 增高为主；而病毒感染者以 LDH_1、LDH_2、LDH_3 增高为主。

（3）肿瘤：癌性脑膜炎和脑转移瘤患者脑脊液的 LDH_1/LDH_2 值小于 1，而原发性良性或恶性肿瘤患者则大于 1；转移瘤软脑膜浸润时，LDH_5/总 LDH 值增高；淋巴瘤及淋巴细胞性白血病 LDH_3 及 LHD_4 增高。

（4）中枢脱髓鞘疾病：尤其是多发性硬化症的急性期或病情恶化期，脑脊液 LDH 明显升高，缓解期下降，可用于判断多发性硬化症疾病的活动期。

（5）其他：颅脑外伤、脑肿瘤、脑积水和神经系统退行性变时也可升高。

2. 谷草转氨酶　即天冬氨酸氨基转移酶（aspartate aminotransferase，AST），正常值参考范围：0.04 ~ 0.16μmol/L（5 ~ 20U/dl）。正常脑脊液中氨基转移酶活性约为血清中的 1/4，血脑屏障完整的情况下，外周疾病所引起的氨基转移酶水平变化一般不影响脑脊液中的水平。当中枢神经系统发生器质性病变时，脑脊液中氨基转移酶活性增高，以 AST 增高显著。

（1）脑血管病变：脑出血、蛛网膜下隙出血、脑梗死等。

（2）中枢感染性疾病：通常伴有血脑屏障破坏。多见于化脓性脑膜炎、结核性脑膜炎、病毒性脑膜炎、脑炎等。

（3）其他：继发性癫痫、中毒性脑病、急性颅脑损伤、中枢神经系统转移癌等也可有升高。近年研究提示，在排除其他疾病引起的 AST 升高情况下，可将脑脊液 AST 作为阿尔茨海默病诊断的一个辅助性生化指标。

3. 神经元特异性烯醇化酶（neuron specific enolase，NSE）　正常值参考范围：0～28ng/ml。NSE 是一种二聚体糖酵解酶，特异性地存在于神经系统中成熟的神经元和神经内分泌细胞中。NSE 可作为反映脑梗死、癫痫、脑外伤后脑损伤程度的较敏感的指标。NSE 值与梗死面积以及预后密切相关，NSE 水平越高，则患者缺血面积和预后越差；脑脊液中 NSE 水平还有利于对心脏外科手术、体外循环以及新生儿窒息引起的缺氧性脑损害的早期和准确的判断；另外，脑脊液中 NSE 检测还可作为克-雅病诊断的重要生物标志物之一。

4. 肌酸磷酸激酶（creatine phosphokinase，CPK）　正常值参考范围：0.69～1.19U/L。脑脊液中 CPK 的活性仅次于横纹肌和心肌，远高于血清，其活性增高可提示脑组织受损的程度和范围，同时对脱髓鞘疾病、脑血管疾病的诊断以及脑膜炎的鉴别诊断均有一定意义。

（1）脑血管病变：脑梗死、缺血缺氧性脑病等。CPK 活性增高程度与脑组织受损范围的大小成正比。

（2）中枢感染性疾病：化脓性脑膜炎 CPK 增高最为明显，其次是结核性脑膜炎，病毒性脑膜炎 CPK 仅轻度增高，可资鉴别。

（3）其他：进行性脑积水、多发性硬化、继发性癫痫、良性颅内压增高、感染性多发性神经根炎、星形胶质细胞瘤与髓母细胞瘤以及严重颅脑损伤、慢性硬膜下血肿等疾病中 CSF 中 CPK 也可升高。

5. 胆碱酯酶（cholinesterase，CHE）　正常值参考范围：0.5～1.3U。CHE 包括特异性 CHE 和非特异性 CHE 两种，能专一性水解乙酰胆碱，特异性 CHE 可受高浓度乙酰胆碱抑制，可与非特异性 CHE 加以区别。乙酰胆碱是中枢胆碱能神经递质，故测定脑脊液 CHE 活性可反映中枢胆碱能神经元的功能状态。

（1）中枢感染疾病：细菌性和病毒性感染均有升高，而前者一般比后者升高幅度大，可作为临床上区别中枢感染的辅助诊断指标。

（2）神经变性疾病：多发性硬化患者脑脊液 CHE 可显著增高。痴呆以及弥漫性硬化患者亦有增高。

（3）其他：脑梗死、重症肌无力、恶性脑瘤、吉兰-巴雷综合征等患者脑脊液 CHE 也有报道增高。

6. 脑脊液溶菌酶（lysozyme，Lyz）　正常值参考范围：定性：阳性；定量：0.2mg/L。Lyz 一般只存在于粒细胞和单核细胞的溶酶体内，细胞裂解后释放至体液。正常脑脊液中细胞稀少，故没有或仅有微量 Lyz。

当血脑屏障通透性增高，血中 Lyz 可进入脑脊液，使脑脊液 Lyz 活性增高，如化脓性脑膜炎、结核性脑膜炎、病毒性脑炎、脑瘤等疾病，其中结核性脑膜炎增高最为明显。另外，即使脑脊液培养阴性，部分细菌性脑膜炎患者脑脊液中仍可测得增高的 Lyz，从而对诊断有提示意义。

7. 磷酸己糖异构酶（phosphohexoisomerase，PHI）　正常值参考范围：0～4.2 Bodansky 单位。

PHI 是糖分解代谢的重要酶。脑组织的 PHI 活性是血清酶活性的 500 倍，该酶主要来源于白细胞，尤其是中性粒细胞，故在中枢神经系统感染中，包括细菌、真菌、病毒等引起的感染，脑脊液 PHI 有所升高，而其中以化脓性脑膜炎升高最为显著。约 2/3 的脑瘤尤其是恶性肿瘤，PHI 增高明显。另有报道，家族性黑蒙性痴呆等患者脑脊液中 PHI 也有所升高。

8. 腺苷脱氨酶（adenosine dearmnase，ADA）　正常值参考范围：0.33~2.8IU/L。ADA是一种与机体细胞免疫系统有重要联系的核酸代谢酶类，脑脊液的ADA主要来源于白细胞，有报道化脓性脑膜炎、结核性脑膜炎患者脑脊液ADA的活性明显升高，尤其是后者。然而，近年研究表明，脑脊液ADA升高并不能将结核性脑膜炎明确与其他性质脑膜炎区别开来，但可以作为结核性脑膜炎诊断的支持依据。

9. α_1抗胰蛋白酶（α_1-Antitrypsin，α_1-AT）　正常值参考范围：87~285IU/L。α_1-AT是具有蛋白酶抑制作用的一种急性炎症性糖蛋白。有报道，α_1-AT在脑血管疾病和中枢神经系统感染等患者脑脊液中，可有不同程度的升高，以化脓性脑膜炎时升高最显著。中枢神经系统白血病患者脑脊液α_1-AT水平也可升高。

10. 基质金属蛋白酶谱（matrix metalloprotemases spectrum，MMPs）　MMPs属于含锌的金属蛋白酶家族成员，为底物特异性多种钙离子依赖肽链内切酶，人脑组织中已发现MMP1、MMP2、MMP3、MMP9等多种MMPs。脑脊液中MMPs可来源于侵入中枢的炎性细胞，亦可来源于脑膜和脑的实质细胞。

健康人脑脊液中一般检测不到MMP9，多发性硬化患者脑脊液则可检测到MMP9，且MMP9水平同血脑屏障破坏的程度成正比；血管性痴呆患者脑脊液MMP9和MMP2水平显著性高于阿尔茨海默病患者，对两者的鉴别诊断有提示性意义；HIV相关性痴呆患者脑脊液MMP2、MMP7、MMP9水平要明显高于不伴痴呆的AIDS患者；MMP9和MMP2水平在恶性脑肿瘤患者脑脊液中也有升高；脑膜炎患者脑脊液中MMP8、MMP9水平升高，高水平的MMP9还提示预后较差。

（四）脑脊液氨基酸分析

氨基酸类神经递质广泛分布于中枢神经系统内。由于天然血脑屏障的存在，血浆中的氨基酸（amino acid，AA）类递质在正常情况下并不会影响中枢神经系统中AA类递质的含量。就中枢神经系统本身而言，脑中AA类递质的含量又远高于脊髓，因而认为脑脊液中AA类递质主要来自脑组织，在某种程度上可以反映中枢AA类递质的生成、释放和分解代谢的状况，可提示脑结构、代谢、功能的变化。因此在临床医学研究中可以通过对脑脊液中AA的分析，了解中枢神经系统正常及病理状态下AA的变化规律，从而为临床对疾病的诊断和治疗提供指导。

阿尔茨海默病和血管性痴呆患者脑脊液中谷氨酸、天冬氨酸水平降低，但前者下降的水平更低，而帕金森病患者脑脊液中不仅谷氨酸、天冬氨酸降低，甘氨酸、γ氨基丁酸也有明显降低；癫痫患者脑脊液中谷氨酸水平升高，而γ氨基丁酸明显降低；脑梗死发生的前6h内，谷氨酸、天冬氨酸有明显升高，而谷氨酸、天冬氨酸于24h左右才达最大量，认为这反映了保护性抑制机制发生的延迟，同时还认为卒中后24h内脑脊液中低水平的γ氨基丁酸及前3d进行性升高的谷氨酸、天冬氨酸水平在升高后的严重下降，都是预后不良的迹象；在脑膜炎患者中谷氨酸、天冬氨酸、甘氨酸均有不同程度升高；多发性硬化患者脑脊液中谷氨酸等兴奋性AA升高，而谷氨酰胺下降。

（五）脑脊液神经递质测定

神经递质是神经细胞功能发挥的重要物质，如多巴胺（DA）、去甲肾上腺素（NE）、二羟基苯乙酸（DOPAC）、5-羟吲哚乙酸（5-HIAA）、高香草酸（HVA）等。在一部分中枢神经系统疾病中，正是神经递质的紊乱导致了疾病的发生，如帕金森病、亨廷顿氏病、肝豆状核变性（Wilson病）、多系统萎缩（MSA）等。理论上，通过脑脊液中神经递质的测定，可以帮助直观地了解这类疾病的病理机制，并可以采取或补充或拮抗的治疗策略。

有报道，MSA患者脑脊液中的5-HIAA水平较PD患者明显下降；阿尔茨海默病患者脑脊液中5-HIAA水平降低，而血管性痴呆却并无显著改变，路易体痴呆则下降的程度更显著，因此5-HIAA可辅助上述疾病的鉴别诊断。脑脊液中HVA的水平可反映PD患者脑内残存黑质纹状体多巴胺能神经元的功能，可用于患者的评估。然而，近年来的研究表明，脑脊液中神经递质的增减，同部分疾病病理表现中递质的变化却不尽一致，脑脊液中神经递质测定的意义还有待进一步明确。如帕金森病发病的生化机制中表现为脑内DA等的减少，但有研究发现，患者脑脊液中的DA水平并无显著改变，而NE和

DOPAC 的水平是降低的。

（六）脑脊液细胞因子的测定

细胞因子是具有免疫调节和效应功能的蛋白质或小分子多肽，可以由多种细胞产生，除传统的免疫细胞，神经细胞也可以产生一些细胞因子。以往认为细胞因子在中枢神经系统感染性疾病病理过程中有重要的地位，而近年来的研究发现，细胞因子在神经炎性或变性疾病中，同样具有不可忽视的病理作用。

在细菌性脑膜炎患者的脑脊中可检测到高浓度的肿瘤坏死因子（tumor necrosis factor - α，TNF - α）、白介素 - 1（interleukin - 1，IL - 1）、白介素 - 6（interleukin - 6，IL - 6）、转化生长因子 β（transforming growth factor - β，TGF - β）等，而在病毒性脑炎患者脑脊液中 γ 干扰素（interferon - γ，IFN - γ）含量明显增加，脑脊液中这些细胞因子的测定对细菌性与病毒性脑膜炎的鉴别诊断有一定的临床意义。

另外，在一些神经炎性或变性疾病患者脑脊液中也检测到细胞因子的变化，如阿尔茨海默病患者可检测到高水平的 TGF - β；肌萎缩性侧索硬化（ALS）中单核细胞趋化因子 1（monocyte chemotactic protein - 1，MCP - 1）增多；多发性硬化患者脑脊液中可观察到 B 淋巴细胞趋化因子（C - X - C modify-chemokine 13，CXCL13）、IL - 9、粒细胞巨噬细胞刺激因子（granulocyte - macrophage colony - stimulating factor，GM - CSF）、巨噬细胞炎性蛋白 1β（macrophage inflammatory protein - 1 - beta，MIP - 1β）、TNF - α、碱性成纤维细胞生长因子（fibroblast growth factor - basic，FGF - b）、IL - 10 等浓度增加；视神经脊髓炎患者中则可检测到较高水平的 IL - 6、IL - 8、IL - 13、IL - 10 和粒细胞集落刺激因子（granulocyte colony - stimulating factor，G - CSF）。

由于细胞因子调控网络非常复杂，且多种细胞可分泌同种因子，而有关疾病中脑脊液细胞因子的来源还存有一定争议，因此目前应用脑脊液中细胞因子水平检测对疾病鉴别诊断的参考价值有限。

（七）脑脊液生物标记物

1. 肿瘤标志物测定　肿瘤标志物是指特征性存在于恶性肿瘤细胞以及由其异常代谢而产生的物质，或是宿主对肿瘤的刺激反应而产生的物质，能够反映肿瘤发生、发展。它们既可存在于肿瘤患者机体中，也可在健康人群和非肿瘤患者体内发现，只是前者表达的水平往往较高，从而对肿瘤的发生有一定提示性意义。

在脑脊液中现已发现的肿瘤标志物有多种，包括癌糖蛋白类抗原（如 CA125、CA19 - 9、CA15 - 3 等）、特殊蛋白质类标志物（如 β_2 微球蛋白、铁蛋白、CYFRA21 - 1 等）、胚胎抗原［如癌胚抗原（CEA）、甲胎蛋白（AFP）等］、激素类标志物［绒毛膜促性腺激素（HCG）、降钙素等］、酶类肿瘤标志物［如碱性磷酸酶（ALP）、神经元烯醇化酶（NSE）等］。大多数肿瘤标志物不具备组织特异性，但对于某一组织类型的肿瘤还是具有一定特征的，因此，在脑脊液中发现高水平的标志物时，可结合其表达特征，注意查找肿瘤来源。如脑脊液中 CEA 的升高，要注意排查乳腺癌、结肠癌、胃癌、肺癌等脑转移可能；HCG 升高则需要注意转移性绒毛膜癌、胚胎细胞性睾丸癌、分泌促性腺激素的畸胎瘤累及中枢神经系统。

2. 阿尔茨海默病生物标记物　AD 临床表现为认知和记忆功能不断恶化，使得日常生活能力进行性减退，从而给社会和家庭带来沉重的负担。如何早日发现、早日诊断、早日治疗是近年来神经科学研究的一个热点，而寻找具有提示性意义的早期生物标记物则是重点研究方向。

AD 特征性的病理表现包括老年斑形成（senile plaques，SPs）以及神经纤维缠结（neurofibrillary tangles，NFTs）。SPs 的主要成分是 β 淀粉样蛋白，尤其是 β 淀粉样蛋白 42（Aβ42）；NFTs 则主要由 Tau 蛋白组成。由于脑脊液同神经细胞所处微环境息息相关，因而对于上述成分的检测可能对 AD 的诊断有所帮助。目前已经有不少试验证实，Aβ42 和 Tau 蛋白（含总 Tau 蛋白和磷酸化 Tau 蛋白）的确在 AD 患者脑脊液中有较高的表达，而对于这些指标的联合检测，则更有利于与同样具有 β 淀粉样蛋白和（或）NFTs 病理改变疾病的鉴别（如老年脑、路易体痴呆、遗传性额颞叶痴呆、拳击员痴呆等）（表

2 - 4)。

表 2 - 4　临床认知功能减退患者脑脊液检测鉴别诊断

	Aβ42	P - tau	T - tau	NFL	清蛋白商	细胞计数增多或鞘内球蛋白合成
AD	升高	升高	升高	不变	不变	不变
VaD	不变	不变	升高	升高	升高	不变
FTD	不变	不变	小幅升高	升高	不变	不变
LBD	升高	不变	小幅升高	不变	不变	不变
PD	不变	不变	不变	不变	不变	不变
PSP	不变	不变	不变	升高	不变	不变
CJD	不变	不变	升高	升高	不变	不变
抑郁症	不变	不变	不变	不变	不变	不变
莱姆病	不变	不变	不变	小幅升高	升高	升高（以 IgM 为主）
MS	不变	不变	不变	升高	不变或小幅升高	升高（以 IgG 为主）
急性脑梗死	不变	不变	升高	升高	升高	不变

注：P - tau：磷酸化 tau 蛋白；T - tau：总 tau 蛋白；NFL：神经纤维丝轻链；AD：阿尔茨海默病；VaD：血管性痴呆；FTD：额颞叶痴呆；LBD：路易体痴呆；PD：帕金森病；PSP：进行性核上性麻痹；CJD：克 - 雅病。

3. 多发性硬化（muiitiple sclerosis，MS）生物标记物　MS 是中枢神经系统脱髓鞘疾病，具有时间和空间上多发的特点，其病程的迁延和缓解 - 复发的特点常造成患者生活和工作能力的丧失。MS 是自身免疫性疾病，早期予以合理的免疫调节剂治疗有可能缓解或是延缓疾病的进展，而 MS 表现多样，早期常难以与其他中枢系统疾病相鉴别，因而寻找 MS 生物标记物，尤其是早期标记物，也是国内外近年来广泛开展的研究。

目前，有报道提示 MS 的生物标记物有 20 余种，其意义还有待实际临床应用效果的证明。如 κ 游离轻链水平升高对进展性 MS 的提示有较高的灵敏度和特异性；可溶性血管细胞间黏附分子 - 1（sV-CAM - 1）增加可提示临床孤立综合征进展至临床确诊多发性硬化（clinically definite multiple sclerosis，CDMS）的可能；24S - 羟基胆固醇可提示 MS 患者认知功能的受损；神经纤维丝重链在继发进展性患者脑脊液中则有较高表达（表 2 - 5）。

表 2 - 5　多发性硬化脑脊液生物标记物

可溶性血管细胞间黏附分子 - 1（sVCAM - 1）

24S - 羟基胆固醇

神经纤维丝

可溶性细胞间黏附分子 - 1（sICAM - 1）

可溶性 E 选择素

可溶性 CD30

血小板/内皮细胞黏附分子 - 1（PECAM - 1）

神经细胞黏附分子（NCAM）

胶质纤维酸性蛋白（GFAP）

一氧化氮

可溶性人类白细胞抗原 I、II 抗原（HLA - I or II）

肿瘤坏死因子

白介素 -6

白介素 – 12
抗 GM3 抗体
金属蛋白酶 – 9（IVEMP –9）
重链异构体抗体
Tau 蛋白
肌动蛋白（Actin）
微管蛋白
14 –3 –3 蛋白

4. 视神经脊髓炎（neuromyelitis optic，NMO）生物标记物　水通道蛋白 – 4（aquaporin protein – 4，AQP4）是一种水转运蛋白，在脑和脊髓中含量丰富，主要存在于胶质细胞的突触上。有 NMO 发病机制的假说认为，AQP4 抗体可破坏并透过血脑屏障，激活补体，诱导中性粒细胞和嗜酸性细胞进入中枢内，对神经组织造成损伤。

尽管，有研究提示 IgM 和 IgG 型 AQP4 抗体都可能参与了 NMO 的发病机制，但由于试验技术等所局限，目前主要用于 NMO 检测的主要是 AQP4 – IgG，且主要是血清标本的检测。30% ~73% 白种人和 57% ~90% 亚洲人群中的 NMO 患者可为 AQP4 – IgG 阳性，而仅有 5% ~10% 的多发性硬化患者阳性。有一些研究还认为，AQP4 – IgG 水平同 NMO 患者症状严重程度相关。除 NMO 外，视神经炎、急性脊髓炎、系统性红斑狼疮和干燥综合征等结缔组织病部分患者中，血清中亦可出现 AQP4 – IgG 阳性。脑脊液中 AQP4 – IgG 阳性率很低，这一现象目前还没有有力和合理的解释，但尚不能排除抗体所检测免疫原区偏差、抗体类型以及检测限等试验室方法缺陷所致。

（八）脑脊液病原体检测

脑炎是常见的中枢神经疾病，有超过 100 种病原体被报道可引起中枢感染。病原体检测，对个体化治疗、诊疗评估、流行病学指导以及公共卫生预防具有极其重要的意义。

基于病原体蛋白、核酸组成以及生物特性等，主要的检测方法有抗原直接检测、核酸序列的分子生物学检测、抗体检测和质谱检测等。抗原直接检测包括荧光抗体直接染色细胞，应用固相包被抗体检测的 ELISA 方法，以及应用乳胶凝集法检测抗原等。分子生物学检测主要是应用聚合酶链式反应（polymerase chain reaction，PCR）、连接酶链反应（ligase chain reaction，LCR）、核酸序列依赖性扩增法（nucleic acid sequene based amplification，NASBA）、链置换扩增术（strand displacement amplification，SDA）、环介导等温扩增技术（loopmediated isothermal amplification，LAMP）等，采用特定设计的引物，使靶序列被高效扩增，对病原体进行定性或是定量检测；抗体检测主要是基于中枢系统可针对侵入的病原体，发生鞘内合成反应，产生包括 IgG、IgM 和 IgA 在内的寡克隆抗体。采用的技术主要有 ELISA 法、等电聚焦电泳法、免疫微球法、液态芯片技术、IgM 抗体捕捉酶联免疫吸附试验（IgM antibody capture ELISA，MAC – ELISA）等。在对这些方法的结果进行评价时，应考虑到血脑屏障破坏，外周血中的抗体进入到鞘内的因素，利用 Reiber 公式等进行纠正。质谱检测是指利用 MALDI – TOF – MS（matrix assisted laser desorption iomzation/time of flight MS，基质辅助激光解析电离化/飞行时间质谱）对脑脊液中的病原体进行检测，目前已有关于人乳头状病毒、乙型肝炎病毒和流感病毒等检测方法的报道。

尽管病原菌检测的方法已经日趋可靠，但每种方法仍都有一定局限性以及假阳性或假阴性，这就需要在临床工作中有所甄别，结合病原菌流行病学特征、一般实验室检查、影像学表现等辅助资料，对病原菌的种类做出判断。

（九）脑脊液特殊检测技术

1. 脑脊液流式细胞术　在中枢神经系统感染以及炎性疾病中，脑内免疫细胞侵入和炎性因子的表达是重要的病理表现，而这些在一定发病时限内能够反映在脑脊液中细胞亚群及其功能的变化中。流式细胞术（flow cytometer，FCM）是一种在功能水平上对单细胞进行定量分析和分选的检测手段，与传统的荧光镜检查相比，具有速度快、精度高、准确性好等优点。以往，由于所获取的脑脊液量有限，且其中的细胞数远低于血液等其他体液中，故 FCM 在脑脊液分析中应用较少。随着技术水平的提高和方法学的改良，FCM 正逐渐成为脑脊液细胞标志及功能表达分析的又一利器。有报道，脑脊液中的 T 细胞数只要多于 3 个/μl，就可用于 $CD4^+$ 和 $CD8^+$ T 细胞的 FCM 检测，而 B 细胞检测则需要至少多于 5 个/μl 的细胞量。

以多发性硬化为例，脑脊液中含有约 60% $CD4^+$ T 细胞，同非炎性神经系统疾病（NIND）相比，具有较多的调节性细胞和较高的 $CD4^+$/$CD8^+$ T 细胞比例，以及较低的 NK T 淋巴细胞；与血清标本相比，脑脊液中 $CD8^+$ T 效应细胞则更少。在 MS 复发期，脑脊液中 $CD4^+$ T 细胞比例升高，而 $CD8^+$ T 细胞比例降低，$CD45RA^+$、$CD50^+$（ICAM-3）T 细胞明显升高，而 CD54（ICAM-1）T 细胞明显减少。另外，MS 脑脊液中有较高比例的成熟 B 淋巴细胞和浆细胞，其表面 CD80 表达明显高于健康人群和 NIND 患者。另有报道发现成熟 B 细胞（$CD19^+CD138^-$）在临床孤立综合征和进展复发型 MS（progessive-relapsing，PRMS）患者脑脊液中增多，复发-缓解型 MS（relpsing-remitting，RRMS）则无显著变化，而成熟 B 细胞与单核细胞的比值还可提示 MS 病情进展可能；MS 患者脑脊液中 $TNF-\alpha + IL-2^+ CD4^+$ 细胞以及 B 淋巴细胞趋化因子-1（C-X-C motif chemokine 13，CXCL13）、IL-9、IL-6 等细胞因子增多；经那他珠单抗治疗后，MS 患者 $CD4^+$/$CD8^+$ T 细胞比例可下降等。这些结果无疑可为 MS，发病机制中 JB 细胞、T 细胞的作用以及 MS 患者治疗效果的评估提供依据。

2. 酶联免疫斑点技术（ELISPOT）　ELISPOT 法是在 ELISA 基本原理上建立起来的、用以计数特异性抗体生成细胞的方法。其检测原理是细胞受到刺激后局部产生细胞因子，此细胞因子被特异单克隆抗体捕获，被捕获的细胞因子与生物素标记的二抗结合，其后再与碱性磷酸酶标记的亲和素结合。用碱性磷酸酶的显色底物 BCIP/NBT 孵育后，PVDF 孔板出现"棕色"的斑点表明细胞产生了细胞因子，通过 ELISPOT 酶联斑点分析系统对斑点的分析后得出结果。近年来，用单克隆抗体包被，成功地建立了多种细胞因子的分泌细胞的分析，将该技术从原先仅用于 B 细胞功能的评估拓展到 T 细胞功能的评价。

有人曾应用 ELISPOT 法，检测临床确诊结核性脑膜炎患者脑脊液中卡介苗（BCG）特异性 IgG 抗体分泌细胞，在疾病早期第 2 周即呈现明显的阳性结果，敏感性和特异性分别可达 84.0% 和 91.8%，对早期结核性脑膜炎的辅助诊断有重要的临床意义。Kim SH 等报道，应用 ELISPOT 对病程在 12 个月内的结核性脑膜炎患者脑脊液检测，敏感性和特异性仍可达 59.0% 和 89.0%。另有报道，应用 PPD-ELISPOT 法检测结核性脑膜炎患者脑脊液中 IFN-γ 分泌细胞，阳性率达 83.3%，亦表明 ELISPOT 良好的临床应用价值。

3. 分子生物学核酸检测技术　中枢神经系统感染和肿瘤等疾病临床表现的多样性和复杂性常给诊断带来困难。由于脑脊液可供留取的量有限，再加之传统形态学检查、脑脊液病原体培养以及免疫学的方法缺乏敏感性、特异性，使得病原学以及肿瘤细胞检查不能满足临床诊疗需要。

分子生物学核酸检测技术具有高倍放大痕量物质的优点，可以快速敏感地扩增，确定病原体和肿瘤细胞种类。在脑脊液检测中，较为广泛应用的主要有直接 PCR、巢式或半巢式 PCR、实时定量 PCR 以及 PCR 酶联免疫吸附法（PCR-EIA）等，可用以检测细菌类（脑膜炎球菌、结核杆菌、肺炎球菌、金黄色葡萄球菌、大肠杆菌等）、真菌类（白念珠菌、新型隐球菌等、球孢子菌等）、病毒类（疱疹病毒、EB 病毒等）以及脑肿瘤（胶质瘤、淋巴瘤等）。

随着科学技术的发展，近年来，一些较新的分子生物学技术被用于脑脊液病原体的检测，大大提高了检测限和特异性。如连接酶链反应（ligase chain reaction，LCR）属于一种探针扩增技术，是依赖靶核苷酸序列的寡核苷酸探针的连接技术；核酸序列依赖性扩增法（nucleic acid sequence based amplification，NASBA）是由一对引物介导的、连续均一的、体外特异性核苷酸序列等温扩增 RNA 的新技术；链置换扩增术（strand displacement amplification，SDA）是一种酶促 DNA 体外等温扩增方法。在靶 DNA 两端带上被化学修饰的限制性核酸内切酶识别序列，核酸内切酶在其识别位点将链 DNA 打开缺口，DNA 聚合酶继之延伸缺口 3'端并替换下一条 DNA 链。被替换下来的 DNA 单链可与引物结合并被 DNA

聚合酶延伸成双链。该过程不断反复进行，使靶序列被高效扩增。环介导等温扩增技术依赖于能够识别靶序列上 6 个特异区域的引物和一种具有链置换特性的 DNA 聚合酶，在等温条件下可高效、快速、高特异地扩增靶序列。

　　然而，由于分子生物学还存在交叉污染、缺乏操作规范等问题，核酸检测在临床的大量应用受到了限制，不过随着技术操作的完善和规范以及检测方法特异性的提高，核酸检测诊断技术在临床诊断上具有良好的应用前景。

（付伦姣）

第三章

神经电生理检查

第一节　脑电图、定量脑电图、动态脑电图与视频脑电图

脑电图记录的是由大脑皮层锥体细胞产生的突触前和突触后动作电位，并由丘脑中线部位的非特异性神经核起调节作用。脑电图检查常规用于某些脑部疾病的诊断，如癫痫、炎症、昏迷、脑死亡及颅内占位性病变等，对一些代谢异常所导致的昏迷，如肝性脑病、肾功能衰竭等疾病做出判断，同时用于正常及异常睡眠过程的评价。

根据诊断需要，选用不同的脑电图检查记录方式。脑电图检查可分为常规脑电图、动态脑电图、视频脑电图，所有脑电图记录分析方法都是以常规脑电图为基础，只是在记录环境和时间上有所不同。

一、常规脑电图

脑电图记录通常采用国际脑电图学会建议使用的 10～20 系统标准电极放置法。电极的排列与头颅大小及形状成比例，电极名称与脑解剖分区相符。

正常成人在清醒、安静、闭眼、血糖及血压正常情况下脑电图相同。通常分析脑电图的频率、波幅、调节与调幅、位相及波形。

（一）频率

脑波周期是指从波峰至下一个波峰的时间，其单位为毫秒。频率是 1 秒内包括的周期数，即周期/秒，其单位为 Hz，根据频率不同将脑波分为 4 个频段：

（1）α 频段：位于枕叶、颞叶和顶叶后部的 8～13Hz 节律性活动，波幅在 20μV 以上，通常在 50μV 左右，睁眼时消失，闭眼后再现，称之为 α 节律。如果在额部出现 8～13Hz 的电活动则不能称为 α 节律，只能称为频率性电活动。α 节律除每个波呈正弦波外，同时每组波幅由小到大，再由大到小的纺锤形式反复出现，称为调幅。α 节律除了睁眼注视时可消失外，任何外界刺激，如声音、触觉、思维活动等都可使它消失，但重复刺激几次后 α 节律就不再消失了。对成年人而言，在同样条件下，只有一种频率，一般两侧对称，若频率相差 1Hz 以上时，通常慢的一侧可能有异常，在右侧者左侧大脑半球波幅可低于右侧，如果两侧相差超过 2/3 时则为异常。

（2）β 频段：为 13～30Hz 出现在两半球前部，波幅 5～20μV 的快波，正常情况下在两枕部也存在，但常与 α 波重叠而被掩盖，当 α 节律受到抑制时才显现出来。但由于其波幅较低，即使 α 节律受到抑制时也不太明显。

（3）θ 频段：正常成人在两半球前部可见到少量 4～7Hz 的电活动，称为 θ 波，在瞌睡时 α 节律可突然减少或消失，θ 波增多。

（4）δ 频段：其频率为 4Hz 以下，正常人在清醒状态下并不存在，多出现在入睡时，并随着睡眠由浅入深而逐渐增多，时程延长，两侧出现的 δ 活动应对称，否则为异常。

（5）α 节律变异：α 节律变异属特殊节律状态。在清醒状态时，两半球后部出现持续性 3.5～6Hz

的 θ 活动，或与少量 α 节律间隔出现，频率为 α 节律的一半，反应性又和 α 节律一样时就称为慢 α 节律。慢 α 节律比较少见，属于正常范围。相反，若在后部见到 α 节律频率倍数，反应性和 α 节律相同，则称为快 α 节律。

（二）波幅

脑电图波幅代表脑电位的强度，以微伏（μV）表示。正常成人脑电图波幅范围一般为 10～100μV。调节是指脑波基本节律的规律性和稳定性，调幅是指具有基本频率脑波波幅有规律地由低逐渐增大以后又逐渐变小的过程，持续的时间可达数秒。

（三）位相

位相或称为时相，是指两侧大脑半球对称部位或一侧半球不同部位用同一速度记录的脑波在某一瞬间出现的早晚、极性和周期的关系。

（四）波形

由位相、波幅、频率组成，可分为正弦波、类正弦波、半弧状波、锯齿状波、复合波或多形波、双相或多相波，不同波形具有不同生理或病理意义。

（五）睡眠脑电图

睡眠时的脑电图与正常清醒时有所不同，正常成人睡眠脑电图记录结合眼球运动和肌电图等多种参数，将睡眠过程分为非快速眼动期（nREM）和快速眼球运动期（REM），两者反复交替周期性出现。

1. 非快速眼动期睡眠　一般分为 4 期。

第 1 期：瞌睡期。脑电图表现 α 节律突然消失，出现 2～7Hz 慢波。部分正常人在 α 节律消失后有中等波幅慢波活动。随着瞌睡加深，慢波波幅可增加至中等幅度，并呈现不规则发放形式，同时出现双侧对称的高幅负相波，称之为 ν 波，常不规则反复出现。在 1 期睡眠末期，可出现正尖波，在枕部出现单相三角形波，一般每隔 1s 发生 1 次，有时可在 1 秒内出现 4～6 次，应与局灶性尖波区别。

第 2 期：浅睡眠期。脑电图出现睡眠纺锤波及 K 综合波。纺锤波为 11～15Hz，持续约半秒钟，可在两半球同步出现，在中央区最明显。

第 3 期：深睡眠期。出现中等量的高幅慢波，并伴有 K 综合波，睡眠纺锤波可不出现。

第 4 期：睡眠波比 3 期更慢，多为波幅在 75μV 以上，频率在 2Hz 以下的慢波。可见有与慢波混合的 K 综合波。

2. 快速眼动期睡眠　表现为低电压、去同步、快波型脑电活动，眼球运动速度加快，肌电活动减少，此期脑电及眼球活动加快、部分躯体抽动、血压和心率升高等变化似乎表现为浅睡眠，但对听觉刺激引起的觉醒反应阈值提高，表明睡眠较深，因此，称为"反常睡眠"或"异相睡眠"。正常人入睡后从 1 期逐渐加深到 4 期，并开始进入快速眼动相睡眠，最终进入慢波相。每晚睡眠中出现 5～7 个周期，每个周期 80～100min。

（六）脑电图诱发试验

采用一些特殊诱发方式，使异常脑电活动反映出来的方法，称为诱发试验。临床经常采用的诱发试验如下。

1. 过度换气　过度换气是临床脑电图记录过程中常规应用的诱发方式，一般在描记过程中，让患者以 20～25 次/min 的速度进行深呼吸，持续 3min，必要时可延长至 4～5min。在一些大脑半球占位性病变者，可诱发出局灶性 δ 波，或使不明显的局灶性病变更明显。癫痫患者可诱发出痫性放电，尤其是典型失神发作可诱发出 3Hz/s 的棘-慢波发放，但深呼吸停止后并不持续。

2. 睡眠诱发　癫痫患者在睡眠过程中常有痫样放电，特别是颞叶癫痫极易出现。检查前给患者服用作用较快的安眠药物，如水合氯醛、苯巴比妥等，让患者进入睡眠状态。

3. 剥夺睡眠　让患者在 24h 内不睡觉，然后进行脑电图记录，可使痫样放电阳性率提高。

4. 闪光刺激　在脑电图记录过程中，采用节律性闪光刺激，可使一些正常人枕部产生与闪光频率相同的电活动，称为节律性同化作用。在大脑半球后部病变时，节律性同步化作用可表现为部位对称，病变一侧不出现或出现慢波。部分癫痫患者可诱发出痫性放电，尤其是失神发作和光敏性癫痫。其他类型癫痫发作对闪光刺激并不敏感。

5. 药物诱发　静脉注射戊四氮或贝美格可诱发部分癫痫患者异常放电。在少数正常人中也可出现类似反应。因此，目前大多在癫痫病灶切除手术前，采用药物诱发来确定局部痫样放电病灶，而对其他类型的癫痫发作诊断应慎重采用。

（七）癫痫脑电图

约 50% 癫痫患者在临床发作间歇期可见到异常电活动，称之为痫样放电。其特点为在基本背景活动基础上，突然出现高波幅的电活动，容易与正常基本电活动相鉴别。

1. 痫样放电的类型

（1）棘波：从开始到结束时程为 20 ~ 70ms 的放电活动，可为单相、双相或三相，以双相波为多见，主波为负相。

（2）尖波：时程为 70 ~ 300ms 的异常放电，也以双相波为多见，负相为主，上升相陡直，下降相较缓慢。

（3）棘 - 慢波或尖 - 慢波：在棘波或尖波之后紧随一个慢波，成为棘波和慢波或尖波和慢波的综合波，称为棘 - 慢波或尖 - 慢波。

（4）3Hz 棘 - 慢波：以每秒 3 次重复出现的棘 - 慢波，一般两侧同步对称，可在各个部位同时突然发放，持续 3 ~ 20s 后突然全部消失。频率开始时稍快，临近消失时频率减慢。常见于癫痫失神发作，深呼吸易诱发出现。

（5）2.5Hz 以下的尖 - 慢波：其尖波或慢棘波波宽 100 ~ 200ms，多见于非典型小发作，患者常有智能障碍。

（6）多棘波及多棘 - 慢波。连续出现两个以上的棘波称为多棘波。如多棘波后紧跟一个慢波称之为多棘 - 慢波。

（7）高峰节律紊乱：在脑电活动为慢波基础上，时程和部位不断改变的高幅棘波和慢波，有时呈局灶性或弥漫性，并持续存在，觉醒和睡眠几乎一致，称之为高峰节律紊乱或高峰失律。

（8）其他：除上述几种常见痫性放电形式，任何频率的突发高幅放电均可能为痫性放电。

2. 癫痫发作脑电图

（1）局灶性发作：在发作间歇期可见到局限性痫样放电，以棘波、尖波、棘 - 慢波或尖 - 慢波为主。若以 δ 波为主，应考虑是否有占位性病变或其他破坏性病灶。

（2）复杂部分性发作：以颞叶前部棘波、尖波及其与慢波复合波多见。

（3）失神小发作：发作时脑电图表现为 3Hz 棘 - 慢波，有时发作时间仅持续 2 ~ 3s，若超过 5s，一般常有临床失神发作。

（4）全身强直 - 阵挛性发作：为 4 ~ 5Hz/s 棘 - 慢或尖 - 慢复合波，在临床发作期可见由低幅高频逐渐变为高幅低频发放。在发作间歇期为阵发性双侧同步的棘波、尖波、棘 - 慢波或尖 - 慢波。

（5）儿童良性局灶性癫痫：为一种预后良好的儿童期发生的癫痫，为局灶性发作，但可发展为全身性发作。脑电图可在一侧中央区或中央区 - 颞部出现尖波、棘波，尖波后常为正相慢波。有时两侧半球均出现，但往往不同步。

（八）颅脑损伤的脑电图

1. 轻度颅脑损伤　只有数秒钟至几分钟意识不清的脑震荡，大部分患者在 24h 内记录的脑电图正常，只有少数有弥漫性 θ 波或 δ 波，但很快消失。

2. 重度颅脑损伤　少数患者在受伤短时间内，其至在昏迷状态下，脑电图记录基本节律仍为正常，但 α 频域的节律分布在额部最明显。如果完全和持久的电活动减少，则预后不佳。少数患者在受伤后很快出现持续 12 ~ 15Hz 的电活动，一般预后较差。在中度颅脑损伤患者，脑电图基本节律为 7 ~ 8Hz，数天后恢复到正常。重度颅脑损伤时，脑电图基本节律可以慢至 4~6Hz。慢节律出现的早晚对预后判断具有临床意义，如在 48h 内出现，临床预后较差。出现较晚，则预后较好。脑电图频率变化最初较快，然后逐渐减慢，一般需要数周至 3 个月，有时则需要数年才能恢复正常。通常弥漫性变化要比局灶性变化消失快。早期临床症状与脑电图改善基本平行。3 个月后，50% 患者的脑电图已恢复正常，但临床症状仍可存在。

3. 颅脑损伤后并发症的脑电图　颅脑损伤后若有颅内血肿或硬膜下血肿及开放性损伤引起脑脓肿时，脑电图变化相似于颅内占位性病变，主要表现为 δ 波在一侧或局部占位性活动。

（九）脑血管疾病的脑电图

在脑血管不同性质病变时，其脑电图变化有所不同。

1. 弥漫性脑出血　急性期脑电图变化主要为两侧弥漫性 δ 波，受损侧半球有多形性 δ 波，在颞叶和中央区最明显，很少伴有棘波和尖波。随着病情好转，弥漫性异常逐渐减轻，局灶性改变显得突出，但在数周或数月后可完全消失，而临床仍可遗有偏瘫。

2. 脑内血肿　当在颅内出现血肿时，血肿侧的 α 节律明显减少，与占位性病变相似，有局灶性 δ 波出现。若血肿引起颅内压增高，则双侧额部间歇性单形性（节律性）δ 波将逐渐出现。血肿在基底部或近中线结构，则双侧投射性额－颞部 δ 波较明显，一侧性改变可能不明显。

3. 蛛网膜下隙出血　其脑电图变化视病情轻重而定。可以为正常或弥漫性异常，后者随着病情和意识好转而改善。如果出现局灶性异常，则可提示有血肿及脑出血部位或出血后继发性动脉痉挛等情况。

4. 颈内动脉血栓形成　颈内动脉部分阻塞而无症状或体征时，脑电图往往正常。当有一过性症状出现时，患侧半球基本节律波幅降低，在颞部和顶－颞部出现低波幅多形性 δ 波。短程节律性 δ 波可能出现于一侧或双侧额部。脑电图改变随临床变化而异。

5. 大脑半球梗死性中风　若起病缓慢，意识障碍较轻，则可有局灶性 δ 波或 θ 波。δ 波往往在发作后几小时内产生。当梗死加重时，脑电图变化可出现在临床症状加重之前。在发病初期，由于梗死病灶水肿，局灶性异常电活动波幅可能增加，而后逐渐降低。如果以血管痉挛为主，则局灶性慢波很快减少，若有脑梗死所导致的组织坏死，则局灶性慢波消失较慢，可持续数周、数月或数年。与皮质下梗死相比，皮质梗死所引起的慢波灶较为显著持久。散在的皮质下血管损害，如腔隙性梗死，通常没有脑电图改变。约有 50% 脑梗死患者的脑电图基本正常，而临床神经系统损害症状仍可持续存在。

6. 脑干血管性病变　根据病变程度不同，脑电图呈现各异的弥漫性慢波变化。慢波的多少，在一定程度上与昏迷程度相关。

（十）脑部感染性疾病的脑电图

细菌或病毒性脑炎、脑膜炎及脑膜脑炎的脑电图变化以弥漫性异常为主，可有不同程度的 α 节律变慢甚至消失，出现 δ 波或 θ 波。弥漫性慢波改变程度与意识状态相关，随临床症状改善，脑电图节律逐渐加快。在单纯疱疹病毒性脑炎，早期脑电图为弥漫性慢活动，并局限于一侧或局部，尤其常见于病变侧的颞叶，并在发病后 2~15d，以一侧或双侧颞部为主，间隔 1~4s 出现周期性尖波或尖－慢复合波，以后周期性复合波逐渐消失，代之局灶性慢波。慢病毒引起的亚急性硬化性全脑炎和亚急性海绵状脑病，其脑电图表现为具有特征性的周期性复合波。在亚急性硬化性全脑炎，脑电图显示每隔 4~14s 周期性出现时程长达 3s 的慢波复合波，在亚急性海绵状脑病患者的脑电图，则出现时程为 0.5s 的简短三相复合慢波，以 1s 左右的间歇性发放，这种周期性发放一般出现在病程中期。

（十一）其他疾病的脑电图改变

垂体功能减退时，基本节律可变慢，严重者出现规则的 4~6Hz θ 波，在半球后部波幅较高，可有些低幅 δ 波，较轻患者其 θ 波较不规则或基本正常。

肢端肥大症早期 β 波较多，当垂体窝增大或有视野变化时可有不规则 θ 波和 δ 波。肾上腺病变与垂体损害相似。肾上腺皮质功能减退可看到 5~6Hz 的 θ 波，α 节律受抑制，偶有 δ 波。肾上腺皮质功能

亢进有低幅 β 波，但不如肢端肥大症多见。甲状腺功能亢进时 α 节律有增快趋势，但不超出正常范围。黏液水肿时基本节律变慢，或有 7Hz θ 波。

甲状腺功能低下时，脑电图可有明显异常，α 节律减少，出现 θ 波和 δ 波、棘波、发作性棘波与慢波。

高血糖时脑电图频率可有轻度增加，但高渗性非酮症高血糖可有弥漫性双侧同步慢波，弥漫性痫样放电亦常见。低血糖时则慢波增多，偶呈发作性，有时甚至可为高度弥漫性 δ 波，当给予口服或静脉注射葡萄糖后，脑电图可转变为正常。

维生素缺乏可导致脑电图异常。亚急性联合变性和恶性贫血时，60% 脑电图为异常，θ 波和 δ 波增多，在治疗后大多可转为正常。Wernick 脑病可有 α 节律减少，弥漫性同步或不同步。苯酮酸尿症常有不同程度异常，可为局灶性改变、阵发性慢波、棘波甚至高峰节律紊乱的表现。

血卟啉病急性发作伴惊厥时，脑电图呈现弥漫性慢波、θ 波及 δ 波，临床症状好转时，脑电图逐渐恢复正常。但如果反复多次发作后，脑电图可永久异常。

肝性脑病由于肝脏代谢异常所导致昏迷时，轻者出现 4～7Hz θ 波，昏迷程度加深时，可出现双侧弥漫性同步三相波，一般额叶明显，当深昏迷时，三相波消失而变为不同步的 δ 波，给予静脉滴注谷氨酸后三相波可减少或消失。

严重心、肺疾病导致的脑缺氧可见轻度弥漫性 θ 波，严重者出现双侧 δ 波发放。出现弥漫性异常提示弥漫性脑功能障碍，一般慢活动分为三种状态，背景性慢活动、间断性慢活动和一般性慢活动。

（1）背景性慢活动：颅脑后部的背景活动与年龄相关，通常在 8 岁时脑电图为正常低限 8Hz，在 1、3、5、8 岁时，分别为 5、6、7、8Hz。

（2）间断性慢活动：包括无规律的慢波爆发，通常为多形性 δ 波，间断性 θ 频率爆发比较少见，而多形性 θ 节律发放偶见。当额部出现节律性 δ 活动时，为对外部刺激的反应，如睡眠或瞌睡时的周期性变化。出现间歇性 δ 活动，通常是由大脑深部神经核与大脑皮层之间的神经传导障碍所导致。脑电图除了提示病变的部位，同时也显示脑功能受损的状态。额叶与枕叶的间歇性慢波在诊断上没有特别差异，但额部间歇性慢波常见于深部灰质的功能障碍。而枕叶的间歇性发作常见于儿童癫痫的失神发作，也可见于大脑中线的肿瘤、代谢性脑病、变性性疾病及一些感染性疾病。额叶间歇性慢波与多形性 δ 活动的区别在于后者与刺激密切相关，并持续出现。在枕部出现慢活动一般为正常。

（3）连续性慢活动：正常背景活动通常消失，多形性 δ 活动超过 80%。

三种脑电图慢活动，反映了弥漫性脑病的不同程度，即轻度、中度及重度。一般反映非特异性病变，比较多见于代谢及中毒性脑病，也可见于脑部结构弥漫性损害和变性过程。在一些慢性进行性神经变性疾病，脑电图可能仍为正常。这些脑电图变化的严重程度对于病因学并没有特异性，但反映了弥漫性脑病的严重程度。镇静剂也可以导致或加重脑电图弥漫性异常，因此，应尽量排除药物影响因素。

周期性发放包括爆发抑制状态，多见于缺氧所导致的脑功能障碍，也可由巴比妥类、异丙酚等镇静剂过多应用所致。在临床实际工作中爆发抑制状态可作为癫痫持续状态下应用麻醉剂治疗的判断方法。在一定程度上，周期性节律活动提示或支持亚急性海绵状脑病（Creutzfeldt - Jakob，CJD）和亚急性硬化性全脑炎（SSEP）的诊断。这种周期性活动在 CJD 大约持续 1～2s，而对于 SSEP 大约为 4～10s。

成人脑电图亚临床节律性发放（SREDA）主要出现在 50 岁以上老年人休息及瞌睡时，在正常年轻人并不出现，如果出现则提示异常。SREDA 与异常脑电图发放很相像，形态为高尖的 θ 节律，一般典型频率为 5～6Hz，广泛存在于中央顶及后枕部，与临床没有明确相关性。而典型脑电图的异常发放表现为突然开始及终止，持续时程从 20s 到几分钟（平均 40～80s），有助于鉴别诊断。出现这种节律，常提示患脑血管病的危险因素增加。

中线 θ 节律可见于清醒或瞌睡时，频率为 4～7Hz，形态为节律性光滑的正弦波及尖波。这些正常的变异需与癫痫波发放相鉴别（棘波、尖波及棘-慢复合波），通常病理状态下的痫性发放为高波幅，发放后波幅降低或抑制。三相波常见在额部，标准的三相波以低幅负相尖波起始，后随一个高波幅正相尖波，以小低幅负相波结束，波幅通常大于 70mV，第一个负相波的波幅较最后一个负相波高。为双侧同步 1~3Hz 的重复爆发。三相波是一种具有特征性但无特异性的脑电图波形，因为最早见于肝昏迷患者，因此在某种意义上，脑电图的三相波又成了肝性脑病的同义词。

近来发现，三相波除见于肝性脑病以外，也见于中毒、代谢及结构异常的脑部疾病。三相波与意识损害密切相关，出现在不同疾病所导致的昏迷，但在肝性脑病昏迷时所出现的三相波，其背景活动较其他原因所导致昏迷而出现的三相波背景为慢。三相波产生的原因，一般认为是结构性改变或代谢所致丘脑皮质中介神经元功能障碍。谷氨酸代谢异常是产生三相波的主要机制，大约25%肝性脑病患者可记录到三相波，而超过10%中毒性脑病也可记录到三相波。

三相波的出现与预后与致病因素密切相关，缺氧性损害及锂中毒患者预后较差，生存者神经功能恢复较差。

三相波可见于 1 个月至 85 岁，60 岁以上比较多见，30 岁以下年轻人较少见，无性别差异。在肝功能障碍时出现三相波，同时可伴有其他症状或慢性智能障碍。在肾功能衰竭患者，出现三相波与患者失代偿有关。在缺氧性昏迷后最初几天也可以出现三相波，但常伴有肌阵挛。部分 α 昏迷也可出现三相波。代谢异常（如高钠血症、低钠血症及低血糖）、甲状腺疾病（甲状腺功能亢进或低下）、脑炎、中风、Creutzfeldt-Jakob 病（CJD）、Alzheimer 病、癫痫发作后、脑脓肿、造影剂中毒、消炎镇痛类药物过量、头部外伤、硬膜下血肿、脑脂质沉积、脑膜癌病、糖尿病等，都可出现三相波。

二、脑电图定量分析

随着计算机技术的普及应用，采用实时的模拟－数字信号转换分析技术，考虑和权衡各种数据和因素，使分析得到的结果比传统的目测分析方法增加了可信性，极大地提高了神经电生理检查的阳性率。但由于对一些灵敏数据不能很好控制，因此对于脑电图的定量分析在临床上应有选择性的应用，并不能完全取代传统的分析方法。

（一）尖波的确定

对于常规脑电图的记录的读图一般是每张记录、每个片段的分析阅读。而对于长程监测脑电图则不可能采用常规脑电图的分析方法。因此，需要选用更快、更方便的分析方法用于超过一天以上的记录结果。在这种情况下，可应用分析软件确定发作间歇期和尖波的分离发放。

（二）脑电图功率谱分析

脑电图功率显示了具有临床意义的各导联脑电图活动的频带，如 δ，θ，α，σ（或 $β_1$）和 β（或 $β_2$），有时又称为脑电图频率分析。

1. 正常脑电功率谱　正常年轻人脑电图的 α 节律为 10.32Hz，平均年龄为 75 岁的正常老年人则为 9.39Hz。有 24% 老年人的脑电图有不同程度异常，通常频率降低超过正常参照值的 54%，80 岁以上老年人，脑电图快活动逐渐减少，主要与脑血流和脑代谢降低有关。

2. 认知功能障碍的脑电功率谱　脑电功率谱分析对诊断认知功能障碍有一定的意义。脑电图 δ 活动与智力减退密切相关，老年认知功能障碍患者脑电功率谱表现 δ 和 θ 频段增加，α 和 β 频段平行性降低。对怀疑老年认知功能障碍者记录其睁眼与闭眼时的脑电功率谱，对照两者之间差异，发现患有认知功能障碍者的脑电功率谱可以分为三种类型：

A 型功率谱：特征为主频 6.5~12.0Hz 带宽的单个频率或多频率，主要反映了皮层丘脑和皮层下的机能状态。当皮层丘脑或皮层下的机能降低时，脑电功率谱变慢。所有血管性认知功能障碍者的脑电功率谱为 A 型，而老年性认知功能障碍者仅有 44% 脑电功率谱为 A 型。

B 型功率谱：这一类型特点为主频 6.5~12.0Hz 带宽的频率消失，相应 6.5~12.0Hz 以下的频率增多。B 型功率谱主要见于老年性认知功能障碍，在血管性认知功能障碍比较少见。但与疾病严重程度并没有相关性。

C 型功率谱：表现为所有频率的能量均降低，仅有少数老年性认知功能障碍表现为 C 型脑电功率谱。在老年性认知功能障碍者，B 型脑电功率谱为 1.0~6.5Hz 和 23.0~28.5Hz 的能量平均分布主要位于大脑后部和前部。老年性认知功能障碍者脑电功率谱不同，主要取决于两个方面，一是患病前的脑电图形态特征，如在正常情况下，大脑在没有疾病驱使慢频率增加时，表现为 A 型功率谱的脑电图为低平或低幅的 α 节律。另一方面是，老年性认知功能障碍的脑部病理变化并不相同，病因机制各异，因此，α 频带主频率消失与智能衰退并无相关性，而与神经病理变化的类型有一定关系。

3. 中风后的脑电图功率谱 临床采用 Barthel 评分（脑中风患者的功能评分）分析中风患者 6 个月后，评分大于 60 时，定量脑电图在半球损害后第 3 和第 6 个月 δ 频带明显减少，而 θ 和 α 频带明显增加，病后第 3 个月与第 6 个月之间没有明显差异，健侧半球的脑电功率谱并不发生变化。当 Barthel 评分小于 60 时（日常生活能力受到严重损害），在病后第 3 个月，受损侧 δ 频带活动平均降低 19%，6 个月后减少 21%；而相应 θ 频带活动分别增加 48% 和 53%；α 频带分别增加 60% 和 69%，脑卒中后患者脑电图慢活动降低和 α 频带增加主要在脑卒中后的前 3 个月。

三、动态脑电图

传统的常规脑电图记录过程中，由于患者的活动基于控制条件下，即使在轻度睡眠中也不能满意地描记电生理的异常发作。动态脑电图是不同于常规脑电图的记录，尤其适用于无先兆的癫痫大发作患者的临床观察，特别是具有电生理上的发作而无任何临床表现的癫痫患者。并可检测出亚临床发作，对抗癫痫药物的选用具有指导作用。

近年来，随着计算机技术的发展，动态脑电图的记录分析能力有了很大的加强，但对记录结果的回放分析，仍然依靠视觉判断分析。这是由于动态脑电图比常规脑电图检查产生更多的伪差，主要是患者在记录过程中的运动及无法避免的各种干扰源所产生的伪差，如当患者在记录过程中习惯性地在手中旋转笔时，可以在枕部产生周期性节律性慢波。

动态脑电图记录电极安放通常根据检查需要设计排列，电极用火棉胶粘贴固定。脑电图记录一般为 8 个通道，如果需要可以增加通道记录其他生理功能的信号监测。早期的动态脑电图应用磁带记录，目前采用的为闪光卡或硬盘，一般记录 24hf，对个别患者如果记录过程中没有异常发作，可以重新更换电池、电极及闪光卡继续进行记录。

当对记录结果进行分析时，可以采用记录速度的 20～60 倍进行回放，对可疑的地方应用正常速度进行回放分析，特别在有发作标志的前后部位尤其予以关注。

动态脑电图的伪差较多，因此数字化分析对动态脑电图帮助不大，视觉分析仍然是动态脑电图的基本分析方法。

四、视频脑电图

视频脑电图又称为遥感脑电图监测系统，与动态脑电图不同的是避免了各种环境因素的影响，减少了各种伪差，是一种高质量的长程脑电图记录方法。

采用视频监控脑电图技术可定时进行超长时间的脑电图记录。检查时，将患者安置在检查室或一特定的房间内，同时记录患者的行为和相应的脑电图变化，并进行同步性结果分析。

（付伦姣）

第二节 诱发电位

脑诱发电位是根据检查需要，设计和应用各类刺激作用于神经系统，经平均、叠加后记录的诱发电位波，是同一神经动作电位在容积传导中由上肢向躯干的电流发放。脑诱发电位与刺激脉冲具有锁时关系。临床常规的诱发电位检查根据采用刺激方式不同，分为躯体感觉诱发电位、脑干听觉诱发电位及视觉诱发电位。

一、躯体感觉诱发电位

躯体感觉诱发电位是神经系统对电刺激的特殊反应。与常规记录感觉和运动神经传导速度相似，可以在周围和中枢神经多个部位记录,通过刺激较大的混合神经及肌皮神经,应用平均叠加技术,记录波幅为 $1 \sim 50 \mu V$ 的周围神经、神经丛、脊髓和皮层诱发电位,并可重复记录。

(一) 上肢躯体感觉诱发电位

在刺激正中神经时,它反映的是 $C_6 \sim T_1$ 节段的脊髓功能状态,当刺激尺神经时,记录的 N_{11} 电位反映的为 C_8 获得的神经反应电位。在颈部最常用的方法是在 C_5 或 C_7 安放记录电极来记录脊髓和脑干动作电位。一般可以记录到三个负相波 N_{11}、N_{13} 和 N_{14}。N_{11} 是产生于神经后根进入脊髓后角的突触前电位。刺激上肢正中神经及尺神经后,可以在肘部、Erb's 点、颈部、颅顶记录到神经动作电位。应用双极电极在肘部记录的为 N_5 波,可作为测定周围混合神经传导速度。在 Erb's 点(锁骨中点上 2cm)记录的 N_9 波,是顺向传导的感觉纤维和逆向传导的运动纤维经过臂丛的电活动,而在颈5记录的 N_{13} 电位反映相应节段感觉上行纤维在脊髓后角的突触电位。当电极位于兴奋点后方时,记录的波形为负相,记录点在兴奋点前方时,记录的波形为正相。病理状态下 N_{13} 波幅可能降低,但由于在颈段的信号放大效应,仍可记录到正常的脑干和皮层电位。N_{14} 电位是在颈延连接部位内侧纵束或楔束核记录的动作电位。从颈前记录,可以使 N_{13} 和 N_{14} 清晰分开,在颅顶采用非头皮参考电极记录远场电位时,波形反转为 P_{13} 和 P_{14}。颅顶记录的远场电位 N_{19}/P_{25} 是产生于皮质躯体感觉神经元与传入丘脑 - 皮质束的同步突触后电位,分别产生于皮层的顶叶和额叶。当怀疑皮层病变时,采用非头皮参考电极,在 C_3'、C_4' 记录,在额叶可以记录到一个阳性波 P_{22},随后是一个大的负相波 N_{30}。

(二) 下肢躯体感觉诱发电位

刺激胫神经后,在腘窝、L_1 脊椎、头皮分别记录到体感诱发电位 N_8、N_{18}、N_{22}、P_{31}、N_{34} 及 P_{37} 波。N_8 是产生于周围神经的动作电位,N_{18} 是通过在腰骶部马尾和后柱的传导反应波;另一个重要的波形成分是 N_{22},为脊髓后角的突触电活动,类似于颈段的 N_{13};在颈段记录的 N_{33} 电位则反映了脊髓小脑通路和薄束核的电活动。正常情况下,由于后柱上行性传导冲动的分散和肌肉伪差,记录 P_{31} 比较困难。下肢体感诱发电位的皮层投射点位于大脑内侧裂深部感觉皮层区,采用 Cz - Fz 连接首先记录到 N_{34},随后是 P_{37}。在踝部刺激腓神经后,可以记录到类似于腰髓的短潜伏期电位 N_{11}、脊髓 N_{19} 电位及皮层的 P_{37} 电位。

(三) 诱发电位的临床应用

随着电子计算机技术发展,诱发电位技术得到了广泛普及和应用。

(1) 用于周围及中枢神经系统疾病或损伤的鉴别诊断,如脱髓鞘疾病、脊髓或颅内占位性疾病、外伤导致神经损伤的部位。

(2) 对一些先天性及退行性疾病进行神经功能评价及预后判断。

(3) 常能力的客观评价,如听力、视力及躯体感觉,也用于功能性与器质性病变的鉴别诊断。

(4) 用于神经外科、骨科、心脏外科及麻醉深度的术中监护。

(5) 用于术后及危重患者的监护及脑死亡的判定。

(6) 特殊诱发电位检查:事件相关电位,用于高级心理功能的研究。

体感诱发电位的波幅因个体差异变化较大,临床主要根据潜伏期变化来分析检查结果。

根据国际脑电图协会制定的诱发电位波形分析标准,上肢体感诱发电位必须记录 N_9、N_{13}、P_{14}、N_{18} 和 N_{20} 波,测量 $N_9 - N_{20}$,$N_9 - P_{14}$ 及 $P_{14} - N_{20}$ 波间潜伏期。$N_9 - P_{14}$ 波间潜伏期反映了从臂丛到下脑干的神经传导功能,$P_{14} - N_{20}$ 反映了从下脑干及皮层主要感觉区的神经传导功能,$N_9 - N_{20}$ 反映的是从臂丛到皮层主要感觉区传导功能,N_{13} 波反映的是颈髓下段的活动状态。与波间潜伏期比较,由于 N_9 潜伏期受到手臂长度影响,绝对潜伏期缺少实际应用的价值。对于刺激胫后神经记录体感诱发电位,国际脑电图协会规定至少应记录腰部固有电位和皮层主要感觉区的波形成分 P_{37},测量各波潜伏期和腰部固有波到 P_{37} 的波间潜伏期。后者接近于腰髓至皮层主要感觉区的传导时间。因此,应测量 P_{31} 和腰固有波至 P_{31} 及 $P_{31} - P_{37}$ 波间潜伏期,分别评价从腰髓至脑干及从脑干至皮层主要感觉区的传导时间。对于下肢体感诱发电位的周围和脊髓传入通路因个体高度不同而各异,有些实验室依据身体高度来调节腰部记录的体感诱发电位结果分析正常值。患者身高与 P_{37} 绝对潜伏期的相关性意义，要远远大于与 $SLP-P_{37}$ 波间潜伏期的相关性。判断体感诱发电位异常的主要指标是波形成分的消失和波间潜伏期延长。通常限定波间潜伏期大于 2SD。上肢体感诱发电位 N_9-N_{13} 波间潜伏期延长，提示神经根或颈髓损害。当 $N_{13}-N_{20}$ 波间潜伏期延长时，提示损害在颈髓与大脑皮层之间。N_{13} 波幅降低或消失，则提示病变部位在颈髓。下肢体感诱发电位记录时，如果 N_8 正常，而腰部电位消失，提示病变的部位在腰部脊髓或马尾。$N_{22}-P_{37}$ 或 $N_{22}-P_{31}$ 波间潜伏期延长，提示病变在腰髓或胸腰髓。体感诱发电位是一种客观的神经功能评定方法，反应的仅是本体感觉神经传导通路的生理功能状态。当体感诱发电位异常时，应注意强调提示病变的部位。由于病变的性质并没有特异性，报告描述应避免采用病理性判断用语。

（四）神经系统疾病的体感诱发电位改变

1. 周围神经病变　周围神经病变时，在周围和中枢记录的体感诱发电位波幅均降低，绝对潜伏期延长，而波间潜伏期正常。在脊髓小脑变性、脑白质营养不良、感染性神经病、维生素 B_{12} 缺乏所导致的亚急性联合变性，周围感觉神经动作电位消失。此时，体感诱发电位由于中枢放大作用，可见残余电位，利用其来测定周围感觉神经传导速度，帮助明确诊断。在一些遗传性神经病时，用体感诱发电位测定周围神经近端节段传导速度，有助于疾病的诊断。另外，在周围神经外伤后，体感诱发电位可以先于感觉神经动作电位出现来判断神经轴索的再生。

2. 臂丛神经损伤　体感诱发电位与常规肌电图、神经传导速度的测定，可以确定臂丛损伤的部位和判断预后。体感诱发电位的异常包括 N_9 波幅降低或消失，肘部、鹰嘴的所有反应波减低，N_9-N_{13} 波间潜伏期的延长。皮层体感诱发电位波形的存在，并见有异常的感觉神经传导速度，提示在周围和中枢神经系统之间有部分联系。相反，感觉神经传导速度和体感诱发电位的 Erb's 点电位正常，而颈部和头皮电位消失，提示神经根完全撕脱。由于外伤后，同时伴有神经丛节前和节后几个节段的损伤，所以很难做出精确的定位判断。当仅有一或两个神经根损伤时，进入到脊髓的混合神经是经过多个神经根传入，因此刺激正中神经或尺神经记录的诱发电位可以正常。虽然通过单个节段刺激可以解决上述问题，但必须与对侧记录的结果相对照，同时正常人有时记录 N_9 和 N_{13} 电位也比较困难。

3. 神经根病变　在诊断颈神经根病变方面，刺激正中神经、尺神经、桡神经记录体感诱发电位的灵敏性低于肌电图检查。采用指端刺激记录体感诱发电位具有高灵敏性、低特异性。在患有脊椎病所导致的颈神经根病及脊髓病变者，80%~90% 刺激胫神经和尺神经记录体感诱发电位异常。表现为刺激胫神经记录的 N_{22}、P_{38} 波幅降低，波间潜伏期延长；刺激尺神经记录的 N_{13} 消失，N_{20} 波幅降低及 N_9-N_{13}、N_9-N_{20} 波间潜伏期延长。在患有胸腔出口综合征的患者，临床检查、肌电图和神经传导速度测定可以是正常的，体感诱发电位检查有异常发现。一般表现为低波幅的 N_9 电位，伴有 N_9-N_{13} 波间潜伏期延长；也可以是 N_9 波幅正常，N_{13} 波幅降低，同时 N_9-N_{13} 波间潜伏期延长。刺激尺神经时记录的异常结果多于正中神经。由于体感诱发电位是由多个混合神经所产生的，采用肌皮神经刺激记录的脊髓和皮层诱发电位对诊断神经根病变较肌电图更为灵敏。

4. 中枢神经系统疾病　许多中枢神经系统的疾病可以导致体感诱发电位异常。脊髓病变时，表现为潜伏期的异常变化；轴索损害时，首先表现为中枢波幅的变化。由于神经重叠支配，体感诱发电位的结果并不能明确提示病理状态，具有一定局限性。但在各种外科手术中，仍可作为监测脊髓、脑干及大脑皮层功能状态的方法手段。

5. 脱髓鞘疾病　体感诱发电位可以帮助确定临床怀疑而无症状的多发性硬化。大约 2/3 多发性硬化患者刺激正中神经记录的体感诱发电位为异常，而这些患者的一半临床无症状或感觉受累的体征。在下肢白质传导通路较长，体感诱发电位对多发性硬化的诊断灵敏性高于上肢，对患有脑白质不良患者，体感诱发电位异常主要表现为中枢传导时间延长。

6. 压迫性病变　由于脊椎病变导致的颈段脊髓压迫，采用刺激尺神经和胫神经记录体感诱发电位较刺激正中神经敏感。在临床检查缺少客观体征时，体感诱发电位表现异常，通常 N_{13} 波幅降低或消失。而在枕大孔病变（Arnold-Chiari 畸形或肿瘤）时，体感诱发电位 N_{13} 存在，$N_{13}-N_{20}$ 波间潜伏期延长。在脊髓外伤后早期，诱发电位的变化可以帮助判断临床预后。

7. 脊髓内病变　在脊髓内缓慢生长的肿瘤不影响到感觉神经传导通路，体感诱发电位可以正常。在动静脉畸形时，体感诱发电位可以帮助确定重要的侧支循环来选择栓塞和手术切入点。在脊髓空洞症患者，胫神经体感诱发电位常为异常。

二、视觉诱发电位

视觉诱发电位是由视觉刺激后在枕部记录的诱发反应电位。视觉诱发电位可有闪光刺激、半视野图形翻转及全视野图形翻转。闪光刺激用于患者不能配合固定注视全视野图形翻转刺激者。由于闪光刺激的潜伏期变异较大，因此，仅作为视觉传导通路的评价。由于全视野刺激是采用单眼分开刺激，适用于前视路病变检测，半视野刺激适用于视交叉旁病变的定位诊断。

闪光刺激应用常规脑电图的光刺激器放置在患者前面，让患者闭上眼睛，使强光通过眼睑作用于视网膜。完整闪光刺激记录的视觉诱发电位反映了从视网膜到外侧膝状体的神经传导通路。如果采用图形翻转可重复记录到视觉诱发电位，并不采用闪光刺激。图形翻转刺激是让患者坐在黑白翻转的中等大小的棋盘格刺激器前，在枕部记录诱发电位。但诱发电位反应受到下列因素影响：棋盘格大小影响视觉诱发电位潜伏期；刺激视野大小影响诱发反应灵敏度；棋盘格翻转的频率影响诱发电位主波潜伏期；刺激器的亮度降低可导致诱发电位波幅降低；刺激器的对比度过低将导致 P_{100} 波幅降低，潜伏期延长；患者视点固定不好，也可导致波幅降低。

（一）正常视觉诱发电位波形

正常视觉诱发电位检查一般显示 3 个稳定波形，N_{75}、P_{100}、N_{145}。临床常规分析大约在 100ms 左右出现的正相波，而 N_{75}、N_{140} 并不作为常规分析指标。

（二）波形变异

在视觉诱发电位有两种常见波形变异，即波形分裂和波形翻转。两种变异产生的原因，都是由于视觉皮层及视放射的解剖变异，如果波形分裂较窄，而潜伏期正常，则视觉诱发电位为正常。视觉诱发电位主要用于评价视觉通路前部的功能状态，当单眼视觉诱发电位的 P_{100} 潜伏期延长时，一般提示为视交叉前病变。如果双侧 P_{100} 潜伏期均延长，则提示病变可为视神经或视交叉及广泛性视交叉后病变，采用半视野刺激，可以对这些不同部位的病变进行鉴别。当 P_{100} 绝对潜伏期超过 117ms 时，则考虑 P_{100} 潜伏期延长。两眼间的潜伏期差对临床诊断的意义比绝对潜伏期更大。如果两眼之间的差值超过 13ms，尽管绝对潜伏期值正常，仍考虑为异常。

（三）视觉诱发电位异常的临床意义

1. 视神经炎　视神经炎的视觉诱发电位典型异常变化是 P_{100} 潜伏期延长，单侧视神经炎仅表现为单眼 P_{100} 潜伏期延长，如果在无症状的眼睛记录到 P_{100} 潜伏期延长，提示存在亚临床视神经炎。视神经炎急性期后视觉诱发电位转为正常的较少。

2. 多发性硬化　大约有 15% 视神经炎患者最终出现其他多发性硬化的症状。对患有视神经炎患者，进行体感诱发电位检查，可以发现亚临床病灶。当临床出现中枢神经系统其他部位损害，提示多发性硬化诊断时，应进行视觉诱发电位的检查，以检测出亚临床性损害病灶。约 40% 多发性硬化患者视觉诱发电位 P_{100} 潜伏期延长，但并没有视神经炎的病史。事实上所有患视神经炎的患者，其患侧的 P_{100} 潜伏期均延长，即使绝对潜伏期正常，两侧波间潜伏期差也是异常的。

3. 肿瘤　影响到视觉通路的肿瘤通常是由于对视神经和视交叉的压迫。视野障碍在各眼之间可以不同，但视觉诱发电位始终是异常的，视敏度与视觉诱发电位之间没有相关性。视觉诱发电位的异常可以是绝对潜伏期或相对潜伏期延长，也可以表现为波形或波幅变化。潜伏期的变化较波形和波幅的变化更可靠。肿瘤影响到后视路时，很少出现视觉诱发电位异常。在患有偏盲的患者，全视野棋盘格翻转刺激通常是正常的。

4. 假性脑瘤　假性脑瘤患者可出现颅内压增高，但脑结构并没受到损害。如肿块或阻塞性脑积水，如果高颅压没有得到及时有效治疗，可造成视神经损害，如果治疗有效，视觉缺失症状可以得到改善，如果颅内压持续增高，可导致视神经持续性损害。大多数患有假性脑瘤患者的视觉诱发电位正常，少数在视觉损害早期出现诱发电位异常。但诱发电位并不作为颅内压的监测手段。

5. 功能性疾病　在怀疑功能性视觉缺失时，可以用视觉诱发电位做出评价。正常视觉诱发电位可以反映视觉通路的完整性，闪光刺激的正常视觉诱发电位仅提示到外侧膝状体的视觉传导通路正常，但并不能排除皮质盲，应采用半视野刺激来确定功能性视觉障碍。

6. 眼球和视网膜病变　许多眼球和视网膜病变可以导致视觉诱发电位异常，但不作为这些疾病的诊断手段。在青光眼患者，视觉诱发电位可出现潜伏期延长及波幅降低，但视觉诱发电位正常并不表明眼压正常。

7. 皮层性失明　在一些优势半球病变导致的皮层盲，视觉诱发电位检查可以为正常。采用小棋盘格刺激，可检测出异常的视觉诱发电位，但并不作为临床常规应用。

三、脑干听觉诱发电位

脑干听觉诱发电位是由脑和听神经对声音刺激后产生的复合性电位，波形主要成分起始于脑干。脑干听觉诱发电位主要用于评价患者患有听力降低或怀疑脑干病变时，尤其对听神经瘤检测，是一种灵敏和经济的检查方法。

（一）脑干听觉诱发电位临床应用

在听觉诱发电位，主要分析 I ～ V 波的波形及潜伏期、波间期。因此，应首先确定 I 波和 V 波。 I 波是由听神经远端部分所产生，一般在刺激后 2ms 左右出现， III 波是由上橄榄核至外侧膝状体的投射纤维所产生。 V 波是产生于桥脑至中脑的投射纤维，一般出现在刺激后 6ms 左右，随着刺激强度降低， V 波最后消失。各波潜伏期较波幅更为重要，主要测量 I 波、 III 波、 V 波潜伏期及 I ～ III 波和 III ～ V 波的波间潜伏期。 I 波潜伏期延长多见于听神经远端损害，但并不多见于听神经瘤。 III 波潜伏期延长提示听神经近端至桥脑内侧受累，病变可能为听神经或脑干病变，但常见于听神经瘤。 III ～ V 间潜伏期延长，提示病变位于桥脑至中脑之间。

I ～ III 波和 III ～ V 波间潜伏期延长，提示病变影响到双侧脑干、桥脑末端以上或桥脑末端及听神经，多见于桥脑病变。

I 波消失， III 波、 V 波正常，提示周围听力损害，不作为桥脑末端听力传导损害的评价。 I 波消失，伴有 III 波、 V 波潜伏期延长或波形消失，提示病变部位在听神经至桥脑末端的传导性损害，但是由于缺少 I ～ III 波间潜伏期，对客观听力评价比较困难。

如果 III 波消失， I 波、 V 波正常， I ～ V 波间潜伏期延长，损害可存在于从听神经至中脑的任何部位。

V 波消失， I 波、 III 波正常的情况并不常见，但如果出现，则提示病变位于桥脑以上的听觉传导通路，同时应伴有 III ～ V 波间潜伏期延长。

（二）特殊疾病的听觉诱发电位的改变

1. 听神经瘤　脑干听觉诱发电位对大多数听神经瘤诊断是非常敏感的。在早期，听觉诱发电位可以正常，当肿瘤较大时， I 波后的各波形可完全消失。

2. 脑干肿瘤和中风　大多数脑干内肿瘤患者的脑干听觉诱发电位均为异常，特别是当桥脑受累时，通常为 III 波、 V 波消失和 I ～ V 和 III ～ V 波间潜伏期延长。

在脑干梗死时，大多脑干听觉诱发电位异常，少数病例的脑干听觉诱发电位可正常，但诱发电位波幅降低。50% 影响到后循环的短暂性脑缺血，脑干听觉诱发电位潜伏期可以正常，约 50% 脑干血液供应恢复后，听觉诱发电位可恢复正常。

3. 多发性硬化　对临床怀疑患有多发性硬化的患者，脑干听觉诱发电位没有视觉诱发电位和体感诱发电位敏感，脑干听觉诱发电位的异常表现为 V 波波幅降低及 III ～ V 波间潜伏期延长。大多异常为单侧。脑干听觉诱发电位不能区别脱髓鞘疾病与肿瘤及脑梗死。

4. 昏迷和脑死亡 如果脑干听觉诱发电位Ⅰ波后的波形完全消失，则可判断为脑死亡。大约10%脑死亡患者可记录到完整的Ⅱ波，因为Ⅱ波是由听神经颅内段所产生，当Ⅱ波存在时，评价脑死亡应结合临床其他体征及脑干诱发电位其他波形的变化。

5. 其他各种疾病 在患有脑膜炎、维生素 B_{12} 缺乏、癫痫、酒精中毒及糖尿病时，脑干听觉诱发电位可以出现各自不同的异常改变。

（付伦姣）

第三节　肌电图

肌电图是记录运动单位电位的一种方法。根据记录结果，可以鉴别疾病时不同失神经支配状态，用于区别神经性疾病与肌源性疾病及肌病的分型。肌电图检查常用的电极有表面电极和针电极。针电极又包括单极针电极、同芯针电极和单纤维针电极等。

单极针电极除针尖裸露外，均全部绝缘隔离。绝缘物质通常采用聚合塑料，针电极的尾端与多股导线连接到信号放大器。单极针电极记录时需要一个参考电极，因此，要将一个盘状或金属电极安放在所记录肌肉的皮肤表面。同时在记录电极的上端安置接地电极。

同芯针电极是由一根细线芯与一个套管组成的皮下针电极。线芯被完全绝缘，与套管壁完全分离。在记录针电极斜面暴露出的针芯由环氧树脂固定，针芯和套管分别与导线连接，套管作为记录电极的参考电极，检查时需要安放患者接地电极。

肌电图信号通常由视觉和听觉观察来分析。临床检查时，必须实时观察屏幕上显示的肌电图信号，并通过扬声器监测声音信号。有经验的临床医生常常在观察到信号以前首先听到异常信号。信号音量对于记录电位电压频率变化是非常好的提示。

肌电图记录分析包括下列参数指标：

（1）插入电活动。

（2）静息电位。

（3）单个运动单位电位。

（4）大力收缩时运动单位募集状态。

在患者完全放松状态下记录插入电位和静息电位。记录单个运动单位电位时，让患者做轻度自主收缩，检查者的手应放置在患者主动肌对侧，判断患者用力方式和程度，并防止针电极移动。最大用力收缩时观察运动单位募集状态，应将患者肢体固定，避免由于移动产生伪差。

一、正常肌电图

（一）插入电位

正常插入电位活动是由多个肌纤维的动作电位发放所组成。持续时间一般少于500ms，爆发后立即终止。

有时出现类似于纤颤和正相波的电位活动，多为单个肌纤维的活动电位，通常随着电极移动停止而消失，并不是异常电位发放。

（二）静息电位

正常肌肉在放松时并不出现自发电位。持续性的运动单位活动有时会被误作为自发电位活动。在确定为异常自发电位活动之前应观察患者是否完全放松，有时肌肉的静息状态会被拮抗肌收缩所激化。

（三）运动单位电位

让患者做轻微收缩，激活少量运动单位，每次记录一个运动单位电位。运动单位电位的波幅高低，与运动神经轴突所支配的肌纤维数量和记录电极与肌纤维的距离有直接关系。正常单个运动单位电位的波幅应在200mV以上。大多数运动单位电位为双相或三相，如果多相电位超过15%，则可考虑异常。

运动单位电位时限一般少于10ms，个别肌肉稍长，但不超过15ms。

（四）募集状态

当随意肌收缩增加，收缩力加大，运动单位快速发放，所有运动单位被激活，扫描基线消失，此时的状态称之为完全募集。

二、异常肌电图

（一）插入电位

（1）插入电位活动增加：当针电极移动停止后，电位发放持续存在。提示电位过度发放，同时常伴有时限延长。

（2）插入电位活动消失：针电极插入移动时，所有电活动减少，常见于肌纤维的功能丧失。在周期性瘫痪患者，由于肌纤维兴奋性降低，可以出现插入电位减弱，但更多见的是由于记录电极的性能不佳所造成。

（二）自发电位活动

1. 纤颤电位 纤颤电位是因单个肌纤维膜电位不稳定而去极化所产生的肌纤维动作电位，电位发放频率具有随机性。

2. 正相波 正相波是不同于纤颤电位的单个肌纤维动作电位，电位起始点首先是一个正相波，然后回返至基线。有时在正相波之后跟随一个较小负相波，但主波是正相波。与纤颤电位一样，发放频率具有随机性。正相电位与纤颤电位相同，同为肌病时出现的失神经电位活动。对于产生机理，认为与记录电极的位置有关。双相纤颤电位的产生，是由于肌纤维动作电位通过细胞外的负相成分增加所致。

3. 束颤电位 束颤电位是单个运动单位的自发性电活动。束颤电位的发放频率是各异的，可见于正常人和慢性失神经支配，更多见于运动神经元疾病。如果没有其他慢性失神经电位表现，束颤电位并不作为异常诊断指标。病理性束颤通常表现为多相和不规则发放，一般发放频率间隔为3.5s，而非病理性发放，其间隔为0.8s。

4. 肌强直发放 肌强直发放是单个运动单位不自主重复高频发放，通常发放频率为30～40Hz/s。检查时，可见皮下肌肉颤抖和高低起伏。肌强直电位可见于多种失神经病变，但常见于多发性硬化、脑干胶质瘤、放射性神经丛病变、Guillain Barré综合征、多发性神经病。

5. 肌强直样发放 肌强直样发放是肌纤维的重复性发放。可由针电极移动、膜结构异常和联合去极化所触发。发放频率的衰减变化声音类似于轰炸机俯冲"投弹"声。肌强直性发放产生的机制，可能是由于氯离子传导异常。氯离子主要存在于细胞外液，在动作电位结束时，钾通道开放和钠通道的关闭使膜电位复极化。钾外流是对动作电位短暂性超极化的反应，当钾恢复到基线时，膜电位为正常去极化。正常情况下，氯离子浓度维持膜电位正常阈值。当氯离子浓度降低时，去极化导致钾通道失活，再一次产生动作电位。

肌强直性发放常见于强直性肌营养不良、先天性肌强直、先天性副肌强直及高钾型周期性瘫痪。在患有炎性肌病或代谢性酸中毒患者，尽管临床没有肌强直症状，但肌电图检查可以见到肌强直样发放。

（三）异常运动单位电位

1. 神经性病变的运动单位电位 见于急性失神经支配、神经再生前及运动单位减少。残存的运动单位具有基本正常功能。因此，除非是完全性失神经支配，否则运动单位电位常表现为正常。通常失神经支配的肌纤维由临近残存的神经轴突芽来支配，由于残存的运动单位轴突支配的肌纤维数量增加，记录的运动单位电位较常规记录的电位波幅要大。代偿支配的肌纤维与原始支配的肌纤维并没有激活同步，所以运动单位电位表现为多相电位和时限的增加。高波幅、长时限、多相电位增加是慢性失神经支配的主要特点。

2. 肌病性运动单位电位 在患有肌肉疾病时，肌细胞膜电位不稳定，导致运动单位电位变化。一些肌纤维发生不可逆性去极化及神经肌肉传导活性减少，导致运动单位电位波幅降低。同时，由于在肌肉病变时，肌纤维数量减少和残存受损肌纤维同步活动产生了运动单位的短时限多相电位，为肌肉疾病时常见的病理性运动单位电位。肌病性运动单位电位有时称之为短棘波、低波幅群多相电位。相似的运动单位表现有时也出现于一些失神经支配的患者，特别在早期神经末梢传导的不同步。

（四）异常募集状态

募集状态减少提示功能单位的降低。单个运动单位的快速发放构成了运动单位募集状态，募集状态减少多见于轴突和脱髓鞘性神经病变所导致的运动轴突传导降低。

（五）病理干扰相

病理干扰相是由众多低水平运动单位收缩所产生，见于典型肌肉病变时。这些单位产生的募集状态虽然是低波幅，但仍无法分辨基线。

（六）神经传导速度测定

神经传导速度是指冲动在单位时间内通过神经的距离，以 m/s 表示。

神经传导时间，又称之为潜伏期，是指从刺激开始到动作电位出现的起始时间，它包括神经－肌肉接头传递耽搁时间及肌膜冲动传导时间。由于冲动经过神经全长时，在近中枢端的神经纤维较粗，传导速度较快，在神经远端纤维变细，传导速度较慢。因此，其传导速度不同。

在神经干近端和远端两点刺激，去神经－肌肉接头传递延搁影响，可以精确测定运动神经传导速度。常规神经传导速度测定，是应用各种不同方波脉冲刺激神经后记录神经传导速度。采用标准的方波脉冲，时限为 0.1 ~ 0.2ms。有时也应用长时限宽脉冲或短时限脉冲。长时限宽脉冲刺激可能产生过强电流强度，激活作用电极附近几毫米范围的神经轴突，因而导致对正常反应波的辨认缺少精确性。所以长时限宽脉冲仅在当大刺激后，记录不到最大反应时才考虑采用，但对所得到的结果应做出谨慎判断。刺激最大输出电压因仪器不同而各异，通常为 250V。短暂的直流电脉冲并不损伤神经组织和皮肤。

（七）经传导速度测定

记录电极放置在被检查神经所支配肌肉的中点，参考电极放置在远端。

刺激神经后，在肌肉记录到一个复合性肌肉动作电位（CMAP），它是多个肌纤维的总和电位，有时称之为 M 反应。如果记录电极放置的位置不正确，记录的复合性动作电位主负相波倾斜之前产生一个正相电位，使潜伏期的测量比较困难。刺激电极同样是由作用和参考电极组成，一般放置在所检查神经的表面皮肤，在负极下面的去极化最大，通常朝向远端的记录电极。患者接地放置在同侧肢体刺激与记录电极之间。电极安放好后，开始进行重复刺激，采用 1Hz 脉冲；刺激强度从 0 开始，逐渐增加刺激强度，直到 CMAP 波幅不再增加时，再增加刺激强度 25%，获得最大 CMAP 波幅。

（八）潜伏期测量

起始点或从刺激到 M 波的波峰，并测量 M 波的峰值电压。然后将刺激电极上移到神经近端，不需要逐渐增加刺激强度，一般刺激 1~2 次，记录结果与远端刺激记录的波形相同。如果记录的波形发生衰减或波形变化，应增加刺激的强度，以确信波形变化并不是由于刺激激活的不完全。测量近端 M 波反应的潜伏期与波幅，并测量远端刺激点与近端刺激点之间距离，根据下列公式计算出神经传导速度。

$$神经传导速度（CV）= \frac{距离（D）}{远端潜伏期（PL）-近端潜伏期（DL）}$$

（九）经传导速度测定

感觉神经传导速度较运动神经传导速度的测定更为方便。由于感觉神经并不像运动神经存在神经传递的突触耽搁，因此，只需要一个刺激点。采用指环电极刺激正中神经和尺神经，刺激和记录电极都放置在感觉神经部分，在手指分布的是这两个神经的纯感觉分支。

感觉神经传导速度可以采用顺向性传导测定，也可采用逆向性传导测定。两种方法记录的感觉神经传导速度，由于容积传导在几何上的不同而略有差异。一般建议采用顺向性传导记录，因为只需刺激兴奋少量神经纤维，所产生的刺激伪差小。在顺向性刺激记录不到的情况下，才考虑应用逆向性刺激记录。

感觉神经传导速度测定，由于记录的复合神经动作电位（CNAP）波幅低，并且不规则，必须采用平均技术将其从背景噪声电活动中分离出来。尤其是老年患者和患有周围神经病变时，如果没有平均叠加技术，无法确定感觉神经电位。刺激时逐渐增加刺激电压强度，直到感觉神经电位（CNAP）出现。当刺激强度逐渐增加，而波幅不再变化时，锁定并测量电位潜伏期和波幅，同时测量由刺激点与记录点之间距离，依据下列公式计算出传导速度：

神经传导速度（CV）＝距离（D）/潜伏期（L）

感觉神经电位的起始潜伏期和峰潜伏期均可作为计算传导速度的参数，对快纤维传导的测定，采用起始潜伏期更为精确，因此作为首选方法。

在近端神经根损害性疾病，感觉神经传导速度有时可以是正常的，特别在撕脱伤时，由于神经纤维损伤是在神经根节和脊髓之间，而神经节与周围神经之间的连接是完好的，周围神经的感觉传导速度并不受影响。

（十）神经传导速度异常

1. 传导速度减慢　无论运动或感觉神经传导速度低于正常值的3SD，则提示传导速度异常，多见于周围神经的髓鞘病变。轴突性神经病变也可以导致神经传导速度减慢，但一般不超过正常低限5m/s。多发性神经病可出现神经传导速度减慢，特别是在神经远端，单个神经病变出现神经传导速度减慢仅见于单神经的个别节段。传导阻滞是选择性神经节段传导速度减慢。多节段神经传导阻滞可见于 Guillain-Barré 综合征，慢性炎性脱髓鞘多发性神经病及多灶性运动神经病。

2. 远端潜伏期延长　远端潜伏期延长多见于脱髓鞘性神经病、神经肌肉传递障碍及肌纤维的膜功能丧失。实际上最多见的是脱髓鞘病变和神经远端压迫性损害。

3. 电位波幅降低　CMAP 降低，提示功能性肌纤维数量减少，运动单位数量减少或肌纤维兴奋性受到损害。常见于运动神经病、轴突变性和肌病。感觉神经电位波幅降低则提示感觉神经轴突减少。在正常人感觉神经电位波幅有很大差异。因此，感觉神经反应电位的波幅变化并不单独作为疾病诊断指标。如果病变明显影响到波幅，通常感觉神经传导速度也减慢。

4. 波形离散　波形离散常见于神经脱髓鞘病变。在患有脱髓鞘病变时，并不是所有神经轴突传导速度都减慢，但神经冲动发放同步减少可产生波形离散。轴突变性时，由于继发性脱髓鞘而导致波形离散。

5. 脊神经刺激　直接刺激脊神经用于评价神经近端周围神经节段传导功能。

采用针电极直接刺激不仅可以测定 C_8 节段脊神经传导速度，也可以刺激其他神经根及马尾神经来测定周围神经传导功能。应用电刺激器或磁刺激器在神经根表面进行刺激，更多的是采用针电极直接刺激神经根，避免患者对高压电刺激的不舒服感，同时与磁刺激相比较，对深部神经刺激得到的结果更可靠。

刺激 C_8 神经根后，可在其所支配的任何一块肌肉记录到 CMAP 动作电位。

常规选择由下臂丛及尺神经组成部分所支配的小指展肌记录，对诊断近端嵌压综合征非常有意义。当刺激脊神经记录的反应异常时，应对所有神经节段进行检测，以确定确切病变损害部位。

（十一）F-波

F-波是测定由刺激点到近端运动轴突传导功能的一种方法。常规刺激运动神经时，产生的动作电位不仅顺向传导到肌肉，同时也逆向传导至运动神经元。逆向传导的电位抵达躯体使树突去极化，并传回到轴丘，使其去极化。由此，一个新动作电位产生并返回至肌肉，动作电位激活运动终板，产生肌纤维动作电位，这个反应波，即为F-波。记录F-波的电极位置与记录运动神经传导速度相同，刺激电极的位置可以放在神经远端或近端，但刺激电极的负向应朝向脊髓。主要分析F-波潜伏期和确定反应波的存在与消失。

F-波潜伏期是神经冲动传导到脊髓和反馈到肌肉的传导时间总和，因此，近端神经传导速度可以通过下列公式计算得出：

神经传导速度 = 2 × 距离/F 潜伏期 − M 潜伏期

疑有周围神经病变时，应用 F − 波检查，对照近端和远端传导状态，尤其是近端的神经病变，如 Guillain − Barré 综合征、慢性感染性多发性脱髓鞘神经病等周围神经脱髓鞘病变时，远端和近端 F − 波潜伏期均延长。在 Guillain − Barré 综合征早期，F − 波的异常最为明显。在神经轴索、神经根和神经丛病变时，F − 波潜伏期大多正常。严重轴索病变时，由于继发性脱髓鞘病变，可以导致 F − 波潜伏期延长。在脱髓鞘性神经病变时，由于传入和传出动作电位离散，F − 波可消失。

（十二）H − 反射

H − 反射是牵张反射的电生理表现方式。当牵张肌肉叩打肌腱时，肌梭被激活，并传递冲动到脊髓，H − 反射部分是由脊髓的单突触连接所产生，而大部分是由相应节段和高节段的多突触传导通路所产生。

H − 反射通常在下肢腘窝刺激神经，由腓肠肌记录。当逐渐增加刺激强度，大约在30ms首先出现一个反应波，即 H 波。随着刺激强度增加，H 波潜伏期逐渐缩短，同时 M 波出现，并逐渐增高。进一步增加刺激强度，H − 反射则消失。正常 H − 反射潜伏期不应超过35ms，两侧相差不大于1.4ms。H − 反射潜伏期延长或消失，多见于脱髓鞘和神经轴突病变，也可用于 S_1 神经根病变的诊断。

（周延华）

第四节　脑磁图

脑磁图（magnetoencephalography，MEG）是集低温超导、生物工程、电子工程、医学工程等21世纪尖端科学技术于一体，直接探测大脑神经功能活动的最新技术。脑磁图技术使人类研究大脑的复杂功能、治疗脑部疾病的能力达到了新的境界。

一、MEG 的发展历史

脑磁信号测量是一个相当新兴的科学前沿，直到20世纪60年代后期，随着超导物理学和低温技术的发展，对脑磁信号的测量才成为可能。David Cohen 博士于1968年在美国麻省理工学院 Francis Bitter 磁场研究所，采用2万圈的普通线圈作为磁场探测器，以特殊的平均法，首次对脑磁信号进行了直接测量，检测出大脑 α 节律磁活动。1972年，超导量子干涉仪在 MEG 探测器中的使用极大促进了生物磁学的发展。初期的 MEG 传感器装置只有单一信道，在探测脑功能信号时须不断移动传感器探头，其检测过程费力耗时，检测结果重复性差，以致无法进行精深的脑功能研究或推广到临床应用中。随着计算机技术的飞速发展和各种应用软件的开发，医学影像学的信息采集和处理也得到迅速发展。MEG 的设计发生了从单通道到多通道，从局部到整头的质的变化。20世纪80年代 MEG 由单信道发展成37信道传感器装置，并始用于癫痫诊断和一些脑功能方面的研究。而1992年发展的头盔式122导脑磁测量系统，使检测过程只需要经过一次测量就可采集到全头的脑磁场信号，是 MEG 发展中的又一个里程碑。目前，传感器阵列的信道总数已达到306个，且具备抗外磁场干扰系统，可同时高速采集整个大脑的瞬态数据。MEG 已从实验室阶段走向系统化、仪器化和临床应用。

二、MEG 的基本原理

人体磁场可分为由生物磁性物质产生的感应磁场、生物电流产生的磁场以及侵入人体内的强磁性物质产生的剩余磁场。其中第二种即为产生脑磁场的磁源，脑内神经细胞活动时细胞内外的带电离子流动即形成内源性电流，其周围就会产生相应生物磁场信号。MEG 只能测量出平行于头皮表面的电流产生的磁场。MEG 磁场主要来源于大脑皮层锥状细胞树突产生的兴奋性突触后电位。单个神经元所产生的磁场非常小，但只要数个细胞同步活动即可产生集合电流形成与电流方向正切的脑磁场。该磁场可穿透脑组织而到达头部之外形成脑磁信号。如在整个头部外表面设置一组紧密排列的脑磁传感器，利用

SQUID 即可检测到脑磁信号，经过计算机的数据分析与处理，将获得信号转换成脑磁曲线图，并与MRI、CT 等解剖影像信息叠加整合，即可确定脑内信号源的精确位置和强度，形成脑功能解剖学定位，准确反映出脑功能瞬时变化状态。

三、MEG 设备组成及检测方法

MEG 设备的基本构成包括浸在液氦中的多通道 SQUID 探头，用于滤波的电子器件，屏蔽外界磁场的屏蔽室以及完成磁源定位及可视化的工作站。

四、脑磁场测量装置

现代化的传感器设计，将金属铌制成的超导量子干涉仪（superconducting quantum interference device，SQUID）与梯度计（gradiometer）和磁场强度计（magnetometer）耦合在一起，成为一个能把磁场变为电流，电流变为电压信号的低噪声、高增益转换器。这些元件排列安装在充满液态氦的头盔样的杜瓦（dewar）容器里，其底部有检测磁束的接收线圈与 SQUID 相连，在低达 -270℃ 的温度下工作，在超导状态下线圈的电阻完全消失。这样的组合系统能检测远小于一个磁通量子的磁场变化，足以测量出大脑皮质中枢神经活动所产生的磁场。被检测者头部伸入杜瓦桶底部，以测量脑磁场的变化。

五、外界磁场屏蔽装置

由于脑神经细胞产生的磁场极其微弱，最大的神经磁信号如癫痫棘波只有数 pT（$1pT = 10^{-12}T$，Tesla 为磁场强度单位，简称 T）。地球磁场和环境噪音比癫痫棘波强 $10^6 \sim 10^8$ 倍。因此为排除周围环境的电磁干扰，使 MEG 系统达到稳定的最佳工作状态，必须安装由多层金属铝和铁镍合金板叠合在一起的高导电、高导磁材料制成的磁屏蔽室，分别排除低高频干扰。检查时屏蔽室完全封闭，声、光、电等刺激均由刺激器在室外产生后，由室壁上的小孔送入屏蔽室内。为监测患者，室内装有经特殊消磁处理的照明和摄像设备。

六、信息综合处理系统

工作站通过运行不同的采集程序控制检测过程，并将测量结果储存。数据后期处理阶段通过计算机专用软件对获得的信号进行分析、计算，并结合其他解剖影像数据实现磁源定位显示。刺激系统在采集工作站的控制下对患者进行体感、听觉、视觉等刺激，以适应不同检测的需要。其主要处理过程涉及磁源性影像（magnetic source imaging，MSI）技术。现代最先进医学影像技术，如计算机断层扫描（CT）、磁共振成像（MRI）、正电子发射断层扫描（PET）、功能性磁共振成像（fMRI）、单光子发射计算机断层扫描（SPECT）等，可以提供清晰的大脑神经解剖结构或功能图像，但时间分辨率都很低，只是静止的图像。而 MSI 技术即是将这些先进影像技术所显示的解剖功能影像与 MEG 融合在一起的成像技术。在做以上检查时，只需将 3 个定位线圈固定在两耳和鼻根处作为标记，把 MEG 高时空分辨率的偶极子三维定位图，重合 3 个标记，叠加在 CT、MRI、PET、fMRI、SPECT 的图像上，能实时合成在解剖结构中活动的功能图像。

七、MEG 研究的内容

分析 MEG 数据的目的是为了确定神经活动源的时间和空间位置。通常，产生神经兴奋的跨膜电流处被近似为三维空间的一个无限小等效电流偶极子。在计算过程中，由已知电流源来推算球面各处的磁场强度分布，称为正向问题。相反，已知头皮（相当于球面）各处的磁场强度分布（MEG 数据），再反推电流源的空间位置，则称为反向问题。早在 1853 年，Hehnhotz 就证明了利用导体外的磁场数据无法唯一确定导体内的电流分布。所以从本质上讲，脑磁反向问题是不确定的，其解具有非唯一性，必须在满足条件的解集中通过施加一定的限制条件来得出合理的解，这是脑磁反向问题研究中的重要工作。

— 69 —

八、MEG 的检测内容

（1）对自发异常波的检测：MEG 可以检测病理状态下大脑神经元细胞群的异常放电。对发作性异常波（如癫痫发作间期的棘波）的阳性率要较脑电图高许多，并可对异常波的发生源进行精确定位。

（2）体感诱发磁场（SEFs）：检测原理与体感诱发电位类似，但可对所得诱发磁场的发生源位置，即对躯体感觉中枢进行定位。常用刺激部位上肢为正中神经、尺神经；下肢为股神经、胫神经。刺激强度一般为 10mA 左右，刺激电流的磁场会对测量产生干扰，故一般将刺激装置安装在屏蔽室外，使用特殊的屏蔽导线将刺激电流引入屏蔽室内。刺激正中神经可记录到 M_{20}、M_{35} 和 M_{60}，其发生源在初级体感中枢"手区"。

（3）听觉诱发磁场（AEFs）：AEFs 是由听觉刺激诱发产生的脑磁场，其刺激装置也安装在屏蔽室外，通过管道将声音传入室内，一般使用纯音或纯短音，刺激时程约数毫秒。AEFs 可根据潜伏期长短分为短潜伏期（小于 12ms）、中潜伏期（12～50ms）、长潜伏期（大于 50ms）。其中，短潜伏期 AEFs 起源于脑干水平，信号较弱；中潜伏期 AEFs 有 M_{30}、M_{50} 两个成分，起源于初级听觉皮层；长潜伏期 AEFs 包含 M_{100} 和 M_{200}，大部分成分起源于初级听觉中枢，即双侧颞横回。

（4）视觉诱发磁场（VEFs）：视觉刺激装置也是安放在屏蔽室外，利用投影仪、屏幕或光导纤维传送图像，常用闪光或翻转黑白格刺激模式，其磁场发生源通常定位在双侧距状裂的外侧底部。VEFs 随黑白格增大而波幅增大，潜伏期缩短。

（5）事件相关磁场（ERF）：对 M_{300} 研究的比较多，近年的研究表明，M_{300} 的发生源位置与所处理的任务或作业有关，不同的作业，发生源的位置不同。

九、MEG 的优势

（1）极高的灵敏度：脑磁图可准确捕捉到来自大脑极其微弱的电磁场信号，并进行相应的处理分析。

（2）极高的时间分辨率：是目前所有神经科学仪器中最高的时间分辨率技术，可以准确地测定神经生理活动的次序性，分辨原发病灶、继发病灶。

（3）极高的空间分辨率：将 MEG 信号重合到 CT 或 MRI 图像上，重合精度达 2mm 以下，由此得到如癫痫病灶等特定区域的准确定位。

（4）完全无侵袭性，测量系统本身不会释放任何对人体有害的射线、能量或噪声，MEG 测量装置不需固定在患者头部，测量前对患者无须做特殊准备，所以准备时间短，检测过程安全、简便，对人体无任何不良反应。

（5）相对于 EEG 不受大脑外层的组织（如颅骨和头皮）影响。

（6）相对于 PET 和 fMRI 不需进行条件不同的测量数据的相减。

十、MEG 的缺点

（1）反向问题的非唯一性阻碍了数据的解释，即相同的脑磁场表现可有不同的原因。

（2）要求被测对象的头部在记录过程中保持不动，这样对于不能配合的患者就受到限制；而不能在癫痫患者发作时进行测量，特别对于发作次数较少的患者，有价值的信息被大大压缩。

（3）测量必须在一个磁屏蔽环境中进行。

（4）MEG 系统成本高，购入及安装需 250 万～300 万美元，而且日常维护费用高昂，仅每年的液氦消耗就需要约合 30 万人民币，每次检查的收费也很高，既影响了医院购买设备的积极性，也很大程度上限制了患者进行此项检查的比例和使用的范围。

十一、MEG 的应用

MEG 以及基于 MEG 的 MSI 技术是对解剖和功能检测的互补和结合，能为临床和科研提供精确实时的三维神经功能定位解剖图，可以动态观察和追踪大脑神经活动起源和传导通路，从而在多个领域有着广阔的应用前景。

1. 在神经系统疾病中的临床应用　脑血管病、轻度脑外伤、偏头痛、癫痫、酒精中毒、突发性耳聋、耳鸣、痴呆、帕金森病、抑郁症等患者，MEG 可检测到病变处有低于 6Hz 脑磁活动，称为异常低频磁活动（abnormal low frequency magnetic activity，ALFMA）。检查时，嘱患者保持清醒闭目状态，发现波形频率低于 6Hz 及幅度在 200～400fT，可判定为 ALFMA。其定位不如癫痫的尖波、棘波和诱发磁场那样准确，常提示病变区有广泛持久的功能异常。

2. 癫痫诊断及手术前定位　随着癫痫外科的发展，越来越多的药物难治性癫痫可以接受手术治疗。癫痫手术前诊断的主要目的，是确定可经手术切除的大脑皮层致痫病灶，达到从根本上消除癫痫发作，而同时又可避免留下严重后遗症。以往主要是依据患者的临床表现、神经电生理以及影像学检查来进行致痫灶定位，需综合调用无侵入性头皮脑电图（EEG）、皮质脑电图、MRI 和功能性 MRI（fMRI）等技术，定位困难、检查程序繁琐且价格昂贵。脑和头皮的不均匀性严重影响无侵入性脑电图的检测记录，而 MRI 仅可对 20% 左右的癫痫患者定位致痫灶，即使是作为临床癫痫灶定位"金标准"的术前侵入性硬膜下皮层电极 EEG 以及术中皮层电极或深部电极 EEG 检查，虽然准确性较高，但检查花费高和损伤、感染可能性大，有时得到的结果也模棱两可。其他脑功能成像技术，如 fMRI、PET 和 SPECT 等，因时间分辨率低而无法测量高速变化的大脑神经活动如癫痫放电。因此有相当数量的难治性癫痫因无法定位致痫灶而得不到适当的手术治疗。相比之下，MSI 极高的时间分辨率足以采获与大脑神经活动相关的高频信息。而由于脑磁场在穿透脑和颅骨时不受任何影响，所以在头皮外记录到的磁场信息可用来对脑内活动做出精确的定位和定性。MEG 可以探测到皮层直径小于 3mm 的癫痫灶活动，分辨时相可达 1ms，是目前最灵敏的无创性癫痫定位方法，且可区分癫痫病灶与其镜像源。癫痫发作时，在脑内与病灶的对称位置处可出现一个镜像源，该源比病灶的发放在时间起点上落后 17ms，峰值延迟 20ms 左右。在手术时只需损毁病灶，镜像源即随之消失，所以 MEG 定位对病灶与镜像源的区分具有重要价值。此外，有时癫痫发作启动区域可远离影像学病灶，单纯切除影像学病灶往往疗效欠佳，而 MEG 则有利于定位癫痫发作的启动区域，为该类癫痫患者的治疗提供定位依据。

综上所述，MEG 对癫痫灶定位精确，是癫痫灶手术治疗前定位的重要手段。有研究表明，MEG 对颞叶、顶叶、枕叶的病灶诊断价值较大，而对于前颞深部中央病灶如海马萎缩则需利用蝶骨电极触发 MEG 信号以提高诊断准确性。

3. 脑梗死的超早期诊断　在脑梗死的超早期，CT、MRI 尚未出现影像学变化以前，MEG 检查病灶部位即可表现为 ALFMA，提示为可逆性的脑功能受损，其发生源为影像学上的缺血半暗带，且范围随缺血半暗带的变化而变化。ALFMA 可作为脑缺血早期的一个预警信号，用于脑梗死的超早期诊断。如及时治疗，尽早地给予溶栓药物使动脉再通，则可以恢复，预后良好；如 M20、M35 诱发反应波明显降低或消失，则提示为不可逆的脑功能受损，预后不良，对应于影像学的缺血灶。

4. 脑梗死的神经功能缺损程度判定　MRI 和 CT 可提供组织损伤的部位，但不能提供受累组织的功能状况。PET 及 SPECT 测定的是损伤区的血流状况及血糖、血氧的变化，而间接反映其功能，只有 MEG 可直接反映脑组织功能状态，确定脑缺血造成的组织功能损伤的范围和程度。脑梗死患者往往伴有运动、感觉或语言功能障碍，可通过脑诱发磁场波幅和潜伏期的变化，估算出功能受损程度。而治疗前后对比可以得出疗效和治疗方法的优劣。

5. 大脑功能性损伤的测定　轻度的创伤性颅脑损伤如脑震荡 CT、MRI 检查常无阳性发现，但患者常有明显的神经生理障碍，表现为头痛、头昏、恶心、认知下降、个性改变等症状。MEG 可在受损区探查到 ALFMA，患者的 ALFMA 也会随症状的改善而减少或消失，是脑功能可逆性损伤的一种标志，为临床治疗方案的选择和恢复程度的评估、疗效的观察提供了一个客观的指标。MEG 也可在其他影像检查常无阳性表现的 TIA 患者中发现明显的 ALFMA。

6. 用于帕金森病（Parkinson's Disease）　目前 MEG 在帕金森病的应用较少，一项对 11 例帕金森患者的 MEG 研究发现，N_{100m} 和 P_{50m} 峰顶潜伏期左耳侧明显延长，认为可能是由于纹状体的单侧损害所致。另有研究表明帕金森病患者 MEG 半球间 AEFs 的 M_{50} 和 M_{100} 潜伏期差值明显延长。

7. 用于多发性硬化　Kassubek 等用 MEG 对 8 例多发性硬化患者进行电磁活动的定位检查，结果在病灶附近发现局灶性异常活动，而正常对照组则无此 MEG 改变。

8. MEG 在神经精神疾病中的应用　随着 MEG 在脑功能区定位的发展及研究，MEG 已成为神经精神疾病早期诊断和指导治疗的一种重要手段，其主要应用于以下几个方面。

（1）通过 MEG 的变化早期诊断某些引起痴呆症状的神经精神疾病：有研究发现在 Alzheimer 病的早期 MEG 所有的波段信号较正常对照降低。MEG 对 Alzheimer 病的早期局部皮质活动分析发现，相对于对照组的额中央区最大值，Alzheimer 病患者绝对低频磁频率明显增高，而高频率值在枕颞区明显下降。另有一项联合 MRI 和 MEG 的研究表明了 Alzheimer 病与海马萎缩有关。

（2）监测胎儿的神经发育状况：X 线和 B 超测不出胎儿的神经功能状态，CT、PET、SPECT 的放射线的计量以及 MRI 的超强磁场对于成人是安全的，对胎儿却有潜在的危险。而 MEG 可以完全无创性检查胎儿神经系统的各种功能，以明确胎儿在出生前是否有脑瘫、先天性失明、先天性聋哑以及智力发育障碍等疾病，从而提高生育质量。胎儿脑磁信号比成人信号要微弱，混有胎儿和孕妇心磁信号的干扰，胎儿的头部有时在运动，因此测量有一定的难度。胎儿 MEG 测量一般在怀孕 22 周时就可进行产前诊断。

（3）小儿精神疾病：MEG 适用于小儿精神疾病的诊断及鉴别诊断，如视听功能障碍、学习障碍、朗读障碍、注意力障碍、智力障碍、孤独症等，有利于早期预防及实现这些病症的早期治疗和症状的长期改善。

（4）成人精神疾患：精神病患者很难发现大脑解剖结构异常，可作为精神病疾患的客观神经生理学指标也很缺乏，医生常苦于没有客观灵敏的用于检测精神病的方法。近期研究表明，MEG 可用于精神病的早期诊断分型、预后和治疗的客观评估。如 MEG 对精神分裂症的研究发现，用听觉诱发磁场和 MSI 与正常人群比较，M_{50}、M_{100} 的双侧半球的非对称性消失，甚至颠倒，并有性别差异，男性精神病患者主要是左侧大脑功能异常，女性患者则相反。另外，MEG 发现孤独症患者存在癫痫样放电、频谱异常以及 ALFMA，根据 MEG 的定位可能是小脑和海马功能异常。

（5）动态指导治疗：神经精神疾病的治疗方案比较个性化，需要多次调整才能达到最佳疗效，通过 MEG 在治疗中的动态观察，可以尽早确定最佳治疗方案。

9. 脑功能区定位　由于个体间脑解剖结构存在着差异，以及肿瘤性病变等病灶与重要功能区关系密切或侵犯重要功能区时，常造成脑重要功能区的识别困难，所以在神经外科手术中常面临损伤这些区域的危险。因此需对病灶周围重要功能区进行准确定位，以便指导神经外科医师在保留脑重要功能区的基础上最大范围地切除病变组织，提高患者术后生活质量。传统术前确定功能区是以影像上的解剖标记如脑沟等来推断，但当功能区附近或本身肿瘤、脑软化瘢痕等引起该区皮质变形移位时则难以完成。术中皮质刺激进行皮质功能区定位是获得脑电生理学资料最直接的方法，但其不足之处为：不能术前评估，延长手术时间，容易引起感染。因此术前非创伤性脑功能区准确定位是比较理想的方法。已有用 fMRI 确定中央沟的报道，但测定的是脑血流血氧动力学变化，肿瘤性病变后异常血管会影响定位的准确性。而通过联合 MEG 脑诱发磁场技术以及 MSI 可获得脑功能区的准确定位，可应用于初级体感皮质、初级听觉皮质、运动皮质、语言皮质以及视觉皮质的定位，并且可评估所定位区域的脑功能是否正常，分辨病变区与皮质功能区的关系，以及动态观察手术前后的脑功能区变化。世界上一些著名的医疗中心已开始利用 MEG 做术前功能定位图（pre - surgical functional mapping，PSFM），以帮助神经外科医生正确制定手术方案，选择手术入路、术中切除范围以避免损伤重要功能区。对于有些不适合做手术的患者，MEG 的功能解剖定位还可用于伽马刀等放射治疗。

10. MEG 与导航技术的结合在神经外科的应用　MEG 结合新型导航技术在微创神经外科有广阔的应用前景。在神经外科显微导航系统中，MEG 和 MRI 的功能图像信息叠加成 MSI 的 3D 合成图像资料作为虚拟数据，手术显微镜视野下患者脑图像作为真实数据，根据骨及皮肤上的标志计算机将二者重叠对齐。虚拟图像上有病变区和周围重要功能区的定位标志以及事先制定好的手术路径标志。该导航系统能帮助外科医生按事先编排的手术程序省时省力地完成高精度微创手术，同时将功能区定位图像结合在其中，也提高了手术安全性。

11. MEG 在基础科研中的应用　　MEG 是神经科学领域的新工具，可用于各种基础研究。对大脑的各种功能进行无创性解剖学定位，对人脑的特殊功能进行研究。如各种味觉、嗅觉的诱发磁场的研究，酸痛麻胀感觉的中枢神经变化，对丘脑、小脑及深部脑组织功能的深入研究以及神经重建和适应性的研究。还可进行神经精神高级活动的研究。如情感变化，喜怒哀乐的机理，睡眠和梦境的功能，认知、记忆、判断、注意、语言、学习及信息处理功能等高级大脑活动。另外还可用于新特药开发及药理和药效的研究。

（周延华）

第四章

神经痛

国际疼痛研究协会将由于神经系统原发性损害所引起的疼痛定义为神经病理性疼痛，其中多数为周围神经病所致，依原发损害发生在神经内的位置不同，神经病理性疼痛主要可来源于周围和中枢两类。神经痛系指以沿某周围神经通路及其分布区疼痛为主要特征的一种临床综合征，乃由于周围神经根、神经节、神经丛、神经干或其分支的原发性或继发性损害而起。至于各种局部病变刺激末梢感受器所产生的局部痛、内脏病变时所出现的牵涉痛，以及中枢神经系统病变侵及感觉传导通路或皮层中枢所引起的中枢性痛等，则均不属于神经痛的范畴。

第一节　神经痛的解剖、生化基础

一、周围神经系统的解剖

周围神经系统是中枢神经（脑和脊髓）以外的神经成分，该系统包括脊神经根组成的脊神经、脑干腹外侧发出的脑神经（嗅神经和视神经除外）及自主神经，广泛分布于头面部、躯干、四肢及内脏，并可形成神经网络彼此联系。

（一）疼痛感受器和初级传入纤维

一般认为，痛觉感受器就是薄髓 $A\delta$ 纤维和无髓的 C 纤维的游离神经末梢，前者主要感受快痛，后者感受慢痛。各种高强度的机械、化学、温度刺激均可兴奋 C 纤维的游离神经末梢，因此，又称其为"多型伤害性感受器"。感受器的功能活动受邻近其他感受器状态以及脑干的下行性调控的影响，痛觉感受器的敏感度还受局部血液供应和组织内环境的理化变化的影响。

近年来发现一类特殊的 C 纤维伤害感受器，在生理状态下对常规的伤害性刺激不反应，但在组织炎症时，可产生强烈的持续性反应。有人将这种感受器称为"寂静性感受器"，这类感受器分布普遍，占 C 类传入纤维的20%～50%。在炎症状态下，这类感受器对各类机械刺激变得敏感，甚至连关节的运动都能导致其持续性强烈发放。

躯体性组织器官的痛觉初级传入纤维主要存在三叉神经和脊神经内。内脏组织器官的痛觉初级传入纤维经由下列途径传入中枢：①经舌咽神经、迷走神经传入脑干孤束核和三叉神经脊束核。②经交感神经、脊神经传入脊髓。③经盆神经传入腰骶髓。

内脏传入神经全部由细纤维组成，其末端除形成游离末梢之外，还未发现其他类型的特定感受器，解剖学还不能将伤害性、非伤害性的内脏传入纤维完全区分开。

（二）疼痛在中枢神经系统中的传导途径

1. 躯体痛的中枢传导途径　躯干和四肢的躯体痛二级神经元位于脊髓后角，向高位中枢传递伤害性信息的神经元分两类：①只传递伤害性信息的特异性伤害感受神经元。②对伤害性、非伤害性刺激均起反应的非特异性伤害感受神经元。头面部躯体痛的二级神经元位于脑干三叉神经核。

（1）新脊髓丘脑束（图4-1）：后根内痛觉纤维进入脊髓，在后角换元后，二级纤维经中央管前交叉到对侧，在前外侧索集中上行，抵达丘脑腹后外侧部腹侧基底复合体〔包括腹后外侧核（VPL）和腹后内侧核（VPM）〕，细胞腹尾侧核，后核组。

（2）旧脊髓丘脑束（图4-1）：在新脊髓丘脑束深层上升，在脑干网状结构、中脑被盖、导水管周围灰质等处中继或终止，换元后传至丘脑板内核群、下丘脑、边缘系统等。该束纤维分布弥散，长短不一。其功能与痛反应及痛觉调制有关。

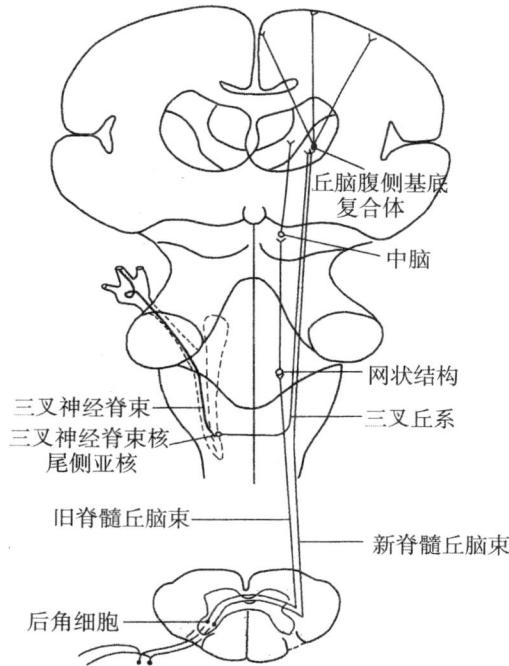

图4-1　脊髓丘脑束及三叉丘系

（3）脊髓颈束（图4-2）：该束起自脊髓后角，沿外侧索的背内侧部上行，在脊髓第1~2颈节外侧颈核中继后，投射到丘脑腹侧基底复合体，进而继续上行至大脑皮质感觉区，其功能与痛觉调控有关。

（4）三叉神经脊束核（图4-1）：头面躯体痛觉信息经三叉神经传到此核，此核自三叉神经主核向下延续到脊髓胶状质，包括吻侧核、极间核和尾侧核。三叉神经的痛觉、温度觉、触压觉传入纤维在脊束核外侧集中下行，形成三叉神经脊束，传导痛觉的纤维终止于尾侧核。发出的二级纤维交叉至对侧，上升至丘脑核团。

2. 内脏痛的传导途径　尚不十分明确，提出的可能途径包括以下几条（图4-3）。

（1）经脑神经传递的内脏信息传导通路：由舌咽神经、迷走神经传递的内脏伤害性信息传至孤束核。解剖学与生理学研究均证明孤束核向臂旁核有纤维投射，经臂旁核（parabrachial nucleus，PBN）中继后投射到丘脑的腹侧基底复合体、下丘脑、杏仁核。电生理学也证明，腹侧基底复合体有半数以上的神经元对内脏刺激起反应。

（2）经脊髓传递的内脏信息传导路：Willis 对大鼠进行在体电生理研究发现，VPL、薄束核、突触后后索神经元均可因结肠、直肠的伤害刺激而呈现强烈的动作电位发放；毁损后索则大大降低前两类神经元对伤害的反应强度，而突触后背束（PSDC）神经元可以因电刺激薄束而被逆行激活，说明突触后背束（PSDC）-薄束核（NG）-腹后外侧核（VPL）有可能是盆内脏伤害性信息的重要传导通路。其后的形态学研究印证了生理学的发现。因此，通过后索传递的伤害性信息有两条纤维通路：DRG-PSDC-NG-VPL 和 DRG-NG-VPL。临床实践证明，切断后索能有效缓解盆腔脏器的癌痛。经交感神经传入的胸腹腔脏器的伤害性信息，在脊髓中继后可经脊丘束上传到臂旁核或直达丘脑腹外侧核（VPL）等处。

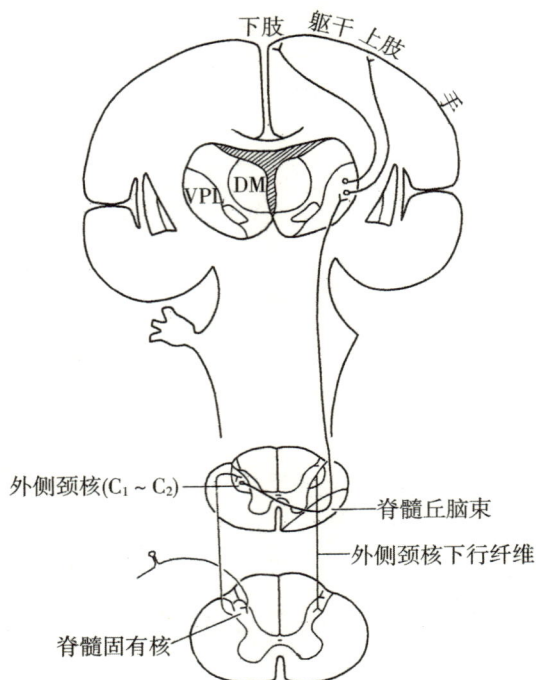

图 4 - 2　脊髓颈束

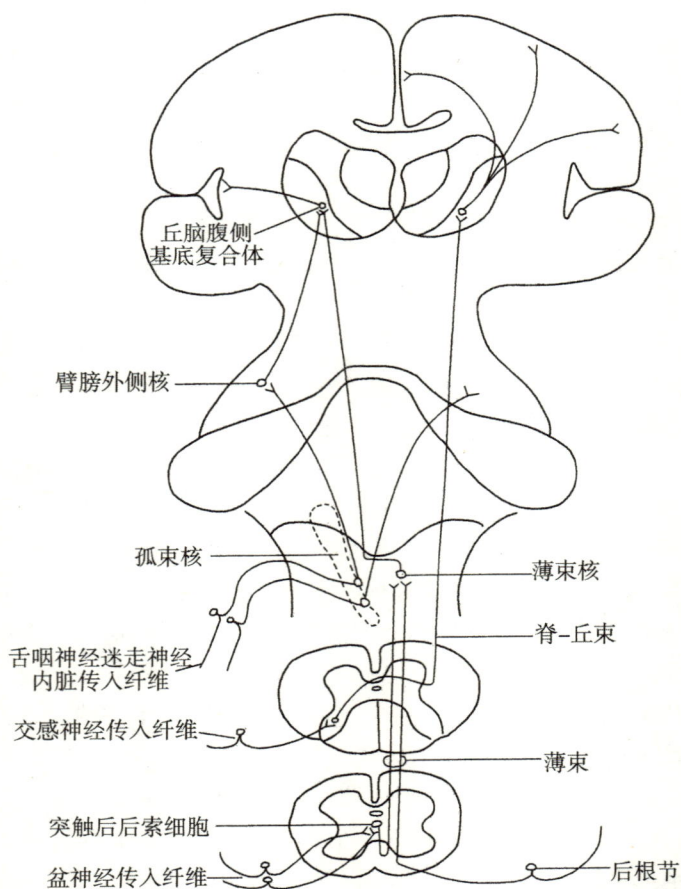

图 4 - 3　内脏痛觉传递通路

（3）内脏痛的皮质中枢：大脑岛叶很早以前即被证明与内脏信息的感知有关，胃肠道机械性感受器的激活可以引起此区神经元的强烈发放。辣根过氧化物酶（HRP）顺行和逆行追踪研究证实岛叶与丘脑腹侧基底复合体存在着纤维联系，但这种联系是否与内脏伤害性信息的感知有关，有待进一步深入研究。

大脑皮质在疼痛中的作用：痛信息传至大脑皮质广泛区域，在皮质形成意识；皮质对疼痛有定位、定性、调节、记忆等功能，但直接刺激大脑皮质并不引起痛觉。由此看来，大脑皮质对痛觉的主要作用表现为"分辨作用"。

二、疼痛的调节

（一）神经痛的生化基础

仅有神经纤维分布尚不足以引起疼痛，要引起疼痛感觉，必须有神经介质即疼痛物质的参与。目前，已较明确证实的疼痛物质有 2 种：①炎症介质：各种炎症介质如组胺、缓激肽、前列腺素以及它们的中间产物，在低浓度时可引起瘙痒，在高浓度时则可引起疼痛。②氢离子（H^+）：体内氢离子的浓度决定了局部酸碱度的高低。H^+ 浓度越高；pH 值越低，酸度越大，越容易引起疼痛。

疼痛的调节有两个基本生理机制：一是由传入性冲动产生的外周调节机制，另一个则是中枢下行调节系统，其主要的中枢位于脑干，由延髓、脑桥、中脑三者组成。即是说，疼痛的产生，主要决定于刺激神经纤维的不同种类和中枢的功能结构特征，即目前较为流行的闸门控制学说（图 4-4）。该学说认为细纤维的兴奋可以打开"闸门"，让疼痛性神经冲动通过；粗纤维兴奋则使"闸门"关闭，将疼痛性神经冲动的传递阻断。此外，中枢控制系统下行性冲动也能以突触前抑制的方式来控制这个闸门的开关。当中枢传递细胞的冲动发放达到并超过阈值时，即能引起作用系统活动。所谓作用系统，是指接受中枢传递细胞发出冲动的较高级中枢结构，包括感觉分辨和反应发动两个系统。感觉系统产生痛的感觉，反应发动系统产生痛的反应。一般情况下，两种控制形式是联合进行活动的。

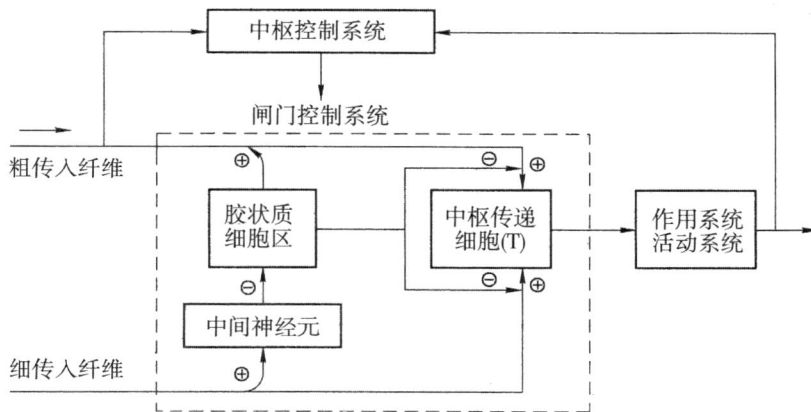

图 4-4　闸门控制学说

（二）疼痛的内在抑制

已有研究证明，人脑内存在着阿片受体及其内源性配体，此类配体的释放，可减轻疼痛的程度。至于为什么同样程度的疼痛刺激会引起不同个体的不同痛反应，除其他因素外，还与内源性阿片类物质的产生量相关。

（周延华）

第二节　神经痛的分类和各种神经痛

一、分类

1. 根据疼痛部位分类

（1）脑神经痛：以三叉神经痛最常见，诸如舌咽、喉上神经痛和一些非典型性神经痛（植物神经痛）均少见。

（2）脊神经痛：以腰骶神经痛（坐骨神经痛）、颈胸神经痛（臂神经痛）与颈枕神经痛最为多见，而其余的脊神经痛以及因交感神经干、神经节和富有交感纤维神经损害所致的植物神经痛等，则比较少见。按其病变的解剖部位又可进一步分为根性、丛性和干性三种，其中绝大多数是根性脊神经痛，而且多与脊椎病有关。

2. 根据病因分类

（1）原发性神经痛：系指原发于周围神经的病变，主要是间质性神经炎及病因暂时尚未明确者，除三叉神经痛外，临床较少见。

（2）继发性神经痛：由于周围神经通路受邻近组织病变损害而起病，临床多见。

3. 根据疼痛的性质分类

（1）刺痛或锐痛：其特点为定位明确，疼痛感觉的形成及消失均十分迅速，常不会引起明显的情绪反应，又称为快痛或第一痛。其多被认为与外周神经中的 δ 纤维传导有关。

（2）灼痛：又称慢痛或第二痛。它的特点是定位不太明确，而且疼痛往往难以忍受。痛觉的形成比较缓慢，常常在受到刺激后 $0.5 \sim 1.0$ s 才出现。去除刺激后，还要持续数秒钟后才逐渐消失，常伴有心血管和呼吸等自主神经功能变化，并一过性地影响思想情绪。其多被认为是由于外周神经中的 C 类纤维活动所致。

（3）钝痛：此种性质的疼痛是躯体深部组织和（或）内脏器官受到伤害性刺激时所产生。通常呈持续性，并且部位固定，有时伴有烧灼感。但是疼痛的性质很难描述，感觉定位差，痛源（痛觉产生部位）很难确定。常伴有明显的内脏和躯体反应，并可引起较强的情绪变化。对这种性质的疼痛，目前普遍认为两种神经纤维均参与其中，即外周神经中的 δ 纤维和 α 纤维。

二、各种神经痛

（一）枕神经

枕神经痛是指发生于头部和颈后的一种发作性疼痛，系由枕大、枕小或耳大神经本身的炎症、损伤，或者由于其他疾病刺激、压迫该神经引起。

1. 解剖基础

（1）枕大神经：由 C_2 神经的后支纤维所构成，通过颈 $1 \sim 2$ 椎体之间出椎管，分布于枕后和顶部的皮肤（图 4－5）。

（2）枕小神经（颈 C_2，C_3）：由胸锁乳突肌后缘穿出至皮下，继而上行并分布于枕外侧部、乳突及耳前后侧面的上部分皮肤。枕小神经司这些区域的感觉。

（3）耳大神经（C_2，C_3）：在枕小神经的下方出胸锁乳突肌后缘，分布于下部分耳郭的前后侧、乳突及腮腺区皮肤，其末梢与枕大、枕小神经相吻合。

2. 常见原因

（1）颈椎病变：如炎症、肿瘤等。

（2）椎管内病变：如上颈髓肿瘤、枕骨大孔内肿瘤、蛛网膜炎。

（3）枕部病变：如环枕部脱位、颅底凹陷症、环枕融合、枕部韧带或关节损伤、骨折等。

（4）其他：呼吸道感染、风湿病、糖尿病及酒精、铅中毒等。

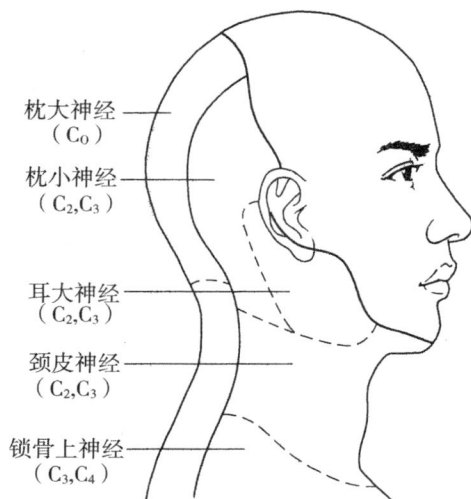

图 4 – 5　枕神经分布

3. **临床表现**　多呈针刺或刀割样放射性痛，主要位于一侧的枕下及乳突后，并向枕上、耳及顶部放射，甚至可波及前额与眼眶区。疼痛常呈发作性出现，或自发或因旋转头部，尤其是向对侧旋转而被诱发，其他的头颈部活动或咳嗽、打喷嚏等亦可诱发或加剧疼痛。多数患者在疼痛间歇期仍感到患区钝痛。体检时常见颈肌紧张乃至强迫头位，患侧的枕大神经出口处枕小神经（胸锁乳突肌上端后缘）有压痛。

4. **诊断及鉴别诊断**　根据疼痛的部位、特定区域压痛等，枕神经痛可诊断，但需注意对其病因进行鉴别，临床以继发性枕神经痛较多见：

（1）感染：发病较急，常与受凉关系密切，且疼痛范围较广泛。

（2）骨关节病：多于紧张劳动、外伤后出现，部分为在慢性基础上突然加重，并且疼痛比较局限，头颈部活动和位置对疼痛的程度具有较大影响。其中颈椎病的发病年龄多较大，并常并发有慢性颈痛和僵硬、眩晕、颈枕部跳痛、臂痛或麻木等其他颈椎病的表现。

（3）畸形：多有较特殊的外貌特征，且常在青少年时期发病。

（4）其他：如结核、肿瘤等，常出现双侧性枕神经痛，且颈椎的局部压痛较显著。

（二）面神经痛

临床所见的面神经痛表现为两组异质性症状。其一为短暂的、发作性的剧痛，疼痛多局限于受累神经的分布区内，又称典型面神经痛；其二表现为疼痛部位较为广泛，并非局限于受累神经的分布区，且疼痛持续时间长，呈灼烧样痛或不适感，并常伴有自主神经症状，如膝状神经节痛、鼻睫神经痛、疱疹后神经痛、颈交感神经节损害所致面痛及血管神经节面痛等，其产生原因主要为自主神经受损，又称非典型面神经痛，现将膝状神经节痛介绍如下：

1. **解剖基础**　膝状神经节是面神经的一个组成部分，即中间神经的神经节，位于颞骨岩部的面神经管内。面神经是混合性神经，其本身相当于运动根，中间神经近似感觉根（内含副交感纤维），膝状神经节则相当于脊神经的后根神经节或三叉神经的半月节。中间神经感觉纤维的细胞体即位于膝状神经节内，其中枢突经中间神经如脑干，传导外耳部痛温觉者终止于三叉神经脊束核，传导面部深感觉者进入三叉神经中脑核；周围突则主要加入岩大浅神经和岩小浅神经，另有少量纤维随面神经主干出颅到达外耳，并与迷走神经耳支共同传导一部分外耳道、鼓膜和耳郭的一般感觉。

2. **病因**　该病多由于病毒尤其是疱疹病毒感染神经节所致，也可因颅底骨折、动脉瘤、周围组织感染致该神经节及其感觉纤维受损所引起。

3. **临床表现**　膝状神经节痛是一种发作性撕裂样疼痛。疼痛位于耳的深部，向耳郭放射。偶尔疼痛呈慢性逐渐起病，持续性钝痛，其中伴短暂锐痛。膝状神经节痛可伴随同侧眶部、鼻腔及面部弥散疼痛。触摸外耳道前壁或鼓膜可以激发疼痛。如伴随带状疱疹感染，可以在外耳道、耳郭及口腔发现疱疹。疱疹在 4d 内消退。另外还可并发面瘫、听力下降、耳鸣或者眩晕。

4. 诊断与鉴别诊断　耳部疼痛原因众多，鉴别诊断须做详细病史采集和检查。必要时请耳科医生协作诊断。中耳炎、急性外耳道炎、颞下颌关节活动障碍等易鉴别，其他疾病如鼻咽癌、外耳道囊腺癌、茎突过长都可能导致耳部痛。鉴别时对耳部痛觉传入神经的解剖须有足够的了解。Ⅴ、Ⅶ、Ⅷ、Ⅸ、Ⅹ 对脑神经和第2、第3脊神经后根都有神经末梢在耳部分布。枕神经痛则不宜与膝状神经节痛相混淆。迷走神经痛少见，疼痛部位主要在咽部及颈部，有时疼痛部位不典型，可以在甲状软骨膜处用利多卡因阻滞喉上神经，如疼痛缓解说明是迷走神经痛。

（三）三叉神经痛

三叉神经痛是脑神经疾病或神经痛疾病中较常见的一种神经痛。以面部三叉神经分布区内出现反复发作性触电样短暂而剧烈疼痛为其临床特征。本病多发生于 45 岁以上的中老年人，女性发病多于男性。

（四）肩臂神经痛

肩臂神经痛指构成肩臂部神经的颈胸神经根、臂丛或其各周围神经干，由于不同原因而受损（原发性或继发性损害）所产生的上肢疼痛的总称，是一个以臂痛为主要表现的临床综合征。本征群比较常见，在各脊神经痛当中，其发生率仅次于坐骨神经痛之后居第二位。

1. 解剖基础

（1）颈神经：颈髓共有 8 对颈神经，颈神经根较短，几呈水平方向离开脊髓向椎间孔伸延，但在下颈部则稍向尾侧偏斜，神经根亦相应变长。C_1、C_2 神经位于关节突的后外侧，其余均介于后关节前面和钩椎关节之间。每一颈神经在出根间孔后亦皆分出前支、后支和脊膜支，并有来自椎旁交感神经干的灰交通支加入。由于大部分颈髓的侧角并无交感神经细胞，因而可能除 C_8 神经根外，其余各颈神经根内均无交感神经的节前纤维及其所组成的白交通支。$C_1 \sim C_4$ 神经的前支组成颈丛，而 $C_5 \sim T_1$ 神经前支则组成臂丛。

（2）颈椎旁交感神经干：颈交感神经干位于颈脊柱前外侧交感神经节的数目变异较大，每侧 $2 \sim 4$ 个，颈上和颈下神经节一般恒定，而颈中及颈中间神经节常缺如。

（3）臂神经丛：位于锁骨上下，由经椎旁直至腋窝下界之间的区域内，主要由 $C_5 \sim T_1$ 神经的前支组成。组成臂丛的各脊神经由相应的椎间孔穿出后，经中、前斜角肌间隙向下逐渐集合，横越第 1 肋骨上到达腋区。在锁骨上窝先合并为三个干，至锁骨下上、中、下三干又各分为前、后股，进而夹腋动脉形成三束，最后在腋下区重新组合形成上肢的各周围神经。其中，由上、中干前股形成的外侧束分出肌皮神经和正中神经外侧部，下干前股组成的内侧束分出正中神经内侧部、尺神经及上肢内侧皮神经，而由三干后股合成的后束则延续为桡神经及腋神经。这些神经支配上肢的运动及感觉。此外，臂丛尚发出肩胛背神经、肩胛上神经、肩胛下神经、锁骨下神经、胸前神经及胸长神经等而分布于肩胛带的肌肉。

2. 病因

（1）根性肩臂神经痛：指组成臂丛的 $C_5 \sim T_1$ 神经根由于原发性或继发性损害所产生的疼痛综合征。其中绝大多数系由这些神经根的继发性病变而致，并且常为 $C_5 \sim T_8$，尤其是 C_6、C_7 神经根受累，而 T_1 神经根损害则少见。常见病因包括：①颈椎病变：最常见于颈椎病，如颈椎间盘突出、颈椎骨关节韧带退行性变、钩椎关节骨刺形成，是引起根性肩臂神经痛的最常见原因。其他如各种感染性脊椎炎、颈椎损伤、颈椎肿瘤及颈椎畸形等，亦可导致神经根的继发性损害。②颈脊髓脊膜病变：如颈髓肿瘤、脊髓空洞症、脊髓蛛网膜炎、硬脊膜周围炎等，在病程发展阶段可产生根性肩臂神经痛。③颈胸神经根炎症，如感染性多发性神经根神经炎、血清性多发性神经根神经炎、中毒或变态反应性炎症，可累及胸神经根而致痛。

（2）丛性肩臂神经痛：由于不同原因致使臂神经丛损害而产生的疼痛综合征。在临床上，易与颈胸神经根病相混淆。其实，两者的症状虽相似，但其发病原因却有很大的区别：如颈胸神经根病常因颈椎及椎管内病变所引起；而臂神经丛病则主要由锁骨上、下窝的各种病变所致。因此，有必要将两种疼痛综合征分开，以利于病因诊断及治疗。

引起丛性肩臂神经痛的常见病因：①臂丛损伤：为较为常见的病因。如刺伤、肋骨颈部骨折、肩关节脱位、锁骨骨折以及新生儿产伤、剧烈牵拉手臂、头固定时臂部过度运动或臂固定时头部过度运动等，均可引起臂丛损伤。②胸廓出口异常：如颈肋、第1肋骨畸形、前斜角肌异常、锁骨下动脉病变等，可致臂丛受压而致痛。③肿瘤与淋巴结病变：如肺上沟肿瘤可侵犯臂丛，颈根部及锁骨上、下窝的淋巴结肿大可刺激或压迫臂丛。④肩关节炎与肩关节周围炎：偶尔可侵犯部分的臂丛而产生肩臂神经痛。⑤感染、中毒与变态反应性臂丛神经炎症，单独侵犯臂丛的原发性臂神经丛炎极为少见，多因臂丛周围组织的炎症扩散受累。

（3）干性肩臂神经痛：指上肢某周围神经干的原发性或继发性病变所产生的疼痛综合征。但须注意，上肢的桡神经、正中神经和尺神经较易受损，但引起神经痛者少见。大多以运动功能受损为主，明显的神经痛症状主要见于正中神经损害。常见病因包括：①周围神经损伤：如刺伤及神经干附近的骨折或脱位等。正中神经损伤可发生于肱骨髁上骨折、前臂骨折腕关节骨折或脱位。②局部受压：如正中神经在腕横韧带下的腕管内受压。即可产生腕管综合征。③周围神经肿瘤：如神经鞘瘤、神经纤维瘤等。④周围神经炎症：感染、中毒或变态反应性单神经炎。

3. 临床表现

（1）根性肩臂神经痛：多表现为单侧的单根或少数神经根受损症状，常于颈部扭伤、紧张劳动或受凉后急性或亚急性发作，病程较长，可反复发作。疼痛为最主要的自觉症状，起初为间歇性短期发作，之后可逐渐加重并转为持续性。多为某一侧颈根部疼痛，严重时向肩部、臂部以及手指放射，可表现为钝痛、刺痛或灼痛，夜间明显，头颈部活动、咳嗽或用力时加重，常伴有颈部僵硬及局部麻木、寒冷等感觉异常。下颈椎棘突、横突、锁骨上窝可有压痛，且可向臂部乃至手指放射。臂丛神经牵拉试验多为阳性，压头试验、屈颈试验及增加腹压试验等亦可为阳性。感觉、运动及反射障碍一般不明显，少数患者可有根性分布的痛温觉过敏或减退区，肩臂部肌肉松弛、萎缩及相应的腱反射减弱等。另外，部分患者可出现Horner综合征，椎动脉供血不足及脊髓受压症状。

（2）丛性肩臂神经痛：疼痛是患者主要症状，发病初期疼痛多呈间歇性。继而可转为持续性并阵发性加重。疼痛部位开始主要位于锁骨上、下窝的臂丛解剖区域，不久即可扩展至肩后部，并向上臂、前臂及手部放射。性质可呈钝痛、刺痛或灼痛，并可伴有较弥散的酸、沉、麻、冷等异常感觉。上肢外展、上举等牵拉臂丛的动作往往可诱发或加剧疼痛。锁骨上下窝、肩胛冈上方、上肢各周围神经干等处常有明显压痛。臂丛神经牵拉试验常呈阳性。神经功能障碍程度不一，多数较轻，严重者可出现臂丛麻痹。

上臂丛麻痹表现为臂丛上干损害症状：如上肢外侧痛，感觉过敏、减退或缺失，三角肌、肱二头肌、肱桡肌、胸大小肌等麻痹甚至萎缩，肩臂下垂，上臂外展、外旋及前臂屈曲旋后等运动障碍。

下臂丛麻痹表现为臂丛下干受累症状：如前臂内侧及手部尺侧疼痛及感觉障碍，手部无力及手内肌萎缩，可见"爪形手"，常伴有上肢供血不足症状，如手部皮肤发凉、苍白或青紫，桡动脉搏动减弱等。

（3）干性肩臂神经痛：大多数周围神经是混合性神经，内含感觉、运动和自主神经三种纤维，因此它们受损后，即可出现相应部位的周围性运动麻痹、感觉障碍及自主神经功能紊乱等症状。在上肢的神经当中，以正中神经内所含自主神经纤维最丰富，故在其受损后往往发生剧烈的疼痛及显著的神经血管和营养障碍。

正中神经损害的临床表现，依其病因及损害程度不同而异。如该神经部分损伤时，常出现剧烈的上肢灼性神经痛，如于腕管内受压，则主要症状为第2、第3、第4手指麻木、刺痛等异常感及鱼际肌群萎缩。正中神经完全麻痹的典型症状为前臂不能旋前，手屈腕和握举运动无力，拇指、示指不能屈曲，亦不能过伸，拇指不能对掌、外展，鱼际肌群萎缩，拇指呈内收及伸展状，呈"猿手"。常伴有桡侧手掌及三个半手指的感觉障碍。

4. 诊断　肩臂神经痛的诊断步骤包括三步，即是否是肩臂神经痛（定向），根性、丛性或干性肩臂神经痛（定位），由什么原因引起（定性）。诊断需根据病史、临床表现及辅助检查结果做出。

（1）病史：需详细询问疼痛的部位、范围、程度、性质、持续时间、诱发及缓解因素、伴随症状等。

（2）体格检查：需注意观察患者是否有 Horner 征，颈部肌肉有无紧张或萎缩，双臂及双手肌肉有无萎缩或其他营养障碍，辅以臂丛神经牵拉试验、压颈试验等。椎动脉点、枕神经、颈椎间盘等处压痛点检查阳性较具诊断意义。感觉、运动、反射及自主神经检查对于病因鉴别较具价值。

（3）辅助检查：颈椎 X 线摄片、脊髓造影等对于病因诊断具有价值。

5. 鉴别诊断

（1）定向诊断：①肩关节周围炎：多见于老年人。疼痛常局限于肩关节周围，肩关节外展、外旋运动受限较显著。压痛点位于肩关节周围。②肱骨外上髁炎：疼痛为局限性，以肱骨外上髁处为重，旋转前臂、屈腕等动作可诱发或加剧疼痛。肱骨外上髁，尤其内下方压痛较显著。无神经功能障碍征象。③心绞痛：疼痛多始于胸骨后或心前区，继而向肩部及上肢尺侧放射。同时无神经干压痛，发作持续时间较短，常伴其他心脏体征，心电图检查多有异常，服用硝酸酯类药物或休息后疼痛明显减轻。④自主神经 - 血管疾病：包括雷诺病、红斑肢痛症等。多呈发作性，以血管功能性障碍为主，长期反复发作者可能引起血管器质性改变。主要表现为发作性疼痛与麻木，多局限于肢端部位，常伴有局部皮肤颜色及温度改变。病程长者还可出现神经营养障碍。

（2）定位诊断：①神经根病变：疼痛主要位于颈部，压痛点为颈椎棘突、横突，感觉障碍区呈根性分布，伴颈肌紧张，肌萎缩、运动障碍、反射改变及血管营养障碍少见或程度较轻，CSF 可有椎管梗阻及蛋白、细胞数增加。②上臂丛病变：疼痛主要位于肩部，锁骨上窝及神经干有压痛，感觉障碍区分布于肩部和上肢外侧，伴上臂肌紧张，可有肩胛带肌肉萎缩，上臂及前臂无力，肱二头肌反射减弱或消失，血管营养障碍多不明显，CSF 正常。③下臂丛病变：疼痛部位主要位于手部，压痛点位于锁骨上窝及神经干，一般不伴肌紧张，前臂及手部尺侧可有感觉障碍区，前臂屈肌和手内肌可有萎缩，可伴手和手指无力，肱三头肌及桡骨膜反射减弱或消失，血管营养障碍等，CSF 正常。

（3）定性诊断：①根性肩臂神经痛需与颈椎病、颈膨大部脊髓肿瘤、粘连性脊髓蛛网膜炎及脊髓空洞症、颈胸神经根炎等疾病鉴别。②丛性肩臂神经痛需与颈肋、前斜角，肌综合征、锁骨上窝脓肿及变态反应性臂丛神经炎相鉴别。③干性肩臂神经痛需排除腕管综合征、灼性神经痛及周围神经干神经鞘瘤，等疾病。

（五）腰腿痛

腰腿痛是临床常见的综合征，往往呈慢性病程，并严重影响患者的工作能力及生活质量。导致腰腿痛的病因多样，与神经系统相关者以坐骨神经痛最为常见。此外，股神经痛、隐神经痛、股外侧皮神经痛、髂腹股沟神经痛、臀上皮神经痛等也是导致腰腿痛的原因。

1. 坐骨神经痛　坐骨神经通过梨状肌下孔出骨盆后，在股骨大转子与坐骨结节中间偏内下行。至股后部，先由股二头肌覆盖，以后介于股二头肌和内收大肌之间，行至腘窝上角处分为胫神经与腓总神经。有时此两神经亦可有于股中部、股上部或直接由骶丛分出等变异情况。其中胫神经在分出膝关节支和腓肠内侧皮神经后，沿小腿后侧与胫后动脉向下伴行，至内踝后方分为足底内侧神经与足底外侧神经，分布于足底的内、外侧皮肤；腓总神经在腘窝处分出腓肠外侧皮神经后，绕腓骨头转向小腿前外侧，再分为腓深神经与腓浅神经。腓深神经分布于第1趾间背侧皮肤，腓浅神经分布于足背皮肤；腓肠神经由来自胫神经的腓肠内侧皮神经和来自腓总神经的腓肠外侧皮神经吻合而成，分布于足外缘及小趾背侧皮肤。

坐骨神经痛分为以下三种临床类型：根性坐骨神经痛或上段坐骨神经痛——腰骶神经根损害；丛性坐骨神经痛或中段坐骨神经痛——骶丛病变；干性坐骨神经痛或下段坐骨神经痛——坐骨神经干及其分支损害。

此外，J. A. Sicard 及 L. Ramond 将坐骨神经痛分为脊膜神经根炎、神经节神经根炎、神经根炎、神经丛炎及神经炎。

1）病因

（1）根性坐骨神经痛：过去曾认为腰骶神经根病多由感染所致。而近些年研究认为，绝大多数反复发作性坐骨神经痛均由脊椎病所致。换言之，除一些脊椎破坏性病变、椎管内肿瘤以及炎症等以外，一般急性或亚急性发生的腰骶部单神经病或多数单神经病，多为脊椎退行性病变所致，而感染、受凉或过度疲劳等因素，仅对发病具有一定的诱因作用。其病因可分为：①先天性畸形、隐性脊椎裂、椎弓峡部裂与脊椎滑脱、关节突与横突异常（如小关节面异常、横突粗大或钩状畸形）、椎管狭窄等。②压迫与损伤：脊椎病、椎间盘突出症、增生性脊椎炎、黄韧带肥厚等；脊椎损伤：脊椎骨折与脊椎滑脱；脊椎肿瘤：骨肿瘤、转移瘤。③畸形及破坏性脊椎病变：类风湿脊椎炎、感染性脊柱炎（脊柱结核、化脓性脊柱炎）、骨质疏松症等。④炎症：感染、中毒及变态反应性炎症，如脑脊膜炎、脊髓炎、脊髓蛛网膜炎、神经节神经根炎（带状疱疹）、硬脊膜外周围炎、感染性多发性神经根神经炎、血清性多发性神经根神经炎等。⑤脊髓肿瘤：神经鞘瘤、脊膜瘤、转移癌、皮样囊肿等。⑥其他脊髓疾病：脊髓血管疾病、局限性蛛网膜下隙出血、脊髓空洞症、多发性硬化以及某些医源性疾病，如鞘内注射某种药物等。

（2）丛性坐骨神经痛：多为继发性，而原发性感染或中毒罕见。原因包括骶髂关节炎、骨盆肿瘤、骨盆外伤、梨状肌损伤或炎症、盆腔器官疾病（如子宫附件炎等妇科病）等。

（3）干性坐骨神经痛：临床少见，多为坐骨、神经干继发的反应性炎症所致，其中梨状肌损伤最为多见。另外，坐骨神经本身的局限性损伤也可引起干性坐骨神经痛。

2）临床表现：本病男性青壮年多见，单侧为多。疼痛程度及时间常与病因及起病缓急有关。

（1）根性坐骨神经痛：起病随病因不同而异。最常见于腰椎间盘突出，常在用力、弯腰或剧烈活动等诱因下，急性或亚急性起病，少数为慢性起病。疼痛常自腰部向一侧臀部、大腿后、腘窝、小腿外侧及足部放射；呈烧灼样或刀割样疼痛，咳嗽及用力时疼痛可加剧，夜间更甚。患者为避免神经牵拉、受压，常取特殊的减痛姿势，如睡时卧向健侧，髋、膝关节屈曲，站立时着力于健侧，日久造成脊柱侧弯，多弯向健侧；坐位时臀部向健侧倾斜；以减轻神经根的受压。牵拉坐骨神经皆可诱发疼痛，或疼痛加剧，如 Kernig 征阳性（患者仰卧，先屈髋及膝成直角，再将小腿上抬。由于屈肌痉挛，因而伸膝受限而小于130°并有疼痛及阻力）；直腿抬高试验（Lasegue 征）阳性（患者仰卧，下肢伸直，患肢上抬不到70°而引起腿部疼痛）。坐骨神经通路可有压痛，如腰旁点、臀点、腘点、踝点及跖点等。患肢小腿外侧和足背常有麻木及感觉减退。臀肌张力松弛，伸踇及屈踇肌力减弱。跟腱反射减弱或消失。

（2）丛性坐骨神经痛：大多数患者在下腰椎（常为 L_4、L_5）的患侧棘突区有明显的压痛点，且在压迫时疼痛常由局部向该侧下肢放射。有时患侧的臀部坐骨大孔区亦有压痛，臀以下的坐骨神经压痛则一般表现较轻或不明显。常出现直腿抬高试验阳性。在急性期常有痛区感觉异常、过敏，病程较长者，可有感觉减退乃至缺失的现象，大多位于 L_5 或 S_1 的神经根分布区，即小腿和足的外侧部。个别较严重者，可有部分腓骨肌（如伸踇长肌）无力，以及臀部、小腿肌肉松弛和萎缩现象。急性期患侧的跟腱反射正常或亢进，而长期反复发作者，其跟随反射可减弱或消失。

（3）干性坐骨神经痛：起病缓急亦随病因不同而异。如受寒或外伤诱发者多急性起病。疼痛常从臀部向股后、小腿后外侧及足外侧放射。行走、活动及牵引坐骨神经时疼痛加重。压痛点在臀点以下，Lasegue 征阳性而 Kernig 征多阴性，脊椎向患侧侧弯以减轻对坐骨神经干的牵拉。

3）诊断及鉴别诊断

（1）诊断：坐骨神经痛的诊断包括以下三个步骤：是否为坐骨神经痛（定向诊断）；根性、丛性还是干性坐骨神经痛（定立）；引起坐骨神经痛的病因是什么（定性）。医者需要根据详细的病史采集、体格检查及必要的辅助检查做出诊断，病因鉴别十分重要。

A. 病史：需了解患者的一般情况（年龄、性别、职业等），疼痛的部位、性质、范围、程度、持续时间、诱发与缓解因素、伴随症状等。

B. 体格检查：需注意患者的姿势、步态、脊柱活动及肌肉萎缩等情况，并常规进行运动、感觉、反射等检查。压痛点检查对于诊断病变的部位及性质具有重要意义。坐骨神经牵拉试验及其加强试验阳性具有诊断价值。骨盆挤压试验、4 字试验等有助于鉴别诊断。

C. 辅助检查：对可疑脊髓肿瘤、粘连性蛛网膜炎等椎管内病变患者，可进行腰椎穿刺检查。腰骶椎 X 线检查有助于排除骨折、关节脱位及某些腰骶部先天性畸形，必要时可行脊髓碘油造影及 MRI 检查。

（2）鉴别诊断

A. 定向诊断：即判断疼痛是否为坐骨神经痛，因多数的腰腿痛并非由坐骨神经受累所引起，而仅仅在疼痛的部位方面和坐骨神经痛有某种相似之处，应首先加以排除。①肌痛：由肌纤维组织炎所引起，可急性或慢性起病，间歇性病程，其症状常与天气变化有密切关系，疼痛与压痛的范围多较广泛，有时亦可为游走性痛。患区的活动因疼痛往往受限，肌肉紧张、僵硬，偶可触及肌肉硬结节或条索，压迫时较敏感。检查无感觉、运动及反射等神经功能障碍，疼痛并不沿坐骨神经干放射而位于肌肉内。②蜂窝织炎所致疼痛：由于皮下浸润物以及逐渐发生纤维化，则可压迫神经末梢而产生局部疼痛。此种疼痛多位于臀部和大腿，小腿一般不受累，而且通常在活动时出现，范围较广，无自发病。患区皮下有时可触及圆形扁平的浸润结节，质硬，与皮肤粘连，压迫时较敏感，可产生较持续的疼痛。无神经损害的体征。③腰肌劳损：腰部的肌肉、筋膜、韧带及关节囊等软组织可因长期的紧张体力劳动，以致发生慢性损伤，或因急性腰扭伤未愈而转为慢性过程者，实为腰椎退行性改变的一种早期表现。紧张劳动或外伤仅起一定的外界诱因作用。本病的临床特点为长期的腰部酸胀和钝痛，但疼痛并不向下肢放射，清晨起床时较重，稍事活动后减轻，劳累与天气变化对疼痛的影响亦较大。检查时往往腰部活动受限，单侧或双侧的腰背肌紧张、压痛。无神经系统损害体征。④关节痛：髋关节、骶髂关节等病变，如不累及神经丛或神经干时，则可产生单纯的关节痛。但关节痛疼痛及压痛以关节部位最明显，关节向各方运动均引起疼痛，直腿抬高试验时疼痛位于关节区，相应的各种关节试验阳性，无神经损害的体征等。⑤内脏病变所致的腰腿牵涉性痛：某些内脏疾患的疼痛可牵涉至腰腿部，易与坐骨神经痛相混淆。但具有胃肠、胆、胰、肾或盆腔器官疾病史，疼痛及压痛以病灶附近为剧，有原发病的典型症状和体征，无神经体征。

B. 定位诊断：即明确为坐骨神经痛后，判断为根性、丛性或干性坐骨神经痛。①根性坐骨神经痛：疼痛位于腰骶部，沿坐骨神经放射；棘突旁压痛较明显，而坐骨神经干压痛较轻，脐旁及股神经无压痛；直腿抬高试验、交叉直腿抬高试验、屈颈试验等均为阳性；感觉障碍呈根型分布；踝反射可减弱或消失；常伴有脑脊液改变。②丛性坐骨神经痛：疼痛位于骶部，沿坐骨神经放射并可至股前、会阴部；棘突旁无压痛，坐骨神经干压痛明显且常有脐旁及股神经压痛；直腿抬高试验多呈弱阳性，交叉直腿抬高试验、屈颈试验阴性；感觉障碍呈一支以上周围神经干型分布；膝反射及踝反射常有减弱或消失；脑脊液检查正常。③干性坐骨神经痛：疼痛部位位于臀部以下，并沿坐骨神经放射；坐骨神经干压痛明显，棘突旁、脐旁及股神经无压痛；直腿抬高试验阳性，交叉直腿抬高试验、屈颈试验阳性；感觉障碍呈周围神经干型分布；膝反射多正常，踝反射可减弱；脑脊液正常。

C. 定性诊断：即坐骨神经痛的病因鉴别。

根性坐骨神经痛的病因：①腰椎间盘突出：患者常有较长期的反复腰痛史，或重体力劳动史，常在一次腰部损伤或弯腰劳动后急性发病。除典型的根性坐骨神经痛的症状和体征外，并有腰肌痉挛、腰椎活动受限和生理屈度消失，椎间盘突出部位的椎间隙可有明显压痛和放射痛。X 线摄片可有受累椎间隙变窄，CT 检查可确诊。②马尾肿瘤：起病缓慢，逐渐加重。病初常为单侧根性坐骨神经痛，逐渐发展为双侧。夜间疼痛明显加剧，病程进行性加重，并出现括约肌功能障碍及鞍区感觉减退。腰椎穿刺有蛛网膜下隙梗阻及脑脊液蛋白定量明显增高，甚至出现 Froin 征（脑脊液黄色，放置后自行凝固），脊髓碘水造影或 MRI 可确诊。③腰椎管狭窄症：多见于中年男性，早期常有"间歇性跛行"，行走后下肢痛加重，但弯腰行走或休息后症状减轻或消失。神经根或马尾受压严重时也可出现一侧或双侧侧坐骨神经痛症状及体征，病程呈进行性加重，卧床休息或牵引等治疗无效。腰骶椎 X 线摄片或 CT 可确诊。④腰骶神经根炎：因感染、中毒、营养代谢障碍或劳损、受寒等因素发病。一般起病较急，且受损范围常常超出坐骨神经支配区域，表现为整个下肢无力、疼痛、轻度肌肉萎缩，除跟腱反射外，膝反射也常减弱或消失。⑤腰椎结核、椎体转移癌等。干性坐骨神经痛时，应注意有无受寒或感染史，以及骶髂关节、髋关节、盆腔和臀部的病变，必要时除行腰骶椎 X 线摄片外，还可行骶髂关节 X 线摄片、妇科检查以及盆腔脏器 B 超等检查以明确病因。

丛性坐骨神经痛的病因：①骶髂关节炎：痛与压痛主要位于关节区，如继发神经丛损害，可产生坐骨神经痛，但多伴有股神经和闭孔神经等受累表现，4 字试验阳性，X 线检查可见病变。②盆腔疾病：如盆腔慢性炎症所致盆腔粘连可累及腰骶神经丛，表现为腰骶部疼痛，并向下肢放射，但常伴有其他原发病表现。

干性坐骨神经痛的病因：①梨状肌综合征：疼痛位于臀部，下肢旋转时疼痛加剧，并可沿坐骨神经向下放射。可有梨状肌压痛及异常改变。②下肢静脉曲张：表现为久站后疼痛加重，走路或患肢抬高时症状减轻，可见下肢静脉曲张或痔疮。③血栓闭塞性脉管炎：常伴有小腿乏力、足冷等感觉，可测量足背动脉搏动以鉴别诊断。

2. 腰神经痛　系指组成腰丛的脊神经根、神经丛及其各分支损害所产生的疼痛综合征。腰丛由 $L_1 \sim L_3$ 和部分腰 4 神经的前支所组成，大约半数人 T_{12} 神经的部分前支亦加入该丛。腰丛为腰骶丛的上部分，位于腰椎的横突前、腰四方肌和腰大肌之间。其主要分支为髂腹下神经、髂腹股沟神经、生殖股神经、股神经、臀外侧皮神经及闭孔神经。此外，由 $L_1 \sim L_3$ 神经的后支尚组成臀上皮神经。

腰神经痛发病率远较坐骨神经痛为低，其中比较常见的有股神经-隐神经痛、股外侧皮神经痛以及臀上皮神经痛。

（1）解剖基础：

股神经：为腰丛最大的分支，由 $L_2 \sim L_4$ 神经组成，起始于腰大肌后方，沿髂腰肌沟下行，于腹股沟韧带下进入股三角。发出终支包括运动支（支配髂腰肌、缝匠肌、耻骨肌和股四头肌）和感觉支（股前皮神经、隐神经）。

隐神经：为股神经最长的分支，分出后经腘窝管，最终与大隐静脉伴行至内踝及足内缘。支配膝内侧、小腿前内侧及部分足内缘的皮肤感觉。

股外侧皮神经：为感觉神经，始于 L_2、L_3 脊神经后根，终于股前外侧皮肤，司该区皮肤感觉。

臀上皮神经：为感觉神经，有 $L_1 \sim L_3$ 脊神经后支的外侧支发出，分布于臀上外侧至股骨大转子区，司该区皮肤感觉。

（2）病因：引起各种腰神经痛的病因复杂，包括脊椎病、脊髓病变、腰骶部周围神经病变、腰骶部先天性畸形、脊椎与脊髓损伤、脊椎炎症、脊椎肿瘤、腰骶神经周围软组织病变及骨盆与盆腔脏器病变等。

（3）临床表现：主要表现为相应神经支配区的疼痛及压痛，神经牵拉征阳性，病情较重病程较长者常可伴有感觉、运动及反射障碍。

股神经痛：疼痛位于腹股沟区，并向股前、小腿内侧放射，腰部运动及咳嗽等可使疼痛加重；压痛点多位于腹股沟韧带中外 1/3 处、膝关节内侧、内踝及足内缘，股神经牵拉试验可为阳性；常伴有股神经分布区内感觉过敏、异常或感觉减退。

隐神经痛：如损害位于内收肌管内，则表现为股下部和小腿前内侧痛，股下 1/3 内侧隐神经出口处有压痛，常伴有膝内侧及小腿前内侧的皮肤痛觉过敏或减退。

股外侧皮神经痛：表现为股前外侧皮肤疼痛，可伴有各种异常感觉，如麻木、僵硬、刺痒、烧灼感等；压痛点位于髂前上棘内侧或其下方，股前外侧皮肤常有感觉减退。

臀上皮神经痛：主要表现为腰臀部疼痛，范围较为弥散，以髂骨嵴中部附近较明显，并可向大腿后侧扩散，髂骨嵴中部及其上下方常有压痛。

（4）诊断与鉴别诊断：根据病史、临床表现及必要的辅助检查进行诊断，需鉴别的主要疾病因疼痛部位的不同而异。如股神经痛需与髋关节炎及腰大肌炎进行鉴别，股外侧皮神经痛则需注意盆腔脏器病变等。

（六）偏侧肢体痛（丘脑性痛）

偏侧肢体痛表现为偏侧躯体弥散性、自发性灼痛，常伴有痛觉异化、痛觉过敏或减退、感觉异常，以及受累区的神经系统阳性体征。严格地说，其属于中枢性疼痛而非典型的神经痛，但因其症状与神经痛相似，故在此进行介绍。

1. 解剖生理基础　丘脑为巨大的"中央灰质核"，呈卵圆形，左右各一，分别位于两侧大脑半球的下内份。左右丘脑间于中线处被第三脑室所隔。

躯体的多种感觉与感官上行冲动（除嗅觉外）在到达大脑皮层前，均先到达丘脑，丘脑各核借其联系与相应皮质区形成各个功能单位，每一核与相应的皮质区发生关系。

丘脑含多个核团，其中腹后外侧核和背外侧核与躯体感觉密切相关，其内存在着意识性外感受与内感受性通路，接受内侧丘系、脊髓丘脑束及三叉神经丘脑束的传入纤维，并有相应的躯体代表部位，发出纤维投射到顶叶感觉皮质。

丘脑痛产生的确切机制尚不明确，Head 学说认为疼痛系丘脑的释放症状。Lhernutte 学说认为丘脑是一"选择性过滤器"，可留下一些冲动，并让另一些冲动通过而到皮质。当丘脑损害时，则可让强的刺激通过而产生疼痛。

2. 病因　任何导致丘脑腹后外侧核损害的原因均可导致丘脑痛，80% 为脑出血或脑梗死，也可继发于外科手术、肿瘤、外伤或多发生硬化的并发症。大脑脚、脑桥、延髓和丘脑附近的损伤，也可产生类似症状，但疼痛发生在同侧面部和对侧肢体。这些区域最常见的原因为小脑后下动脉闭塞、大脑后动脉或其供应脑干的分支闭塞、延髓出血或延髓空洞症、肿瘤、多发性硬化、外伤和立体定向外科手术。延髓损伤可产生面部疼痛，偶有半球局限性损伤产生中枢性疼痛者。

3. 临床表现　本病多见于 40 岁以上的心脑血管疾病患者，部分患者有卒中史，疼痛多于病后几周至两年内发生。疼痛多累及大脑病变对侧的一侧身体。单独面和头部或头部受累少见（但单下肢较常见），有时为上肢，可包括或不包括头部，最常见的是整个对侧身体或上下肢一起受累，偶见一侧面部和对侧肢体受累（脑干损伤）。疼痛呈自发性持续性灼痛或戳痛，程度不一。大多数患者疼痛发生在皮肤、肌肉或骨骼。整日持续，加剧无明显诱因，亦可由非伤害性刺激诱发，如轻触、冷、热、运动、经皮神经电刺激等，也可因视听刺激（如声、光）、内脏活动（如排尿）而诱发或加剧，或因焦虑和激动加重。常伴各种神经系统的症状和体征，以轻瘫较多见。受损区多有运动障碍和感觉缺失，轻触觉减退。几乎均有感觉异常或感觉过敏，可存在血管运动和泌汗障碍。焦虑和抑郁常见。

4. 诊断及鉴别诊断　诊断主要依据病史、疼痛的部位、特点和伴随症状及辅助检查进行，其中头颅 CT 及 MRI 等影像学检查见丘脑或大脑脚等部位病变较具诊断价值。

如患者表现为半侧躯体疼痛，需要与躯体化障碍鉴别；如疼痛仅限于头部或单个肢体，则应与其他神经系统疾病鉴别。脊髓损伤产生的疼痛不属于本范围。

（七）全身痛

引起全身痛的病因多样，包括感染（病毒、细菌）、中毒、外伤等均可导致持续性或发作性全身痛，其中与神经系统疾病相关的全身痛常见于带状疱疹后神经痛、糖尿病性神经病变及脑卒中、外伤、严重中枢神经系统感染后所致中枢性疼痛。

全身神经痛的临床表现为非特异性，起病可呈急性、亚急性或慢性，疼痛性质可呈刺痛、胀痛、灼烧痛等，程度亦可轻可重，部分患者症状可自行缓解，亦可能需要依赖于药物控制疼痛发作。

其诊断主要依据详细的病史采集，包括感染史、卒中史、外伤史等，结合全身神经痛的临床表现，诊断不难，但病因鉴别及针对病因的治疗尤为重要。

（周延华）

第三节　神经痛的治疗

正确地对神经痛及其相关症状进行评估是指导最优治疗的前提，神经痛的病因诊断及治疗十分必要，必须强调，神经痛"继发于神经病变或损伤"，因此对于所有神经痛患者，只要病因可纠正者，均应首先针对病因进行治疗，再通过药物、物理、手术等治疗疼痛，并同时进行社会、心理治疗等综合治疗，使患者得以获得全面的疗效。目前治疗神经痛的方法众多，包括药物治疗、物理疗法、封闭疗法、针灸疗法、手术疗法和心理疗法等。

一、药物治疗

（一）治疗原则

（1）低剂量开始，每 3 ~ 7d 增量 1 次，直至疼痛缓解 50% 以上或出现不可耐受的不良反应。

（2）尽可能单一药物治疗，如疗效不佳或不良反应太大，则可联合另一种药物（如抗抑郁药联合阿片类药物）。

（3）如疼痛缓解 50% 以上且不良反应可耐受，则推荐长期治疗。对于长期治疗，每 6 个月尝试逐步减药 1 次，并评价其疼痛状态和是否需继续用药，约 1/3 患者不需继续用药，1/3 需低剂量用药，另 1/3 需按原剂量维持用药。

（二）药物种类

近年来基于临床随机试验（RCT）结果：①一线推荐的药物包括某些种类的抗抑郁药，如三环类抗抑郁药（TCAs）、5 - 羟色胺（5 - HT）及去甲肾上腺素双重再摄取抑制剂，钙通道 $\alpha_2 - \delta$ 配体（如加巴喷丁、普瑞巴林）及利多卡因贴剂。②二线推荐应用，而某些特殊情况可考虑一线应用的药物包括阿片类药物及曲马多。③推荐三线使用，而某些特殊临床情况可考虑二线应用的药物包括某些抗癫痫药及抗抑郁药、美西律、N - 甲基天门冬氨酸受体拮抗剂及辣椒碱贴剂。需要注意的是，任何一种药物均需权衡其可能的效果、不良反应及患者的病情、经济状况等采取个体化的治疗方案。

1. 一线药物

1）抗抑郁药

（1）三环类抗抑郁药：通过抑制再摄取而增加突触间隙去甲肾上腺素和 5 - 羟色胺水平。有证据证明，5 - 羟色胺和去甲肾上腺素双重再摄取抑制剂阿米替林与选择性去甲肾上腺素再摄取抑制剂去甲丙咪嗪同样可缓解神经痛，而选择性 5 - 羟色胺再摄取抑制剂（SSRIs）则与安慰剂疗效相似。提示 TCAs 对神经痛的疗效主要取决于去甲肾上腺素能。此外，TCAs 也可通过阻断钠离子通道、组胺受体、胆碱能受体、N - 甲基 - D - 天冬氨酸受体和激动阿片受体发挥镇痛作用。

适应证：为中枢性神经病理性疼痛及 AIDS 的首选药物，对于慢性感觉迟钝性疼痛、带状疱疹后神经痛、糖尿病性神经病理性疼痛、三叉神经痛、偏头痛、紧张型头痛和幻肢痛亦有疗效。

用法：起始量 10mg/d，睡前服用，以后每 5 ~ 7d 增量 10mg/d 或 25mg/d，直至见效或出现不可耐受的不良反应或 75 ~ 150mg/d。1 ~ 2 周起效，4 ~ 6 周疗效显著。如用 75mg/d 以上 2 周无效，可换用另一种 TCAs 治疗。

不良反应：常见镇静、轻度认知障碍、视力模糊、口干、心动过速、直立性低血压、排尿延迟、便秘及体重增加。

禁忌证：包括斋醮型青光眼、良性前列腺肥大和急性心肌梗死。

（2）度洛西汀文拉法辛：为 5 - 羟色胺和去甲肾上腺素双重再摄取抑制剂，对毒蕈碱、组胺和肾上腺素作用很弱。临床试验对各种神经痛有效，但疗效略逊于 TCAs。20% ~ 30% 的患者可出现较重的胃肠道不适，从而限制其用量。

2）钙通道 $\alpha_2 - \delta$ 配体

（1）加巴喷丁：与电压依赖性钙通道的 $\alpha_2 - \delta$ 配体亚基相连，降低谷氨酸、去甲肾上腺素及 P 物质的释放。

适应证：RCT 证明加巴喷丁可明显减轻疱疹后神经痛、糖尿病性周围神经病神经痛、幻肢痛、GB 神经痛、神经病理性癌痛及急性或慢性脊髓损伤所致疼痛。在某些 RCT 中，加巴喷丁尚被证明具有改善睡眠、情绪及提高生活质量的作用。

不良反应：加巴喷丁不良反应较少且较轻，常见者包括眩晕及嗜睡，使用时无需监测血药浓度，亦与其他药物无相互作用。

用法：起始量为300mg/d，每3～7d增量1次，直至疼痛缓解或出现不可耐受的不良反应或用量大于6 000mg/d。有效量通常为2 100～3 600mg/d，维持量为900～1 800mg/d。

（2）普瑞巴林：作用机制及临床适应证与加巴喷丁相似。

不良反应：与加巴喷丁相似，但肾功能减退者需减量使用，且作为新药，其长期的安全性及不良反应发生情况尚有待进一步研究。

用法：起始量150mg/d，1～2周后剂量可增至300mg/d，一般于2周后达目标剂量300～600mg/d，并可取得最佳临床疗效。

（3）利多卡因贴剂

适应证：RCT试验已证实利多卡因贴剂可明显缓解包括糖尿病性周围神经病在内的多种周围神经病的疼痛及感觉异常症状，因此被推荐于周围神经病的治疗，但中枢性神经病理性疼痛则不推荐使用该药物治疗。

不良反应：不良反应轻微，唯一的不良反应即为轻度的局灶性皮肤症状（如红斑、皮疹）。使用最大剂量（3剂/12h或4剂/18h）时，血液中利多卡因浓度仍然极低。但对于同时服用1类抗心律失常药物（如美西律）及严重肝病患者，其血药浓度可能很高，需减量使用。

2. 二线药物　阿片类药物及曲马多在多项RCT中已证实对神经痛有效，当一线药物单独或联合使用无明显疗效时，阿片类药物可单独或与一线药物联合使用。在某些特殊情况下，阿片类止痛药及曲马多尚可考虑一线使用，包括一线药物加用到可耐受的最大剂量疼痛仍无明显缓解甚至加重者、反复发作的剧烈神经痛、急性神经痛以及癌性神经痛。

（1）阿片类药物

适应证：GBS，75%的患者需使用阿片来缓解疼痛，在有通气设备的监护室中，严重疼痛者最好静脉滴注吗啡或氢化吗啡，而无通气设备时则须小心增加口服剂量，以防止呼吸抑制；在恢复期，被动和主动锻炼常引起突然肌痛及关节痛，为增加锻炼合作性，在锻炼前1～2h可服用缓释可待因或吗啡，一般至8周后不再需要此类药物。阿片类药物还可治疗中枢性疼痛、带状疱疹后神经痛、神经损伤性疼痛、腰痛、脊柱压缩性骨折痛、围手术期疼痛、炎症及癌性疼痛。阿片类对非神经痛疗效优于对神经痛疗效。

用法：在多数情况下低剂量即有效，如美沙酮1.0～1.5mg/d和长效氧可酮30～60mg/d，但神经损伤性疼痛所需剂量可能较高。多数疼痛呈慢性，故最好使用长效制剂，如缓释氧可酮、缓释吗啡、美沙酮等。

依赖：与一般人群不同，疼痛患者用阿片类药物不易发生依赖，据Parter等报道，对12 000例内科患者用阿片治疗，仅4例无物质滥用史的患者发生依赖。

（2）曲马多：为μ阿片受体激动剂及去甲肾上腺素和5-羟色胺双重再摄取抑制剂。但它既不属于阿片类又非抗抑郁药。已有RCT证实可减轻糖尿病性多发性神经病和其他原因所致神经痛的疼痛症状，并能改善患者的生活质量。最常见的不良反应包括嗜睡、便秘、眩晕、恶心和体位性低血压，多发生于加量过快时。在老年患者，可导致进行性的认知障碍及步态异常。对于有癫痫史或正在使用增加神经兴奋性药物的患者，曲马多有导致癫痫的风险。与其他5-羟色胺能的药物联合应用（如SSRIs及SNRIs），可能增加5-羟色胺综合征的发生概率，需要注意。

3. 三线药物　此类药物常规推荐三线使用，但在某些特殊情况（如有使用阿片类药物的禁忌证）可二线应用，此类药物包括某些抗癫痫药（如卡马西平、拉莫三嗪、奥卡西平、托吡酯、丙戊酸）和抗抑郁药（如丁螺环酮、帕罗西汀、西酞普兰）、美西律、N-甲基-D-天冬氨酸受体拮抗剂及辣椒碱贴剂。

1）抗癫痫药

（1）卡马西平：为钠通道阻滞剂，是治疗三叉神经痛最有效的药物之一，还可用于治疗多发性硬化、幻肢痛、糖尿病性神经病和卒中后疼痛。因其可抑制血常规，故不用于癌性疼痛的治疗。有效量为200～400mg，每日3次。

（2）拉莫三嗪：为钠通道阻滞剂，已报道可用于治疗三叉神经痛和糖尿病性多发性神经病性疼痛及神经损伤性疼痛。

（3）丙戊酸：为γ氨基丁酸能激动剂，能预防部分偏头痛发作，有恶心、头晕和震颤等不良反应，但易于耐受，使用时需监测肝功能及血常规。

2）抗抑郁药：SSRIs中，西酞普兰及帕罗西汀在RCT中证实对糖尿病性多发性神经病的神经痛疗效有限，而氟西汀未见效果。丁螺环酮通过抑制去甲肾上腺素及多巴胺的再摄取发挥作用，被证明对多种中枢性及周围性神经病理性疼痛具有一定疗效。一般当使用TCA或SNRI无明显疗效时，考虑作为阿片类及曲马多的添加应用药物。

3）美西律、NMDA受体拮抗剂和辣椒碱贴剂：美西律为口服第1类抗心律失常药，多项RCT证实其效果从无效至中度，效果不一，但仅当其使用大剂量时才可产生中度疗效，故使用时需充分考虑到可能产生的严重不良反应。

右美沙芬及美金刚可阻断NMDA受体，早期RCT证明其对于神经痛有效，而最近的RCT证实其无效或效果不佳一。

对于辣椒碱贴剂，各项RCT结果不一。

二、物理疗法

物理疗法通常是指应用自然界和人工的各种物理因素作用于机体，以达到治疗和预防疾病的方法。常用的自然理疗法有日光疗法、海水浴疗法、矿泉疗法等。常用的人工理疗法有电疗法、磁疗法、水疗法、超声疗法以及光疗法等。

（一）作用机制

理疗是利用各种物理能量，包括光能、电能、热能及机械能等作用于机体，首先并且最容易接受刺激的是兴奋阈值最低的组织，同时也可作用于某些致痛物质。所以，理疗的作用机制至少包括两个方面：第一是针对机体组织器官和（或）致病因子的直接作用。第二是神经体液的反射作用。即当外界刺激（理疗）作用于机体时，可引起各种感受器兴奋，这些兴奋又立即传入到神经系统。首先兴奋沿着传入神经纤维传到相应的脊髓节段，再由脊髓向上传到脑干和大脑皮质下中枢，最后到达大脑半球的皮质。在这里进行综合分析，然后再发出冲动，沿传出神经传达到颜面部、躯干、四肢、内脏和各种腺体等组织，产生各种反应。同时，在理疗的直接作用下，也引起血液、淋巴和激素等的改变。如温热疗法可引起血管扩张和增加局部血液循环，从而可以使致痛的化学介质迅速排出，起到减轻和（或）消除疼痛的作用。

（二）疗法的选择

理疗已经成为目前医疗手段中较重要的方法之一。目前市场上有各种理疗仪。但值得注意的是，虽然理疗法可取之处很多，但也不是万能的。各种理疗方法既有共性也有特殊性，不同的疗法虽然可以治疗相同的疾病，但有的疗法只具有独特的效能，其他疗法不能将它取代。所以，在选择理疗方法时要充分了解该种物理疗法中的物理因素究竟有什么作用。只有如此，才能充分利用该物理因素的特殊性和共同性。目前，较常用于神经痛的理疗方法有：电疗法、光疗法、超声波疗法、针灸疗法、拔罐疗法、运动疗法和温热疗法等。

（三）理疗的注意事项

在进行理疗时，操作人员要具备触电后的急救知识，应该备有橡皮手套、绝缘钳等用品。另外，某些物理因素可以加重病情，应注意适应证和禁忌证。对高热、恶性肿瘤和有出血倾向的疾病，一般不宜使用；妊娠、月经期以及空腹、过度疲劳和饭后 30min 内，一般也不宜使用。此外，理疗一般有疗程，一个疗程结束后需要一定的休息时间，以利于物理因素作用的充分发挥。

（四）几种常用物理疗法

在了解了理疗的作用机制、理疗方法的选择和理疗的有关注意事项后，应了解常用的理疗方法。

1. 红外线疗法　就是用红外线照射局部痛处，将红外线释放出来的热能在短时间内传到痛处，从而使照射处温度提高、血管扩张、血液循环加快。同时缓和交感神经的兴奋性，使疼痛得到缓解。一般每日照射 1 次，每次 10～20min。

2. 短波疗法　它是通过超短波治疗机和电波治疗机输送高频电流通过人体组织时，所产生的热量及特殊的生物学作用治疗神经痛的。一般也是每日 1 次，每次 15～20min，一般 15～20 次为 1 个疗程。

3. 电疗法　将正、负两个电极放在患处周围，然后接通电流。电压从 20V 起逐渐升高，直到患者可忍耐的最高限度。这种疗法以电流刺激机体组织，产生兴奋而起到镇痛效果。

4. X 线疗法　大剂量地照射 X 线可引起白细胞下降、骨髓抑制和机体抵抗力下降等。但小剂量的 X 线照射，却可以使白细胞增加，从而增强机体抵御外来侵害的能力。而且，小剂量 X 线还能扩张局部血管，促进局部血液循环，因而可起到缓解疼痛、增加组织活力的作用。

三、针灸疗法

针灸是中医学重要的组成部分。自古以来，针灸治疗疼痛具有较好疗效，几乎可以治疗各种性质的疼痛。从中医传统的观点看，针灸治痛不外乎通过三个方面来实现：第一，病因治疗，纠正和消除使气血淤滞、运行障碍的因素；第二，病机治疗；第三，症状治疗。三者往往相辅相成，同时发挥作用。但通经络、调气血是解除疼痛的关键，也是针灸治疗的共同机制，在针灸治疗学中起着决定性的作用。其取穴的部位因不同部位的疼痛而异。

四、封闭疗法

神经痛在常用药物治疗和（或）针灸治疗等方法治疗后，仍疼痛难忍时，常采取封闭方法进行治疗。一般将封闭治疗分成三大类，即压痛点封闭、神经阻滞封闭和蛛网膜下隙和硬膜外阻滞封闭。

1. 压痛点封闭　颈部、肩部、背部、腰部以及腿部有疼痛的患者，常常在病变部位有压痛。这是由于局部病变组织刺激感觉神经末梢所致。病程较长者，一般药物疗效不佳，故常需要配合压痛点的封闭治疗。通常所用的药物有普鲁卡因、利多卡因、醋酸强的松龙等。

在进行激素封闭以后，一般在 24h 之内症状即可有明显改善，但每个人的治疗效果以及疼痛缓解时间的长短不同。此外，部分患者在进行封闭治疗以后，常可感觉局部疼痛症状反而加重。这种情况一般只持续几个小时，极少数可达几天，可发生在封闭中的任何一次，但在某一封闭部位，通常只发生一次。治疗只要注意休息，必要时也可采取局部冷敷等措施。

2. 神经阻滞封闭　这也是治疗神经痛的一种常用封闭法。其疗效显著，但由于药物的作用时间有限，止痛效果常不能持久。有些患者需要经过 2～3 个疗程才能达到满意的治疗效果。目前临床常用的有：三叉神经阻滞、肋间神经阻滞、椎旁神经节阻滞以及坐骨神经和闭孔神经阻滞等。

3. 蛛网膜下隙和硬膜外阻滞封闭　对于恶性肿瘤引起的神经痛或非恶性肿瘤但伴有持续性节段性疼痛的患者，可采用该法进行阻滞封闭治疗。于蛛网膜下隙或硬膜外腔注入神经破坏性化学物质，致使神经脱髓鞘，从而使神经在后根神经节等部位发生退行性改变。经过相当长时间再逐渐自行恢复，以希望镇痛时间能够延续到 3～6 个月。但这种方法必须严格控制适应证，对于操作者的要求也比较高。否则，可造成严重的不良反应。

五、手术治疗

对于有顽固性疼痛或使用其他治疗方法均告失败的患者，疼痛成为患者主要的问题或急需解决的唯一问题。为了阻断异常痛觉冲动的产生、传导或感知，可以考虑进行手术治疗。目前较常用的手术方法有：感觉神经根切断术、经皮脊髓束切断术及丘脑破坏术等。较理想的解除疼痛的手术应达到以下几个要求：①止痛效果明显，而且不易复发。②手术创伤较小，能够被年老体弱的患者所耐受。③手术破坏正常组织及功能（尤其是功能）的程度最小。④手术后无异常感觉及中枢性疼痛发生。遗憾的是，到目前为止，还没有一种止痛手术能够达到以上所有的要求。所以，对于神经痛的患者，只有其他治疗均不能达到满意效果的情况下，才考虑选择手术治疗。

六、心理疗法

心理及精神状态对于患者来说非常重要，因此精神心理治疗在神经痛的治疗中占有重要地位。心理疗法的目的是降低交感神经兴奋性，增加躯体活动，改善姿势和躯体力学，恢复睡眠，稳定情感和预防医源性损害。方法包括教育、松弛技术、催眠、应激处理和家庭及职业的应急咨询等。

（尹海燕）

第五章

头痛

第一节 概述

头痛是常见的临床症状，一般是指外眦、外耳道与枕外隆突连线以上部位的疼痛，而连线以下至下颌部的疼痛则称为面痛。据统计 50% ~96% 的人在其一生中有过头痛或头痛的体验。头面部及颅内外组织的痛觉主要有三叉神经、面神经、舌咽神经、迷走神经以及 C_{1-3} 神经等支配并沿相应的神经结构传导至中枢。

一、病因

头痛不是一种单纯的疾病，而是由许多病因引起的综合征，其常见病因见表 5-1。

二、发病机制

1. 神经刺激　病变刺激头部的三叉、迷走、颈神经均可引起头痛，国际分类中的神经痛就主要指病变直接作用于头部感觉神经引起的疼痛。
2. 血管病变　各种病因致血管牵拉、移位、挤压，动、静脉扩张都可引起头面痛的发生，偏头痛、蛛网膜下隙出血等引起的头痛就常与这种血管病变有关，颞浅动脉炎所致的头痛则与血管的炎症和痉挛有关。
3. 脑膜病变　炎性渗出、出血对脑膜神经或血管的刺激、脑水肿对脑膜的牵拉也是引起头痛发生的重要原因。
4. 生化因素　P 物质、肠道活性多肽、前列腺素、组胺等可通过刺激神经末梢，引起动脉扩张导致头面痛的发生。
5. 精神因素　患者无颅内结构损伤，但有明显的精神症状。

三、分类

头痛的分类较为复杂，按国际头痛协会（IHS）2004 年制定的国际头痛疾病分类标准第 2 版（ICHD-Ⅱ，2004）将头痛分为 14 类。

1. 原发性头痛包括 4 类　①偏头痛。②紧张型头痛。③丛集性头痛和其他三叉自主神经性头痛。④其他原发性头痛。

表 5-1　头痛的常见原因

急性头痛	亚急性头痛	慢性头痛
常见原因	巨细胞动脉炎	偏头痛
蛛网膜下隙出血	颅内占位性病变（肿瘤、硬膜下血肿、脑脓肿等）	丛集性头痛

急性头痛	亚急性头痛	慢性头痛
其他出血性脑血管病	疱疹后神经痛	紧张型头痛
脑炎或脑膜炎	高血压性头痛	药物依赖性头痛
眼源性头痛（如青光眼、急性虹膜炎）		颈脊髓病引起的头痛
头外伤		鼻窦炎
神经痛（如枕神经炎）	精神性头痛	
少见病因		
中毒后头痛，腰穿后头痛，高血压脑病等		

2. 继发性头痛包括 10 类　①归因于头颅和（或）颈部外伤的头痛。②归因于颅内或颈部血管疾病的头痛。③归因于颅内非血管性疾病的头痛。④归因于某物质或该物质戒断的头痛。⑤归因于感染的头痛。⑥归因于内稳态紊乱的头痛。⑦归因于头颅、颈部、眼、耳、鼻、鼻窦、牙、口腔或其他头面部结构疾病的头痛。⑧归因于精神疾病的头痛。⑨脑神经痛和与中枢性疾病有关的头痛。⑩其他类头痛。

四、诊断

1. 仔细的病史询问　头痛的预后差别很大，有些患者头痛数十年不会引起严重后果，而有些患者的头痛可在几小时或几天内引起死亡。因而，对头痛患者一定要仔细询问病史寻找病因，根据诊断需要进行合理检查，特别注意以下几点：

（1）是否真正的头痛：头痛是一种主观症状，也是一种比较含糊的症状，每位患者所反映的头痛含义可能都有不同，患者常将头晕、头部沉重感也称为头痛，需注意区别。

（2）头痛或是面痛：头痛与面痛在医学上有明显的区别，病因各异。但患者并不熟悉这种情况，常将发生在面部的疼痛称为头痛，误导医生。因而，在做出头痛的诊断前，要仔细询问病史，将医学上的头痛与面痛分开。

（3）起病缓急：突然起病的头痛可能系蛛网膜下隙出血、脑膜炎、脑外伤、高血压脑病或青光眼；数周到数月内逐渐加重者要考虑颅内占位性病变；反复发作性的慢性头痛主要见于偏头痛、丛集性头痛；持续多年的头痛常为紧张型头痛。

（4）诱发因素：紧张型头痛病前可有精神创伤、紧张等诱因存在；进食或咀嚼常诱发舌咽神经痛；乙醇、硝酸甘油引起的头痛常与丛集性头痛有关；口服避孕药易诱发偏头痛的产生；性交后头痛常在性交后发生。

（5）头痛部位：额部疼痛一般由幕上病变所致，但也见于鼻窦炎或颅内压升高；枕部头痛常反映颅后窝病变；单侧头痛见于丛集性头痛、偏头痛、青光眼、颞动脉炎等；紧张型头痛常为双侧；同时合并单侧眼痛要注意有无青光眼或急性虹膜炎、视神经病变；占位性病变引起的头痛多为局灶性，随着颅内压增高，可出现双侧枕部或额部的疼痛等。

（6）头痛的性质：搏动性疼痛是偏头痛和高血压性头痛的常见表现；烧灼、针刺样疼痛主要见于神经痛；胀痛、钝痛、持续性疼痛是紧张型头痛和颅内压增高的表现。

（7）伴随症状：头痛伴有恶心、呕吐主要见于高颅压、颅内感染、脑出血、颅内占位性病变、偏头痛、丛集性头痛、头外伤后综合征等；头痛与体位有关要考虑低颅内压性头痛的可能；头痛伴有体重减轻则可能系癌肿、巨细胞动脉炎或抑郁症；伴有寒战、发热可能与全身感染或脑膜炎有关；伴视神经功能障碍提示偏头痛、视神经病变（青光眼等）；伴畏光则主要见于偏头痛和蛛网膜下隙出血；发作性头痛伴有血压增高、心动过速和出汗是嗜铬细胞瘤的特征。

2. 全面细致的体格检查　对头痛患者应进行详细体格检查。体温升高往往提示有全身或脑部感染的可能性，如脑膜炎、脑脓肿、脑炎等；血压测定可发现高血压性头痛；心率加快见于紧张型头痛或其他重症疾病引起的头痛；任何形式的呼吸困难都可能通过升高颅内压致头痛；眼压测定有助于青光眼诊断；有脑膜刺激征提示蛛网膜下隙出血、脑膜炎；颞动脉增粗变硬是巨细胞动脉炎的表现；压迫颈动脉头痛减轻可能系偏头痛；有肢体瘫痪、锥体束损伤的头痛要注意颅内占位性病变的可能。

3. 必要的辅助检查　X线片对明确鼻窦炎、颈椎病的诊断有帮助，对某些发育障碍引起的头痛，如额窦发育不全引起的头痛也有帮助；疑有颅内占位性病变者需做头颅CT扫描或MRI检查。

（尹海燕）

第二节　偏头痛

一、概述

偏头痛是一种常见的反复发作的原发性头痛。其特点是发作性单侧头痛，少数表现为双侧头痛，常伴有恶心和呕吐，有些患者头痛发作前可有视觉、感觉和运动等先兆，可自发性缓解、反复发作、间歇期正常，可有家族史。有研究表明成年人偏头痛的患病率为7.7%～18.7%。其中中年男性为1%～19%，成年女性为3%～29%。

二、病因

偏头痛的病因尚未完全明了，可能与以下因素有关。

1. 遗传因素　不少患者有偏头痛的阳性家族史，其亲属出现偏头痛的概率明显高于一般人群，但未发现典型的孟德尔遗传模式，提示可能系多基因遗传的复合性疾病，并与环境因素相关。某些亚型，如有先兆的偏瘫型偏头痛，则呈常染色体显性遗传，有3个基因位点被确定，一个位于Chr19p13，系电压门控钙通道基因；另2个位于1号染色体短臂附近。

2. 内分泌功能异常　偏头痛主要发生在中青年妇女，青年妇女的偏头痛发作多数出现在月经期或月经前后，至更年期后有自发性缓解的趋势，这些现象提示偏头痛的发生可能与内分泌的改变有关。

3. 饮食与精神因素　某些食物可诱导偏头痛的发生，包括含酪氨酸、苯丙胺的食物（如奶酪）、肉（如腊肉、火腿）、巧克力、红酒以及某些食物添加剂、香料等，利舍平等药物也有诱导偏头痛发作的作用，紧张、焦虑、应激等情绪障碍也可诱发。

三、发病机制

偏头痛的发病机制尚不十分明确，目前主要有以下几种学说。

1. 血管学说　由Wolff等提出，已被广泛接受。偏头痛发作的早期先有颅内血管痉挛收缩，局部血流量改变，并引起相应的神经缺失症状，如一过性闪光、盲点、眼肌麻痹、失语、肢体运动感觉障碍等先兆症状。发作期主要为颅外动脉继颅内动脉痉挛后出现反应性扩张，动脉张力低，引起充血高灌注，产生头痛。偏头痛后期主要为动脉壁水肿，血管狭窄，变成持续性头痛，同时因管腔狭窄，头、颈部肌肉缺血、收缩，出现肌肉收缩性疼痛。但此学说不能解释偏头痛的单侧性特征，不能解释局灶症状、头痛、CBF变化的复杂关系。

2. 皮质扩散抑制（CSD）　CSD由巴西生理学家Leao首先提出，它是指各种因素刺激大脑皮质后出现的从刺激部位向周围组织波浪式扩展的皮质电活动抑制，其扩散速度缓慢，约3mm/min。随着CSD的扩散，脑血流降低区域也逐渐扩大，CSD到达区域出现局灶性神经症状与体征。这一理论可以充分解释偏头痛发作的神经功能缺损，可能是偏头痛的一个重要发病机制，但不能解释使用血管收缩药为何能缓解头痛。

3. 神经递质假说　在偏头痛前期血小板聚集明显增加，释放5-HT，从而引起血管张力性收缩，脑血流量减少，发生前驱症状，此后由于血小板聚集力下降，5-HT耗竭，导致颅外动脉扩张，血流量增加，出现剧烈头痛。近几年研究则认为是血栓烷A（TXA）和前列环素（PGI）在局部的平衡障碍所致。TXA是强烈的血管收缩药和血小板聚集药，PGI是强力的血管扩张药和抑制血小板聚集药，偏头痛前驱期是 PGI 相对减少而 TXA 相对增加引起，头痛期是相反的变化所致。

4. 三叉神经血管学说 颅内疼痛敏感组织主要为脑膜、脑膜上的血管，其上分布着来自三叉神经的无髓鞘纤维。目前普遍认为这些传入神经纤维兴奋是诱发偏头痛疼痛的原因。三叉神经血管系统或中枢神经内源性疼痛调节系统存在功能缺陷，分布于硬膜的三叉神经无髓纤维受到刺激时，释放血管活性物质，如降钙素基因相关肽（CGRP）、P 物质（SP）、神经激肽 A 等，产生神经源性炎症，使血管扩张、血浆成分外渗、肥大细胞脱颗粒和血小板激活，从而导致头痛。动物模型已经证实，高选择性曲普坦类抗偏头痛药物可以抑制三叉神经血管末梢释放神经肽，抑制血浆蛋白外渗和脑膜血管扩张，还对传入三叉神经二级神经元的冲动具有抑制作用，其药理作用也支持了三叉神经血管学说。

5. 自主功能障碍 自主功能障碍很早即引起了学者们的重视。瞬时心率变异及心血管反射研究显示，偏头痛患者存在交感功能低下。24h 动态心率变异研究提示，偏头痛患者存在交感神经、副交感神经功能平衡障碍。也有学者报道偏头痛患者存在瞳孔直径不均，提示这部分患者存在自主功能异常。有人认为在偏头痛患者中的猝死现象可能与自主功能障碍有关。

6. 离子通道障碍 很多偏头痛综合征所共有的临床特征与遗传性离子通道障碍有关。偏头痛患者内耳存在局部细胞外钾的积聚。当钙进入神经元时钾退出。因为内耳的离子通道在维持富含钾的内淋巴和神经元兴奋功能方面是至关重要的，脑和内耳离子通道的缺陷可导致可逆性毛细胞除极及听觉和前庭症状。偏头痛中的头痛是继发现象，这是细胞外钾浓度增加的结果。偏头痛综合征的很多诱发因素，包括紧张、月经，可能是激素对有缺陷的钙通道影响的结果。

此外，还有低镁学说、高钾诱导的血管痉挛学说、免疫理论等，都对偏头痛的发病机制有一定的阐释。所以，关于其确切的发病机制还有待进一步的深入研究。

四、偏头痛分类

分类见表 5 - 2。

表 5 - 2 国际头痛协会（IHS）头痛分类 ICHD - Ⅱ

无先兆性偏头痛
有先兆性偏头痛
伴典型先兆的偏头痛性头痛
伴典型先兆的非偏头痛性头痛
典型先兆不伴头痛
家族性偏瘫性偏头痛（FHM）
散发性偏瘫性偏头痛
基底型偏头痛
常为偏头痛前驱的儿童周期综合征
周期性呕吐
腹型偏头痛
儿童良性发作性眩晕
视网膜性偏头痛
偏头痛并发症
慢性偏头痛
偏头痛持续状态
无梗死的持续先兆
偏头痛性梗死
偏头痛诱发的癫痫发作
很可能的偏头痛
很可能的无先兆性偏头痛

很可能的有先兆性偏头痛	
很可能的慢性偏头痛	

五、临床表现

偏头痛发病常见于青春期，80%以上的患者在30岁以前发生。

1. 无先兆性偏头痛　此型最多见，无明显前驱症状，常有家族史。头痛反复发作，每次持续4～72h（其时间为未治疗或治疗不成功的时间；如患者在偏头痛发作期间入睡并且睡醒后偏头痛消失，计算偏头痛发作时间要计算到患者醒来的时间）。儿童发作时间一般为1～72h。头痛通常呈搏动性，位于额颞部，呈单侧。但在儿童通常为双侧，在青春期后期或成年人早期出现偏头痛的成年模式——单侧头痛。但无论单侧或双侧枕部头痛在儿童均少见，诊断时应慎重，因为许多病例是由结构性损害引起。疼痛程度多为中度或重度，常规体力活动如散步或上楼梯可加重疼痛，常伴有恶心、呕吐和（或）畏光、畏声。

2. 有先兆性偏头痛　此型较普通型少见，多有家族史，其最大特点是头痛前有先兆症状。先兆症状是复杂的神经症状，出现在偏头痛发作之前或头痛发作时，是一种逐渐发展的可逆性局灶症状，持续时间通常在5～20min或以上，少于60min。

先兆为以下各种症状的组合：疲劳、注意力涣散、颈部僵硬、对光或声音敏感、恶心、闪光视野、打哈欠或面色苍白。其中视觉先兆最常见，通常表现为暗点、闪光、黑矇，部分由短暂的单眼盲或双眼的一侧视野偏盲。其他可有嗜睡、烦躁和偏侧肢体感觉或运动障碍。不太常见的是语言障碍，但有时难以分类。先兆症状通常一个随着另一个顺序出现，以视觉症状开始，随后是感觉症状和言语障碍，但是也可有相反或其他的顺序。

头痛常在先兆开始消退时出现。疼痛多始于一侧眶上、眶后部或额颞区，逐渐加重而扩展至半侧头部，甚至整个头部及颈部。头痛为搏动性，呈跳痛或钻凿样，程度逐渐加重发展成持续性剧痛。常伴恶心、呕吐、畏光、畏声。有的患者面部潮红，大量出汗，眼结膜充血；有的患者面色苍白，精神萎靡，厌食。一次发作可持续1～3d，通常睡觉后头痛明显缓解，但发作过后连续数日倦怠无力。发作间歇期一切正常。少数情况下，该头痛缺乏偏头痛的特点甚至完全不出现头痛。

3. 特殊类型的偏头痛　具体如下：

（1）偏瘫型偏头痛：临床少见。偏瘫可为偏头痛先兆，单独发生，亦可伴偏侧麻木、失语，偏头痛消退后偏瘫持续10min至数周。可分为家族型（多呈常染色体显性遗传）和散发型（表现典型、普通型与偏瘫型偏头痛交替发作）。

（2）基底型偏头痛：或称基底动脉偏头痛。较多见于儿童和青春期女性，出现头重脚轻、眩晕、复视、眼球震颤、耳鸣、构音障碍、双侧肢体麻木及无力、共济失调、意识改变、跌倒发作和黑矇等脑干和枕叶症状，提示椎 - 基底动脉缺血。多见闪光、暗点、视物模糊、黑矇、视野缺损等视觉先兆，先兆持续20～30min，然后出现枕部搏动性头痛，常伴恶心、呕吐。

（3）眼肌麻痹型偏头痛：较少见，偏头痛发作时或发作后头痛消退之际，头痛侧出现眼肌瘫痪，动眼神经最常见，可同时累及滑车和展神经，持续数小时至数周。多有无先兆偏头痛病史，应注意排除颅内动脉瘤和糖尿病性眼肌麻痹。

（4）儿童周期综合征：为周期性发作的短暂性神经系统功能紊乱症状，与头痛有密切关系，故称之为偏头痛等位征，多见于儿童。表现为儿童良性发作性眩晕、周期性呕吐、腹型偏头痛等，发作时不伴有头痛，随时间推移可发生偏头痛。

（5）视网膜性偏头痛：此为有先兆偏头痛的一种亚型，由于视网膜小动脉收缩而损害单眼视力，伴或不伴闪光幻觉，随后出现头痛。临床上应与短暂性脑缺血发作相鉴别。

4. 偏头痛并发症　具体如下:

(1) 偏头痛持续状态:偏头痛发作持续时间在72h以上(其间可能有短于4h的缓解期)的称偏头痛持续状态。

(2) 偏头痛性脑梗死:有以下3类。①卒中和偏头痛共存(即卒中的发生在时间上与偏头痛相隔很远)。②具有偏头痛临床特征的卒中。③偏头痛诱发的卒中(即在偏头痛发作过程中诱发的卒中),这是由于偏头痛先兆期长时间的血流降低易使相应的缺血脑区发生梗死。

六、诊断和鉴别诊断

反复发作的单侧或双侧头痛,具有搏动性,伴有恶心、呕吐、畏光、畏声,头痛时日常活动受限,要考虑偏头痛的存在,如有家族史更支持诊断。

根据国际头痛协会建议,偏头痛的诊断标准见表5-3。

表5-3　偏头痛的诊断标准

1. 无先兆的偏头痛诊断标准

　A. 至少有5次发作符合下列B~D项的条件

　B. 每次头痛发作持续4~7h(未经治疗或治疗失败)

　C. 头痛至少具备下列2项特征

　　①单侧性

　　②搏动性

　　③中至重度头痛,影响日常活动

　　④活动后头痛加重

　D. 头痛发作时至少伴有下列1项

　　①恶心和(或)呕吐

　　②畏光、畏声

　E. 不是归因于其他疾病

2. 有先兆的偏头痛诊断标准

　A. 符合下述B~D项的特征,至少发作2次

　B. 至少具备以下1项先兆,但没有运动障碍症状

　　①完全可逆的视觉症状

　　②完全可逆的感觉症状

　　③完全可逆的言语功能障碍

　C. 至少具备以下2项

　　①同向视觉症状和(或)单侧感觉症状

　　②至少一个先兆症状发生超过4min或数个症状连续出现超过4min

　　③先兆症状持续时间不超过60min

　D. 在先兆症状同时或在先兆症状发生后60min内出现头痛,头痛符合无先兆偏头痛诊断标准中的B~D项

　E. 不能归因于其他疾病

需与下列疾病鉴别。

1. 紧张型头痛　又称肌收缩型头痛。其临床特点是:头痛部位较弥散,可位前额、双颞、顶、枕及颈部。头痛性质常呈钝痛,头部压迫感、紧箍感,患者常述犹如戴着一个帽子。头痛常呈持续性,可时轻时重。多有头皮、颈部压痛点,按摩头颈部可使头痛缓解,多有额、颈部肌肉紧张。多少伴有恶心、呕吐。

2. 丛集性头痛　又称组胺性头痛,Horton综合征。表现为一系列密集的、短暂的、严重的单侧钻痛。与偏头痛不同,头痛部位多局限并固定于一侧眶部、球后和额颞部。发病时间常在夜间,并使患者

痛醒。发病时间固定，起病突然而无先兆，开始可为一侧鼻部烧灼感或球后压迫感，继之出现特定部位的疼痛，常疼痛难忍，并出现面部潮红，结膜充血、流泪、流涕、鼻塞。为数不少的患者出现 Horner 征，可出现畏光，不伴恶心、呕吐。诱因可为发作群集期饮酒、兴奋或服用扩血管药引起。发病年龄常较偏头痛晚，平均 25 岁，男女之比 4 ：1，罕见家族史。

3. 痛性眼肌麻痹　又称 Tolosa - Hunt 综合征。是一种以头痛和眼肌麻痹为特征，涉及特发性眼眶和海绵窦的炎性疾病。病因可为颅内颈内动脉的非特异性炎症，也可能涉及海绵窦。常表现为球后及眶周的顽固性胀痛、刺痛，数天或数周后出现复视，并可有第Ⅲ、Ⅳ、Ⅵ对脑神经受累表现，间隔数月或数年后复发，需行血管造影以排除颈内动脉瘤。皮质类固醇治疗有效。

4. 颅内占位所致头痛　占位早期，头痛可为间断性或晨起为重，但随着病情的发展多成为持续性头痛，进行性加重，可出现颅内高压的症状与体征，如头痛、恶心、呕吐、视盘水肿，并可出现局灶症状与体征，如精神改变、偏瘫、失语、偏身感觉障碍、抽搐、偏盲、共济失调、眼球震颤等，典型者鉴别不难。但需注意，也有表现为十几年的偏头痛，最后被确诊为巨大血管瘤者。

5. 血管性头痛　如高血压或低血压、未破裂颅内动脉瘤或动静脉畸形、慢性硬膜下血肿等均可有偏头痛样头痛，部分病例有局限性神经体征，癫痫发作或认知功能障碍，颅脑 CT、MRI 及 DSA 可显示病变。

6. 偏头痛性梗死　极个别情况，偏头痛可继发缺血性卒中，偏头痛渐进性病程和自发消退 2 个特点可与脑卒中区别。

七、治疗

偏头痛的治疗目的是终止头痛发作、缓解伴发症状和预防复发。因此分为发作期的治疗和预防性治疗。

（一）急性期药物治疗

1. 急性期治疗目的　对患者头痛发作时的急性治疗目的是：快速止痛；持续止痛，减少本次头痛再发；恢复患者的功能；减少医疗资源浪费。

2. 急性期治疗有效性的指标　多数大型随机、双盲、对照试验采用的急性期治疗有效性标准包括以下方面：2h 后无痛；2h 后疼痛改善，由中重度转为轻度或无痛（或 VAS 评分下降 50% 以上）；疗效具有可重复性，3 次发作中有 2 次以上有效；在治疗成功后的 24h 内无头痛再发或无需再次服药。

对多次发作的疗效评估包括头痛对患者功能损害的评估，如 MIDAS 和 HIT - 6。

3. 药物及评价　偏头痛急性期的治疗药物分为非特异性药物和特异性药物两类。

1) 非特异性药物：非特异性药物包括：①解热镇痛药：如对乙酰氨基酚、阿司匹林、布洛芬、萘普生等非甾体抗炎药（NSAIDs）及其复方制剂。②巴比妥类镇静药。③可待因、吗啡等阿片类镇痛药及曲马多。

（1）解热镇痛药：大量研究表明，解热镇痛药及其咖啡因复合物对于成年人及儿童偏头痛发作均有效，故对于轻、中度的偏头痛发作和既往使用有效的重度偏头痛发作，可作为一线药物首选。这些药物应在偏头痛发作时尽早使用。

可单选阿司匹林（ASA）300 ~ 1 000mg，或布洛芬 200 ~ 800mg，或萘普生 250 ~ 1 000mg，或双氯芬酸 50 ~ 100mg，或安替比林 1 000mg，或托芬那酸 200mg。对乙酰氨基酚口服、静脉注射或皮下注射均有效，但不推荐单独使用（B 级）。上述药物与其他药合用，如 ASA 与甲氧氯普胺合用、对乙酰氨基酚与利扎曲坦合用、对乙酰氨基酚与曲马多合用等，效果优于单用。另有研究发现，伐地昔布 20 ~ 40mg 和罗非昔布 25 ~ 50mg 治疗偏头痛急性发作有效。常用解热镇痛类药的效果及不良反应见表5 -4。

阿司匹林（acetylsalicylic acid，ASA）：剂型有口服剂、肛门栓剂及注射制剂。口服：1 次 300 ~ 1 000mg。呕吐的患者可使用栓剂，直肠给药，1 次 300 ~ 600mg。口服本药 1 000mg 2h 后头痛有效缓解率为 52%（Ⅰ级证据），疗效与口服 50mg 舒马曲坦相当。泡腾片是近年来开发应用的一种新型片剂，每片 0.3g，0.5g，服用时放入温水 150 ~ 250ml 中溶化后饮下，因其含碳酸氢钠和有机酸，遇水可放出大量二氧化碳而呈泡腾状，二氧化碳部分溶解于饮水中，喝入时有汽水般的感觉，特别适用于儿童、老年人以及吞服药丸困难的患者。阿司匹林赖氨酸盐（赖安匹林），可用于静脉或肌内注射，剂量有 0.9g（相当于阿司匹林 0.5g）及 0.5g（相当于阿司匹林 0.28g），肌内注射或静脉滴注每次 0.9~1.8g。静脉注射赖安匹林 2h 后，头痛消除率为 43.7%，疗效低于皮下注射舒马曲坦 6mg，但两者用药 24h 后，头痛复发率无差异，而赖安匹林耐受性更好。阿司匹林的常见不良反应有胃肠道症状，过敏反应，耳鸣、听力下降，肝肾功能损害及出血危险等，损害多是可逆性的；与食物同服可减少对胃肠道的刺激，这样尽管会降低药物吸收的速率，但不影响吸收量。对本药或同类药过敏者、活动性溃疡、血友病或血小板减少症、哮喘、出血体质者，孕妇及哺乳期妇女禁用。本品使布洛芬等非甾体抗炎药血浓度明显降低，两者不宜合用。

布洛芬（ibuprofen）：治疗偏头痛以口服为主（Ⅰ级证据）。口服：1 次 200~800mg。对于轻中度头痛患者，口服 200mg 或 400mg，用药 2h 后头痛有效缓解率无差异，但对于重度头痛患者，口服 400mg 更有效，且能有效缓解畏光、畏声等症状。用药 2h 后头痛有效缓解率与口服舒马曲坦 50mg 基本相当。与安慰剂相比，本药能有效缓解头痛，缩短头痛持续时间，但 24h 持续消除头痛方面并不优于安慰剂。常见的不良反应及禁忌证同 ASA。

萘普生（naproxen）：剂型有口服剂、肛门栓剂及注射液。口服：250~1 000mg；直肠给药：1 次 250mg；静脉给药：1 次 275mg，均可缓解头痛及其伴随症状（Ⅰ级证据），疗效与口服舒马曲坦 50mg 类似。若头痛无缓解，可与舒马曲坦 50mg 合用，两者合用不增加不良反应发生。本药常见的禁忌证及不良反应同 ASA，但不良反应的发生率及严重程度均较低，较适用于不能耐受阿司匹林、吲哚美辛等解热镇痛药的患者。

双氯芬酸（diclofenac）：剂型有口服剂、肛门栓剂及注射液。口服吸收迅速且完全，起效较快，最好于饭前整片（粒）吞服。口服：1 次 50~100mg，但有研究发现服用 100mg 疗效并不优于 50mg。服用胶囊起效更快，且胶囊疗效优于片剂（Ⅰ级证据）。本品疗效与口服舒马曲坦 100mg 类似，且改善恶心等偏头痛伴随症状优于后者，而发生不良反应更少。直肠给药：1 次 50mg。肌内注射：双氯芬酸钠 75mg，10min 后起效，30min 后头痛消除率达 88%，2h 后头痛缓解率与肌内注射曲马多 100mg 类似。本药引起的胃肠道不良反应少于阿司匹林、吲哚美辛等药物。但应注意肝损伤及粒细胞减少等不良反应。

对乙酰氨基酚（paracetamol）：剂型有口服剂、肛门栓剂及注射液。1 000mg 或 15mg/kg 口服或静脉注射或皮下注射治疗偏头痛发作有效（Ⅰ级证据），但镇痛作用弱于阿司匹林，不推荐单独使用，可与利扎曲坦、曲马多等合用。本药可用于对阿司匹林过敏、不耐受或不适于应用阿司匹林的患者。

上述药物可与其他药联用，后者明显优于单用，包括阿司匹林与甲氧氯普胺合用，对乙酰氨基酚与利扎曲坦合用，对乙酰氨基酚与曲马多合用等。为了防止药物过度应用性头痛，服用单一的解热镇痛药时，应该限制在每月不超过 15d，服用联合镇痛药应该限制在每月不超过 10d。

布洛芬可用于年龄大于 6 个月儿童。双氯芬酸可用于体重大于 16kg 的儿童。萘普生可用于 6 岁以上或体重 25kg 以上的儿童。10 岁以上的儿童可单用 ASA 或对乙酰氨基酚或两者与甲氧氯普胺合用，也可单用麦角胺。

（2）其他药物：甲氧氯普胺、多潘立酮等止吐和促进胃动力药不仅能治疗伴随症状，还有利于其他药物的吸收和头痛的治疗，单用也可缓解头痛（表 5-5）。

苯二氮䓬类、巴比妥类镇静药可促使镇静、入睡，促进头痛消失。因镇静药有成瘾性，故仅适用于其他药物治疗无效的严重患者。

阿片类药物有成瘾性，可导致 MOH 并诱发对其他药物的耐药性，故不予常规推荐。仅对仅适用于其他药物治疗无效的严重头痛者，在权衡利弊使用。肠外阿片类药物，如布托啡诺，可作为偏头痛发作的应急药物，即刻镇痛效果好（Ⅲ级证据）。

2）偏头痛特异性药物治疗

（1）曲坦（triptan）类药物：曲坦类药物为 5-羟色胺 IB/ID 受体激动药，能特异地控制偏头痛的头痛。目前国内有舒马曲坦、佐米曲坦和利扎曲坦，那拉曲坦、阿莫曲坦、依来曲坦和夫罗曲坦国内尚未上市。曲坦类的疗效和安全性均经大样本、随机安慰剂对照试验证实。药物在头痛期的任何时间应用均有效，但越早应用效果越好。出于安全考虑，不主张在先兆期使用。与麦角类药物相比，曲坦类治疗24h内头痛复发率高（15%~40%），但如果首次应用有效，复发后再用仍有效，如首次无效，则改变剂型或剂量可能有效。患者对一种曲坦类无效，仍可能对另一种有效。

表5-4　解热镇痛药治疗偏头痛发作的效果及不良反应

解热镇痛药	剂量（mg）	证据级别	推荐强度	不良反应及禁忌证
阿司匹林	300~1 000	I	A	不良反应：主要有胃肠道的不良反应及出血危险 禁忌证：对本药或同类药过敏者、活动性溃疡、血友病或血小板减少症、哮喘、出血体质者，孕妇及哺乳期妇女
布洛芬	200~800	I	A	同阿司匹林
萘普生	250~1 000	I	A	同阿司匹林，2岁以下儿童禁用
双氯芬酸	50~100	II	A	不良反应主要有胃肠道的不良反应、肝损伤及粒细胞减少等
阿司匹林、 对乙酰氨基酚、 咖啡因复合剂	250 200~250 50	I	A	同阿司匹林和对乙酰氨基酚

表5-5　止吐和促胃动力药治疗偏头痛发作的效果及不良反应

药物	证据级别	剂量（mg）	不良反应	禁忌证
甲氧氯普胺	I	10~20 口服 20 直肠	锥体外系症状	<10岁儿童，肌张力障碍，癫痫，妊娠，哺乳期
	II	10 肌内注射或静脉注射		
多潘立酮	I	20~30 口服	同甲氧氯普胺	<10岁儿童

舒马曲坦：剂型包括口服剂（片剂、速释剂）、皮下注射剂、鼻喷剂及肛门栓剂，其中100mg片剂是所有曲坦类的疗效参照标准。皮下注射舒马曲坦6mg，10min起效，2h头痛缓解率达80%。疗效明显优于ASA 1 000mg皮下注射，但不良反应亦多。鼻喷剂20mg较片剂起效快，有效率与口服50mg或100mg相当，鼻喷剂疗效可能存在种族差异。在伴有呕吐的患者中应使用栓剂，其效果与口服50mg或100mg相当。应用25mg或50mg无效者中，超过50%对100mg速释剂有效。口服舒马曲坦50mg与ASA泡腾片1 000mg疗效相当，口服100mg则与口服ASA 900mg加甲氧氯普胺10mg合剂疗效相似。

佐米曲坦：有2.5mg和5mg的口服和鼻喷剂。药物亲脂性，可透过血-脑屏障，生物利用度高。口服40~60min后起效，鼻喷剂比口服剂起效快，35mg起效更快并可维持6h。口服2.5mg与口服ASA 900mg加甲氧氯普胺10mg合剂疗效相似或稍优。偏头痛发作早期，鼻喷5mg，1h内可明显减轻头痛。口服2.5mg后，2h的头痛消失率与阿莫曲坦12.5mg、依来曲坦40mg、舒马曲坦50mg相当，优于那拉曲坦2.5mg；2h的疼痛减轻和消失率与利扎曲坦10mg相当。口服5mg后，2h的疼痛消失率与舒马曲坦50mg或100mg相当。

利扎曲坦：有5mg和10mg的普通和糯米纸囊口服剂型。推荐10mg为起始剂量，若头痛持续，2h后可重复一次。口服作用快速，头痛消失与疗效维持在所有曲坦类药物中最显著，头痛复发率较舒马曲坦、佐米曲坦和那拉曲坦低。10mg疗效略优于舒马曲坦100mg，但不良反应随剂量增大而增加。

其他：那拉曲坦和夫罗曲坦均为2.5mg的口服剂。在所有曲坦类药物中，两者的起效时间最长，约需4h，且疗效不如舒马曲坦50mg或100mg，但不良反应较少，药物的半衰期长达6h。阿莫曲坦有

6.25mg 和 12.5mg 两种片剂，口服 40～60min 起效，量效关系明显。6.25mg 和 12.5mg 不良反应无差异。12.5mg 较麦角胺咖啡因合剂治疗有效，与利扎曲坦 10mg、舒马曲坦 100mg 疗效相似，但不良反应更低。与醋氯芬酸 100mg 合用比单用有效，皮肤异常性疼痛对其疗效无影响。依来曲坦有 20mg 和 40mg 两种口服剂型，40mg 无效可增至 80mg，但不良反应与剂量相关。在所有曲坦类药物制剂中，80mg 效果最好，不良反应也最大。

（2）麦角胺类：麦角胺类药物治疗偏头痛急性发作的历史很长，但判断其疗效的随机对照试验却不多。试验多使用麦角胺咖啡因（分别 2mg 和 200mg 或 1mg 和 100mg 合剂）。一项研究是对比其与 ASA 联合甲氧氯普胺，发现其对头痛、恶心、呕吐症状的缓解不及后者。与卡马匹林合用甲氧氯普胺的对照研究也显示麦角胺咖啡因用药 2h 后的头痛及恶心的缓解率低于后者。与曲坦的对比观察证实其疗效不及曲坦类。麦角胺具有药物半衰期长、头痛的复发率低的优势，适用于发作持续时间长的患者。另外，极小量的麦角胺类即可迅速导致 MOH，因此应限制药物的使用频度，不推荐常规使用。

（3）降钙素基因相关肽（CGRP）受体拮抗药：CGRP 受体拮抗药（gepant 类药物）通过将扩张的脑膜动脉恢复至正常而减轻偏头痛症状，且该过程不导致血管收缩。部分对曲坦类无效或者对曲坦类不能耐受的患者可能对 gepant 类药物有良好的反应。两项大规模随机双盲安慰剂（或曲坦）对照试验显示 telcagepant（MK－0974）有良好的临床疗效，300mg 口服后 2h 的头痛缓解率与利扎曲坦 10mg、佐米曲坦 5mg 相当，不良反应的发生率略高于安慰剂。

3）复方制剂：麦角胺咖啡因复方制剂可治疗某些中到重度的偏头痛发作（Ⅱ级证据）。其他常用的复方制剂有：ASA、对乙酰氨基酚及咖啡因的复方制剂，对乙酰氨基酚与咖啡因的复方制剂，双氯酚酸与咖啡因的复方制剂，咖啡因、布他比妥和（或）颠茄的复方制剂等。其中合用的咖啡因可抑制磷酸二酯酶，减少 cAMP 的分解破坏，使细胞内的 cAMP 增加，从而发挥广泛的药理作用，包括收缩脑血管减轻其搏动幅度，加强镇痛药的疗效等。要注意，合用的咖啡因会增加药物依赖、成瘾及 MOH 的危险。

4）成年人偏头痛急性期治疗药物推荐：见表 5-6。

表 5-6 成年人偏头痛急性期治疗药物推荐

药物	推荐剂量（mg）	推荐等级	注意事项
NSAID			
阿司匹林	1 000 口服 1 000 静脉	A	胃肠道不良反应，出血风险
布洛芬	200～800	A	胃肠道不良反应，出血风险
萘普生	500～1 000	A	胃肠道不良反应，出血风险
双氯芬酸	50～100	A	包括双氯芬酸钠和双氯芬酸钾
对乙酰氨基酚	1 000 口服或肛栓剂	A	包括双氯芬酸钠和双氯芬酸钾
阿司匹林＋对乙酰氨基酚＋咖啡因复合制剂	250＋200～250＋50	A	同 ASA 和对乙酰氨基酚：胃肠道不良反应，出血风险；肝及肾衰竭者慎用
安乃近	1 000 口服 1 000 静脉	B	粒细胞缺乏症风险 低血压风险
安替比林	1 000 口服	B	肝及肾衰竭者慎用
托芬那酸	200 口服	B	胃肠道不良反应，出血风险
曲坦类			
舒马曲坦	25、50、100 口服，包括速释制剂；25 肛栓剂；10 或 20 鼻喷剂；6 皮下制剂	A	禁忌证：高血压、冠心病、心绞痛、心肌梗死、雷诺综合征、周围动脉粥样硬化性疾病、TIA 或卒中、妊娠、哺乳期、12 岁以下儿童、严重肝、肾功能不全、存在多种血管危险因素不能与麦角类或 MAO 抑制药（停用未满 2 周）同服 以下比较都以 100mg 舒马曲坦为对象

药物	推荐剂量（mg）	推荐等级	注意事项
佐米曲坦	2.5、5 口服，包括口腔崩解片 2.5、5 鼻喷剂	A	禁忌证同舒马曲坦
那拉曲坦	2.5 口服	A	禁忌证同舒马曲坦；较舒马坦效弱但持续时间长
利扎曲坦	10 口服，包括膜片	A	禁忌证同舒马曲坦；此外服普萘洛尔时，使用 5mg
阿莫曲坦	12.5 口服	A	禁忌证同舒马曲坦 可能较舒马曲坦不良反应少
依来曲坦	20、40 口服	A	禁忌证同舒马曲坦 若 40mg 无效，可用 80mg
夫罗曲坦	2.5 口服	A	禁忌证同舒马曲坦 较舒马曲坦效弱但持续时间长
麦角类			
酒石酸麦角胺	2 口服	B	禁忌证：妊娠、哺乳期、12 岁以下儿童、控制不良的高血压、冠心病、心绞痛、心肌梗死、雷诺综合征、周围血管粥样硬化性疾病、TIA 或卒中、严重肝、肾功能不全、存在多种血管危险因素
双氢麦角碱	2 口服或肛栓剂	B	同上
止吐药			
甲氧氯普胺	10～20 口服；20 肛栓剂；10 肌内注射、静脉或皮下使用	B	禁忌证：运动障碍、14 岁以下儿童及妊娠期妇女、癫痫、催乳素瘤
多潘立酮	20～30 口服	B	禁忌证：10 岁以下儿童 其他不良反应类似甲氧氯普胺，但较甲氧氯普胺轻微

（5）急性期治疗药物的选择和使用原则：急性期治疗药物的选择应根据头痛严重程度、伴随症状、既往用药情况和患者的个体情况而定。药物选择有两种方法：①阶梯法：即每次头痛发作时均首选 NSAIDs 类药物，若治疗失败再加用偏头痛特异性治疗药物。②分层法：基于头痛程度、功能损害程度及之前对药物的反应，若为严重发作则使用特异性治疗药物，否则使用 NSAIDs 类药物。不同治疗策略的致残性（the disability in strategies of care, DISC）研究对上述不同治疗策略进行比较后发现，分层治疗在 2h 镇痛率及每次残疾时间方面均优于阶梯法，且事后分析证明其最具经济性。

药物使用应在头痛的早期足量使用，延迟使用可使疗效下降、头痛复发及不良反应的比例增高。有严重的恶心和呕吐时，应选择胃肠外给药。甲氧氯普胺、多潘立酮等止吐和促进胃动力药物不仅能治疗伴随症状，还有利于其他药物的吸收和头痛的治疗。

不同曲坦类药物在疗效及耐受性方面略有差异。对某一个体患者而言，一种曲坦无效，可能另一曲坦有效；一次无效，可能另一次发作有效。由于曲坦类药物疗效和安全性优于麦角类，故麦角类药物仅作为二线选择。麦角类有作用持续时间长、头痛复发率低的特点，故适于发作时间长或经常复发的患者。

为预防药物过量性头痛（MOH），单纯 NSAIDs 制剂不能超过 15d/月，麦角碱类、曲坦类、NSAIDs 复合制剂则不超过 10d/月。

（二）预防性药物治疗

1. 预防性治疗的目的　对患者进行预防性治疗目的是降低发作频率、减轻发作程度、减少功能损害、增加急性发作期治疗的疗效。

2. 预防性治疗的有效性指标　预防性治疗的有效性指标包括偏头痛发作频率、头痛持续时间、头痛程度、头痛的功能损害程度及急性期对治疗的反应。

3. 预防性治疗的指征　总的来说，何时开始预防性治疗并没有普遍适用的指征，最重要的因素是患者生活质量受影响的程度，而非刻板地根据发作频率或严重程度来决定。通常，存在以下情况时应与患者讨论使用预防性治疗：①患者的生活质量、工作或学业严重受损（须根据患者本人的判断）。②每个月发作频率在2次以上。③急性期药物治疗无效或患者无法耐受。④存在频繁、长时间或令患者极度不适的先兆，或为偏头痛性脑梗死、偏瘫性偏头痛、基底型偏头痛亚型。⑤连续3个月每月使用急性期治疗6~8次或以上。⑥偏头痛发作持续72h以上。⑦患者倾向（尽可能少的发作）。

4. 预防性治疗药物的评价　目前应用于偏头痛预防性治疗的药物主要包括：β受体阻滞药、钙离子通道阻滞药、抗癫痫药、抗抑郁药、NSAID及其他种类的药物。

（1）β受体阻滞药：β受体阻滞药在偏头痛预防性治疗方面效果明确，有多项随机对照试验结果支持。其中证据最为充足的是非选择性β受体阻滞药普萘洛尔和选择性β受体阻滞药美托洛尔。另外，比索洛尔、噻吗洛尔和阿替洛尔可能有效，但证据强度不高。β受体阻滞药的禁忌证包括反应性呼吸道疾病、糖尿病、直立性低血压及心率减慢的某些心脏疾病。不适于运动员，可发生运动耐量减少。有情感障碍患者在使用β受体阻滞药可能会发生心境低落、甚至自杀倾向。

（2）离子通道阻滞药：非特异性钙离子通道阻滞药氟桂利嗪对偏头痛预防性治疗证据充足，剂量为每日5~10mg，女性所需的有效剂量低于男性。环扁桃酯的研究结果不一致，设计较好的研究结果为阴性，因此不推荐。多项尼莫地平预防偏头痛的研究，结果均未能显示其疗效优于安慰剂，不值得推荐。

（3）抗癫痫药：丙戊酸（至少每日600mg）的随机对照试验结果证实其对偏头痛预防有效。需定时检测血常规、肝功能和淀粉酶，对于女性患者更需注意体重增加及卵巢功能异常（如多囊卵巢综合征）。托吡酯（每日25~100mg）是另一个有试验证据支持的抗癫痫药物。托吡酯对慢性偏头痛有效，并可能对MOH有效。

拉莫三嗪不能降低偏头痛发作的频率，但可能降低先兆发生的频率。加巴喷丁在一项随机双盲安慰剂对照试验中显示有效。开放性、非对照的试验结果提示左乙拉西坦可能有助于降低头痛频率。奥卡西平试验证明无效。

（4）抗抑郁药：唯一在所有研究中均被证实有效的药物是阿米替林，4项较早的安慰剂对照试验结果均为阳性，使用剂量为每日10~150mg。但这些试验的样本量均较小，且不良反应明显。阿米替林对偏头痛的预防作用有限，但特别适用于合并有紧张型头痛或抑郁状态（常存在慢性疼痛）的患者。主要不良反应为镇静作用。每日1次用法可增加患者的依从性。大剂量使用时需进行心电图检查。

两项小样本对照试验显示选择性血清素重摄取抑制药（SSRI）非莫西汀有效。3项氟西汀的试验显示有效，1项则显示无效。氯米帕明及舍曲林的对照试验结果显示无效。其他抗抑郁药仅有开放性或非对照性试验。文拉法辛与阿米替林的双盲对照试验结果证实疗效相当，另有2项开放性研究结果阳性。

（5）NSAIDs：ASA对偏头痛预防治疗的研究结果不一。两项大型队列研究发现每日200~300mg的ASA可降低偏头痛发作的频率。ASA与有确定疗效药物的对比试验显示其效果相当或较差，而在与安慰剂的对照试验中却从未被证实有效。三项对照试验证明萘普生每日1 000mg优于对照。另外，两项安慰剂对照试验显示托芬那酸有效。其他曾做过试验的药物包括酮洛芬、甲芬那酸、吲哚布芬、氟比洛芬和罗非考昔，但试验均有样本量过小且设计不足之嫌。

（6）其他药物：抗高血压药物赖诺普利及坎地沙坦各有一项对照试验结果显示对偏头痛预防治疗有效，但仍需进一步证实。

大剂量维生素B_2（每日400mg）及辅酶Q_{10}的对照试验结果显示有效。口服镁盐的结果矛盾，一项结果阴性，另一项结果为阳性。款冬根的提取物（petasites hybridus）经2项对照试验显示有效，剂量为每日75mg。野甘菊提取物（tanacetum parthenium）有数项对照试验，结果不一，但最近完成的设计良好的试验显示其无效，系统分析结果亦为阴性。但由于存在阳性对照研究结果，故只能作为三线药物。

早期的可乐定、苯噻啶及二甲麦角新碱的试验提示能预防偏头痛发作。但近期设计较好的试验未能证明可乐定有效。二甲麦角新碱有效，但因严重的不良作用，仅推荐作为短期使用（治疗期最长6个月），经4~6周的洗脱期后可重新使用。苯噻啶的头晕及增加体重的不良反应明显妨碍了其临床应用。

麦角类也被用于偏头痛预防治疗，双氢麦角碱的证据较弱，几项试验结果相左。双氢麦角隐亭在 1 项小样本对照试验中显示有效，且耐受性好，但效果仍需进一步证实。基于以上证据不推荐此三类药物用于预防偏头痛治疗。

早期一些试验提示肉毒毒素 A 注射可能对偏头痛有预防性作用，但对所有七项对照研究的系统分析却未能显示其较安慰剂具有显著疗效。然而，针对慢性偏头痛的预防性研究结果却提示其对慢性偏头痛有效。近期一项随机双盲对照试验显示肉毒毒素 A 较安慰剂疗效显著。多中心的随机双盲安慰剂对照试验也取得了阳性结果。比较肉毒毒素 A 注射与托吡酯、丙戊酸预防慢性偏头痛的随机双盲试验均认为其效果相当，且肉毒毒素的耐受性更好。

经随机双盲安慰剂对照试验证明无效的其他治疗包括半胱氨酸-白三烯受体拮抗药孟鲁司特、乙酰唑胺（50mg/d）及神经激肽-1 受体拮抗药拉奈匹坦。

（7）预防性治疗药物推荐：见表 5-7。

（8）预防性治疗药物选择和使用原则：医师在使用预防性治疗药物之前须与患者进行充分的沟通，根据患者的个体情况进行选择，注意药物的治疗效果与不良反应，同时注意患者的共病、与其他药物的相互作用、每日用药次数及经济情况。通常首先考虑证据确切的一线药物，若一线药物治疗失败、存在禁忌证或患者存在以二、三线药物可同时治疗的并发症时，方才考虑使用二线或三线药物。避免使用患者其他疾病的禁忌药，及可能加重偏头痛发作的治疗其他疾病的药物。长效制剂可增加患者的顺应性。

药物治疗应小剂量单药开始，缓慢加量至合适剂量，同时注意不良反应。对每种药物给予足够的观察期以判断疗效，一般观察期为 4~8 周。患者需要记头痛日记来评估治疗效果，并有助于发现诱发因素及调整生活习惯。偏头痛发作频率降低 50% 以上可认为预防性治疗有效。有效的预防性治疗需要持续约 6 个月，之后可缓慢减量或停药。若发作再次频繁，可重新使用原先有效的药物。若预防性治疗无效，且患者没有明显的不良反应，可增加药物剂量；否则，应换用第二种预防性治疗药物。若数次单药治疗无效，才考虑联合治疗，也应从小剂量开始。

表 5-7　偏头痛预防性治疗药物推荐

药物	每日剂量（mg）	推荐级别	不良反应	禁忌证
β 受体阻滞药				
美托洛尔	50~200	A	常见：心动过缓、低血压、嗜睡、无力、运动耐量降低	哮喘、心力衰竭、房室传导阻滞、心动过缓
普萘洛尔	40~240	A	少见（<1% 发生率）：失眠、噩梦、阳痿、抑郁、低血糖	慎用于使用胰岛素或降糖药者
比索洛尔	5~10	B		
钙离子通道阻滞药				
氟桂利嗪	5~10	A	常见：嗜睡、体重增加 少见：抑郁、锥体外系症状	抑郁、锥体外系症状
抗癫痫药				
丙戊酸	500~1 800	A	恶心、体重增加、嗜睡、震颤、脱发、肝功能异常	肝病
托吡酯	25~100	A	共济失调、嗜睡、认知和语言障碍、感觉异常、体重减轻	对有效成分或磺酰胺过敏
加巴喷丁	1 200~2 400	B	恶心、呕吐、抽搐、嗜睡、共济失调、眩晕	加巴喷丁过敏
抗抑郁药				
阿米替林	50~100	B	口干、嗜睡，体重增加	青光眼、前列腺肿瘤
NSAIDs				
萘普生	250~500bid	B		
阿司匹林	300	B		

药物	每日剂量（mg）	推荐级别	不良反应	禁忌证
其他药物				
坎地沙坦	16	B		
赖诺普利	20	B		
镁盐	24mmol	B		
维生素 B_2	400	B		
辅酶 Q_{10}	300	B		
二甲麦角新碱	4～12 2～6（法） 每6个月停用1 个月	B	常见：恶心、眩晕、失眠 少见：腹膜后纤维变性	高血压，冠状动脉供血不足、动脉病、胃溃疡、肝或肾衰竭

（尹海燕）

第三节　丛集性头痛

一、概述

丛集性头痛（cluster headache，CH）是少见的原发性神经血管性头痛之一，其特点为短暂、剧烈和爆炸样头痛反复密集发作，多发生于一侧眼眶、球后和额颞部，每次持续 15～180min，频率从隔日一次到每日 8 次。常伴有同侧眼球结合膜充血、流泪、鼻塞和（或）Horner 综合征。丛集期持续数周至数月。好发于男性。无家族遗传史。

二、病因及发病机制

丛集性头痛的病因不清楚，由于其发作有明显的周期性，曾提出过生物钟学说，认为是体内生物钟紊乱引起头痛的发生。以后发现用组胺可诱导头痛，发作时血中组胺也升高，用组胺刺激三叉神经末梢能引起头痛的复发，认为是组胺代谢障碍引起的头痛。继后进行的研究发现病变处肥大细胞数量增多、活性增强，稳定肥大细胞的药物能缓解头痛，提出了肥大细胞功能障碍学说，但以后的研究发现偏头痛的患者也有肥大细胞的功能障碍，因而不能用肥大细胞学说来解释丛集性头痛的发生。发病机制：其急性发作涉及下丘脑后部灰质兴奋。大约 5% 的患者可能是遗传性（常染色体显性遗传），在丛集期慢性及亚急性患者发作规律，可被乙醇、组胺或硝酸甘油诱发。

三、临床表现

发病年龄通常为 20～50 岁，平均 30 岁。男性发病率是女性的 4～7 倍。

通常发生于一侧眼眶、球后和额颞部。

如不治疗疼痛可持续 15～180min 。

常伴有同侧结膜充血和（或）流泪、鼻充血和（或）流涕、眼睑水肿、前额和面部出汗、瞳孔缩小和（或）上睑下垂及感觉躁动或不安。

在最严重发作期间，患者因疼痛极度痛苦，常不能平卧休息。

发作频率从隔日一次到每日 8 次不等，通常连续发作，持续数周或数月，然后被通常持续数月或数年的缓解期所分割。当持续期为 7～365d，而至少有 2 个大于 1 个月的无痛缓解期时，称为阵发性丛集性头痛；而发作超过 1 年不缓解或缓解期小于 1 个月，则称为慢性丛集性头痛。

四、诊断

按国际头痛学会的头痛分类法，丛集性头痛必须符合下述标准（表 5 – 8）。

表 5 – 8　丛集性头痛标准

至少有以下特点的发作过 5 次

重度、单侧眼眶、眶上和（或）颞部疼痛，持续 15 ~ 180min（若不治疗）

头痛侧至少伴随以下症状之一：结合膜充血、流泪、鼻塞、流涕、前额及面部出汗、瞳孔缩小、眼裂下垂、眼睑水肿

发作频度：隔日一次到 8/d

五、鉴别诊断

应注意偏头痛和丛集性头痛的鉴别。偏头痛多见于女性患者，发作前可有典型视觉先兆，而丛集性头痛多见于男性，常伴有自主症状和体征。偏头痛无明显节律性，而丛集性头痛周期性发作。丛集性头痛的疼痛呈烧灼样或针刺样，而偏头痛则呈搏动性痛，偏头痛多在白天发作，而丛集性头痛多在睡眠时发作。大多数偏头痛有阳性家族史而丛集性头痛遗传因素尚不确切。

六、治疗

治疗原则与偏头痛相同。发作时一方面要终止头痛，另一方面预防再发。发作时皮下注射舒马曲坦可在几分钟内终止发作。部分患者吸纯氧（8 ~ 10L/min），连续 15min 也可使头痛缓解。也可采用 2% ~ 4% 的利多卡因点鼻，滴于下鼻甲的最尾侧部分，能够产生蝶腭神经节阻滞作用，达到止痛效果，终止一次发作。上述药物治疗无效可选用泼尼松 40 ~ 80mg/d，连用 1 周，有效后在 1 周内逐渐减量至停药，可使部分患者的头痛戏剧性好转，无效则 48h 后换药。

有些用于预防偏头痛复发的药物，如 5 – 羟色胺拮抗药、美西麦角、双氢麦角碱、钙通道阻滞药也可用来阻止丛集性头痛的复发。

（尹海燕）

第四节　紧张型头痛

一、概述

紧张型头痛（tension type headache，TTH）是原发性头痛中最常见的类型，约占 40%。主要表现为双侧紧束样或压迫性头痛，常为轻度或中度头痛，不伴有恶心或呕吐，部分患者头部触诊时可有颅周压痛。

二、病因及发病机制

紧张型头痛的病因和发病机制尚不完全清楚，可能与多种因素有关。如颅周肌肉或肌筋膜结构收缩或血流下降，可导致颅周肌肉和皮肤的痛阈值降低，肌筋膜痛敏感性增加；细胞内外钾离子转运障碍；一氧化氮（NO）、5 – 羟色胺（5 – HT）、乳酸、神经肽等物质含量的变化等。此外，情绪障碍，如紧张、焦虑、抑郁、应激等因素可导致持续性头部及颈肩部肌肉收缩，但这也可能是继发现象。

三、紧张型头痛的分类

1. 偶发性紧张型头痛　具体如下：

（1）伴有颅周压痛的偶发性紧张型头痛。

（2）不伴颅周压痛的偶发性紧张型头痛。

2. 频发性紧张型头痛 具体如下：
（1）伴有颅周压痛的频繁发作性紧张型头痛。
（2）不伴颅周压痛的频繁发作性紧张型头痛。
3. 慢性紧张型头痛 具体如下：
（1）伴有颅周压痛的慢性紧张型头痛。
（2）不伴颅周压痛的慢性紧张型头痛。
4. 很可能的紧张型头痛 具体如下：
（1）很可能的偶发性紧张型头痛。
（2）很可能的频繁发作性紧张型头痛。
（3）很可能的慢性紧张型头痛。

四、临床表现

可发生于任何年龄，但多见于青年，女性较多。

没有先驱表现或先兆。

头痛多为钝痛、刺痛，非搏动性，程度较轻，患者常诉紧缩、压迫、绷紧或紧箍感。

头痛部位通常位于顶、颞、额或枕部，每次头痛部位不固定。

发频率不尽相同，可每月发作小于1d，亦可每月发作大于15d，头痛持续时间通常30min到7d。

日常活动如行走或爬楼梯不加重头痛。

无恶心和呕吐（可以有厌食），但可以有畏光、畏声表现，但畏光或畏声中不超过一个。

部分患者头部触诊可有颅周压痛。在发作性紧张型头痛患者中，头痛常在特定情况下发生，如恼怒、心烦等。当发展为慢性紧张型头痛时，可每日发作，常在起床后不久即发生，持续一整天，入睡后消失，与白天的工作、社交活动中的心境无关。

五、诊断

根据病史及临床表现，并排除脑部、颈部疾病如颅内占位性病变、炎症、外伤以及颈椎病等，通常可确诊。最新HIS（2004）诊断标准如下（表5-9）。

慢性紧张型头痛可以说是从频发紧张型头痛演化而来。需要注意的是，如慢性偏头痛一样，慢性紧张型头痛也可以因为镇痛药物摄入过量所致。

表5-9 HIS（2004）诊断标准

发作性紧张型头痛

　头痛发作每次持续30min至7d

　至少具备下述特征的2项：①非搏动性，压迫性或钝痛等。②轻至中度疼痛，不影响日常活动。③双侧分布。④日常活动不会加重头痛

　具备下述2项：①无恶心、呕吐。②畏光、畏声中不超过一项

　具备上述①~③，至少发作10次以上，其中偶发性紧张型头痛平均每月发作＜1d，每年发作＜12d；频繁发作性紧张型头痛平均每月发作≥1d，而＜15d，至少3个月以上，每年发难和≥12d，而＜180d

　不能归因于其他疾病

慢性紧张型头痛

　头痛发作每次持续30min至7d

　至少具备下述特征的2项：①非搏动性，压迫性或钝痛等。②轻至中度疼痛，不影响日常活动。③双侧分布。④日常活动不会加重头痛

　具备下述2项：①畏光、畏声、轻度恶心中不超过一项。②无中至重度恶心和呕吐

　具备上述①~③项，至少发作10次以上，平均每月发作≥15d，3个月以上，每年发作≥180d

　不能归因于其他疾病

六、鉴别诊断

1. 颈源性头痛 多见于中老年人，常为颈枕部发作性头痛，头颈转动或前屈后仰时易诱发，可伴眩晕，肩臂麻木或疼痛，体格检查颈部活动受限，颈椎旁压痛，颈椎 X 线片可见骨质增生、颈椎间孔狭窄等。颈椎 MRI 检套可发现颈椎间盘脱出。

2. 枕神经痛 疼痛可为一侧或双侧枕及上颈部阵发或持续性疼痛，有时可扩展至乳突后，疼痛较浅表，剧烈呈电击样或烧灼样，查体发现枕神经出口处有压痛点。

七、治疗

紧张型头痛多采用对症治疗，强调个体化综合治疗。用于治疗偏头痛的许多药物也可用于紧张型头痛。

药物选择见表 5 - 10。

预防头痛可选用 5 - 羟色胺再摄入抑制药如氟西汀（fluoxetine）、舍曲林（sertraline）或阿米替林等，虽然很多患者对苯二氮䓬类药物反应良好，但考虑到这类药物潜在的不良反应，仍需慎用。精神治疗、心理疗法对部分患者有效。按摩、热水浴也能改善症状。

表 5 - 10　紧张性头痛的药物选择

急性期	非类固醇类抗炎药或对乙酰氨基酚（扑热息痛）类
焦虑	抗焦虑药，如阿普唑仑，氯氮䓬（利眠宁）等
抑郁症状	阿米替林 25mg 每晚 1 次，口服，每 2 ~ 4d 增加 25mg，直至 50 ~ 250mg/d
肌紧张	盐酸乙哌立松（妙纳）50mg，每日 3 次口服

（李　绒）

第五节　其他头痛疾患

一、颈源性头痛

颈源性头痛是指颈部病变导致前头的牵涉性痛，旧称颈性头痛（cervical headache）。不少见，国外资料示普通人群的患病率达 2.5%，或占头痛人群的 14%，易与偏头痛和 TTH 合并。多数研究者认为是由高位颈椎关节的损伤（如挥鞭样损伤）所致。基础和动物实验证明来自：$C_1 \sim C_3$ 的伤害性传入与来自三叉神经的传入共同进入三叉神经颈核，使得颈部的疼痛会牵涉到头部。

临床表现为：相对固定一侧的由颈部起始的痛，向枕 - 额 - 眶区放射，可累及肩、上臂；与头位活动或持续某种姿势有关；头痛性质为钝胀痛，非搏动性，程度中重度；持续时间不定；常常有头颈活动受限；可伴随类似偏头痛的症状或三叉自主神经痛的症状。体检可见局部压痛、肌痉挛、颈活动受限。诊断标准不一，较为公认的临床特征是：①起于颈部向前额和颞部放射的疼痛。②向同侧肩和上臂放射的疼痛。③颈部活动触发头痛。有颈部外伤史非常重要，高位颈椎局部封闭有效则是确诊的重要方法。

需要与颈（椎）动脉的动脉瘤或动脉夹层、后颅窝病变、局部带状疱疹、脊膜炎等相鉴别。治疗为减少局部活动、推拿、经皮电神经刺激等，药物治疗效果不确切，方法类同偏头痛或神经病变性痛的治疗。治疗无效者可试用局部封闭。

二、低脑脊液压力头痛

低脑脊液压力头痛（low cerebrospinal fluid pressure headache）临床表现典型者为中等度双侧对称性钝痛或胀痛，特征是坐位或站立位明显，卧位可快速缓解。患者可以伴随有恶心呕吐、颈痛、头晕、复视、视物模糊、轻度耳聋、上肢麻木等。严重者可出现小脑扁桃体下疝、硬膜下或硬膜外出血等表现。

多数病因是接受腰椎穿刺后，CSF 渗漏。不少患者有不严重的运动、体力劳动中的外伤，但多难以回忆。因颅内压低和重力的作用，导致脑结构下沉，撕拉脑膜桥静脉，导致硬膜下或硬膜外积液或出血。

诊断首选增强 MRI，可见广泛的硬膜强化、硬膜下或硬膜外积液或出血、大脑下沉等。临床或 MRI 表现不典型者，需要做腰椎穿刺，测压力。注意部分患者可以压力不低于 $40 \sim 50 mmH_2O$（$3.92 \sim 4.9 kPa$），也可以蛋白或细胞数轻度升高。自发性渗漏者多位于颈胸椎交界或中胸椎段，首选 CT 脊髓造影，也可选脊髓核素或 MRI 造影。

常规治疗为卧床和大量饮水，减少坐或站立。保守治疗无效或有并发症，治疗首选血帖（blood patch），即在腰穿部位或影像学检查所见的渗漏部位硬膜外注射自身静脉血 $10 \sim 20 ml$，可能需要多个部位血帖。

三、一过性头痛神经功能缺损和脑脊液淋巴细胞增高

一过性头痛神经功能缺损和脑脊液淋巴细胞增高（transient syndrome of headache with neurological deficits and cerebrospinal fluid lymphocytosis）又称为 CSF 细胞增高的偏头痛样综合征，表现为发作的中重度头痛，伴一过性感觉运动或失语的症状和体征、发热，持续数小时。检查见 CSF 中淋巴细胞增高（$10 \times 10^6/L \sim 700 \times 10^6/L$），少数压力和高蛋白。头 CT/MRI 检查无特殊发现。EEG 可以发现局灶或弥漫的慢波。病因不明，推测是病毒感染诱发的自身免疫性反应。病程自限，可使用肾上腺糖皮质激素治疗。

四、巨细胞动脉炎

巨细胞动脉炎（giant - cell arteritis）为老年人群常见的头痛疾患之一。1/3 患者以头痛起病，70% 病程中有头痛，头痛特征是表浅的搏动性痛，多位于颞部，也可弥散，常伴随四肢近端关节痛和肌痛、纳差、疲乏、低热、颞颌关节功能紊乱等症状，未治疗的严重者可有黑朦。体检可见颞浅动脉红、肿、粗大、压痛，1/3 患者有颈动脉杂音，可有视力减退、眼外肌麻痹、多发神经病等体征。实验室检测可见 ESR 快、CRP 高，部分有肝酶高和贫血。颞浅动脉活体检查有助于确诊。

治疗以肾上腺糖皮质激素为主，开始泼尼松 $40 \sim 60 mg/d$，1 个月后逐渐减量。若有缺血并发症，则需要静脉用较大剂量皮质激素。过快减量可能导致复发或加重，少数患者需要长期小剂量维持。

五、睡眠头痛

睡眠头痛（hypnic headache）是很少见的原发性头痛，多见于老年人群（均大于 50 岁）。患者均在睡眠时发生头痛并因之而醒，多为双侧钝痛，程度中重度，醒后头痛持续 $15 \sim 180 min$，每月发作大于 15 次。通常不伴自主神经症状，个别可仅有恶心或畏光或畏声。

典型表现者诊断不难，需与睡眠呼吸暂停头痛（sleep apnea headache）鉴别，后者可能是因睡眠呼吸暂停引起的低氧、CO_2 潴留和血管扩张所致，在觉醒后出现双侧胀痛，不伴其他不适，30min 内自行缓解，每月发作超过 15d。睡前用咖啡因可阻止睡眠头痛的发作。有报道锂盐、褪黑素、加巴喷丁、普瑞巴林、吲哚美辛有预防作用。

六、枕神经痛

枕神经痛（occipital neuralgia）的临床表现为枕神经大支（C_2）、小支（$C_{2\sim3}$）和第三支（C_3）分区的阵发性、短暂剧烈的闪痛或电击样痛，由后枕向前放射，不伴其他明显不适。体检可发现局部感觉减退、压迫后诱发头痛。由于一些患者是在感冒后急性发生，$1 \sim 2$ 周后自行缓解，推测可能与病毒感染有关。对病程长者，现多认为是存在 $C_{2\sim3}$ 神经根受损或枕神经受肌肉筋膜的压迫。临床表现典型者不难诊断，枕神经封闭有效有助于诊断。对无特殊病因者，卡马西平（$0.3 \sim 0.6 g/d$）、加巴喷丁（$1\ 200 \sim 2\ 400 mg/d$）或普瑞巴林（$150 \sim 300 mg/d$）有效。

七、可逆性脑血管收缩综合征

可逆性脑血管收缩综合征（reversible cerebral vasoconstriction syndrome，RCVS），又称可逆性节段性脑血管收缩（reversible segmental cerebral vasoconstriction）、Call – Fleming 综合征、中枢神经系统良性血管病或伴血管痉挛的霹雳样头痛等。RCVS 并不少见，可分为原发性和继发性（使用血管活性药物后诱发）。好发于中年女性，儿童患者极少。临床特征是突发（1min 内达高峰）的剧烈霹雳样头痛，1/3 伴血压升高（收缩压超过 160mmHg21.28kPa），10% ~60% 的患者同时出现 TIA、癫痫、可逆性后部脑白质病变综合征（RPLS）、脑水肿、脑缺血、蛛网膜下隙出血、脑出血等并发症。所有患者经 MRA 或 CTA 或 DSA 检查，可发现颅内动脉多节段性的血管收缩。绝大多数患者在 2 个月内逐渐恢复，血管痉挛基本在 12 周内缓解。

对 RCVS 应视为急症，尽快完成脑的结构和血管的评估，完成腰椎穿刺。对可能诱发发作的药物应立即停用。虽然缺乏 RCT 证据，但多数观察提示尼莫地平口服（30 ~60mg，每 4h 一次）或静脉滴注（0.2 ~2.0mg/h）有效，但需要检测血压并避免血压过低。有报道尼卡地平、维拉帕米、前列环素有效，可试用。治疗疗程应达到症状消失、血管收缩完全缓解之后。糖皮质激素、吲哚美辛等可能恶化病情，不推荐使用。

（李　绒）

第六章

癫痫

第一节 概述

癫痫是多种原因引起的慢性脑部疾病，是神经科的常见病和多发病。国际范围内的患病率为 5% ~ 10%，发病率为每年（20~70）/1 000 000 而根据我国近年来的大规模流行病学调查，癫痫患病率为 7‰，5 年活动性的患病率为 4.6‰，发病率为每年 28.8/100 000 癫痫的病程长，致残率高，死亡危险性为一般人群的 2~3 倍。临床反复出现的癫痫发作给患者造成巨大的生理和心理痛苦，也严重影响了患者的教育、就业、婚姻生育等，导致生活质量低下，同时，也对家庭和社会带来严重而深远的影响。

癫痫发作和癫痫综合征：不同大脑区域神经元的过度同步异常兴奋以及这种兴奋循着复杂的神经网络途径进行扩散和传播，导致了癫痫发作症状的多样性，而癫痫综合征则是基于病因、临床症状、脑电特征以及治疗和预后反应等的概念。癫痫的临床表现是如此地复杂，需要寻找规律去认识，并区分不同的类型。目前癫痫领域存在的问题很大一部分是诊断和分类诊断的问题，对于癫痫发作和非癫痫发作的识别不清，对于癫痫的类型区分不清，以及对于癫痫综合征的认识不足，导致了治疗效果差，甚至是错误的治疗。统一的分类不仅便于临床掌握和交流，也便于对于癫痫进行深入的基础和临床研究。从最初 20 世纪 70 年代 Gastaut 提出系统化的癫痫分类方案之至 2010 年的最新国际抗癫痫联盟（ILAE）分类建议，对于癫痫发作和癫痫综合征的分类就在不停地发展之中，不断有新的发作类型和综合征类型被描述，体现了人们认识的不断深入。

脑电生理：电生理异常是癫痫的核心问题，能够记录这种脑电生理异常的脑电图是癫痫最重要的检查手段。自 1935 年失神发作的特征性脑电图被发现以来，人们对于癫痫的认识由于脑电图的帮助进入了崭新的时代。通过癫痫性放电的出现方式、出现部位，以及异常放电模式等的细致分析，脑电生理不仅有助于判别是否癫痫，而且提供了分类的信息，并且能够加深我们对于不同临床发作类型和综合征类型的理解。目前，脑电图的理论已经发展的比较成熟，而脑电图的数字化、录像脑电图检测等技术方面的问题已经使临床的应用更为便利。常规的头皮电极能够满足于临床的一般需要，针对需要外科治疗的病例，颅内电极的临床应用一方面有助于更好地发现放电起源，放电特征以及记录和研究放电的异常传播，探讨癫痫发作电生理异常的机制，同时能够精确进行脑功能定位，近年来也有了快速进展。

神经影像学：神经影像学的出现和发展为癫痫的诊疗带来了另外一个突破性的进展。特别是高分辨率的头颅 MRI 检查，有助于发现癫痫相关病理灶，为病因的诊断和治疗提供了重要的帮助。目前，在体发现常见的癫痫病理灶，包括海马硬化、脑发育异常、脑肿瘤以及多种因素造成的脑损伤等，已经成为可能。但是，由于部分患者的病变部位轻微，如局灶性皮质发育不良，需要借助特殊序列以及参数调整，以突出病变特征。另外一方面，癫痫本质上反映了脑功能的异常，因此，除了了解结构影像学之外，功能影像学也有很大的价值，在近年来研究和应用也较为活跃。但是，功能学的检查尚不具有诊断癫痫的特异性，但有助于了解在癫痫诊断以后的功能变化，在癫痫术前评估中，能够有助于癫痫源和功能区的定位。

癫痫的药物治疗：除了少数已经很好地被认识，并且预后良好的年龄相关性特发性癫痫类型，如果发作稀少，可以不采取治疗而随诊观察，绝大多数癫痫患者，需要积极而适宜的正规治疗。尽管现在有多种治疗手段出现，但药物治疗是癫痫治疗的主流。习惯上将 20 世纪 90 年代后上市的药物称为抗癫痫新药。目前临床可以应用的抗癫痫药物有 10 余种，越来越多的抗癫痫药物对全面控制癫痫提供了更多的机会。在追求疗效的同时，药物不良反应也是一个需要重视的问题，患者面临着种种可能的不良作用威胁，极为罕见的是，有些不良作用甚至有致命性。总体来说，70% ~ 80% 的患者经过适宜的抗癫痫药物能够达到长期完全缓解。根据发作类型和根据综合征类型选择药物，单药治疗目前依然是开始癫痫治疗的标准，40% ~ 50% 的病例通过单药治疗能够缓解，但很多时候我们不得不采用具有不同机制的 2 种甚至 2 种以上的药物联合，使另外大约 30% 的患者能够获得良好的控制，但多药联合治疗易于产生更多的不良反应。大量的随机对照双盲试验（RCT）有助于我们选择更适宜的治疗，但是，应该强调的是，由于多种原因，RCT 试验所得的证据并非完美，同时，同一发作类型成者同种综合征类型的不同患者，对于相同药物的反应也有个体差异性。因此，对于 RCT 的结论，既不能刻板遵照，也不能不予重视，客观评价现有的证据，在循证医学的基础上进行个体化的治疗。

癫痫的外科手术治疗：近年来，癫痫外科手术已经在我国蓬勃发展起来。根据国际的研究，癫痫外科的治疗并不仅仅限于药物难治的类型，对于某些有很好手术效果的类型，即适合于手术治疗的类型，经过适当的时间观察，也主张采取积极的手术态度，对此也有循证医学的证据。手术成败的关键在于术前全面而准确的癫痫源和功能区定位。目前运用的定位手段包括对于发作症状学的细致分析，寻找定侧和定位的线索；对于发作期和发作间歇期脑电变化细致分析，了解发作起源和扩散的信息；对于结构影像学和功能影像学的细致分析，寻找即使是细微的异常改变等。癫痫源是一个理论的概念，在临床实践中，人们已经观察到：发作间歇期的电生理异常与发作期的电生理异常的差别，提示发作间歇期的癫痫样放电区域（激动区）与发作期异常放电的起源部位（发作起始区）并不完全一致；产生发作症状的区域（发作症状区）并不一定等同于发作起始区；在原发的癫痫源之外，部分病例还存在可能的继发性癫痫源等。内外科以及多科充分协作，对于癫痫源理论认识的深入，无疑能够有效提高手术的成功率，并且有效地扩大手术适应证的范围。

癫痫发作的异常放电的出现和传播并非孤立，临床电生理和功能影像学研究提示癫痫涉及了复杂的神经网络结构参与，其中，不同的结构之间存在互相影响，通过对于其中一部分进行干预，进而调节癫痫源的兴奋性和抑制癫痫发作，是目前刺激治疗的理论基础。作为一种姑息手段，尽管难以全面控制发作，但对于不适合手术或者不能接受手术治疗的药物抵抗性癫痫患者，有机会通过刺激治疗手段而获得较好的发作减少和减轻的效果。其中，迷走神经刺激术已经用于临床，有一定的疗效。

癫痫的社会心理影响：癫痫患者的生活质量下降，特别是具有长期病程的成年癫痫患者，面临生活窘迫的困境，这在东西方社会都是一个普遍存在的问题。对此，既存在疾病本身生物学的因素，也存在治疗所带来不良因素影响，而更多的因素来自于患者在日常生活、学习和就业以及工作中长期所遭受的挫折感。尽管有效地控制发作是改善癫痫患者生活质量的根源，也是我们临床工作者的目标，但是，依然要重视患者的认知功能、社会心理问题，并积极地去改善。

癫痫发作（epileptic seizure）：是因脑部神经元异常过度超同步化放电所造成的一过性症状和（或）体征。由于异常放电大脑中的起源部位不同以及传播通路不同，癫痫发作的临床表现多种多样，可以是运动、感觉、认知、精神或自主神经，并伴有或不伴有意识或者警觉程度的变化。癫痫发作有以下本质特征：①癫痫发作是一过性的临床现象，绝大多数的癫痫发作持续时间短于 5min。②尽管癫痫发作症状多种多样，但是在个体患者，发作呈现相对的刻板性。③癫痫发作总是伴有脑电的发作性异常放电，尽管有时不能从头皮电极可靠地记录。

癫痫（epilepsy）：是一种慢性脑部疾病，其特点是持续存在能够产生癫痫发作的脑部持久性改变，并出现相应的神经生物、认知、心理及社会等方面的后果。尽管 ILAE 的新的定义建议，诊断癫痫至少需要有 1 次癫痫发作，但目前普遍观点倾向于，诊断癫痫以出现 1 次以上的癫痫发作为宜，能更好地反映反复癫痫发作的倾向。癫痫的具体特征包括：①癫痫的电生理基础是脑部神经元异常过度超同步化放电。②癫痫是脑部慢性的功能障碍，表现为反复出现的癫痫发作。单次/单簇的癫痫发作，因为不能证实存在反复发作特征，诊断为癫痫发作，而不诊断为癫痫。有病理性诱因，如发热、酒精戒断、低血糖或者高血糖等原因造成的癫痫发作，去除以上诱因后，发作也随之消失，不诊断为癫痫。③慢性脑功能障碍是癫痫的发病基础，除了会造成反复的癫痫发作以外，还会对大脑的其他功能产生不良影响，同时长期的癫痫发作也会对患者的躯体、认知、精神心理和社会功能等多方面的产生不良影响。

一、发病率

在发达国家，初次诊断原发性癫痫的全人群年发病率为 20/10 万~70/10 万。其中主要的癫痫年发病率研究结果为，芬兰 24/10 万，瑞典 34/10 万，美国 48/10 万，英国 48/10 万，冰岛 44/10 万。而在发展中国家，智利农村地区、坦桑尼亚和厄瓜多尔的癫痫年发病率分别为 114/10 万、77/10 万和 190/10 万，洪都拉斯、印度分别为 92.7/10 万和 49.3/10 万。尽管各研究所采用的癫痫的定义不尽相同，各研究之间的发病率无法比较，但发展中国家癫痫的发病率大约是发达国家的 2~3 倍。

我国大规模人群调查的资料显示，癫痫的年发病率农村和城市分别为 25/10 万和 35/10 万，处于中等水平。在我国农村和少数民族地区进行的调查，显示了地区之间发病率的差异，高发地区有新疆、陕西、云南等地，年发病率在 60/10 万左右；发病率较低的是福建、浙江、贵州等地，年发病率在 10/10 万以下。

许多研究报道的是特定年龄段人群的发病率，包括儿童、成人或老年人。年龄段发病率数据往往是整个人群发病率的重要组成部分。一些调查显示癫痫的年龄发病率从婴儿到青年有明显的下降，在此之后新发病例逐渐减少。而其他疾病发病率自婴儿后基本不变，或者是随着年龄的增长而增加。在发达国家，癫痫发生的高峰在生命的两端。复旦大学附属华山医院神经内科在浙江天台的癫痫流调中也发现了"双峰"的现象。各地发病率在年轻人群中一致性较高，在刚出生的几个月中最高。1 岁以后发病率急剧下降，到 10 岁这段时间内相对稳定，并在青春期再次下降。儿童发生热性惊厥的危险性为 2%，在美国和欧洲有较大差异，表现在 1%~4% 之间。在日本、马里亚纳群岛和巴拿马印第安人的调查显示该危险性分别为 7%、11% 和 14%。从总体上看发热惊厥发病率男性与女性比为 1.2∶1.0。在绝大多数的研究中，发热惊厥中有三分之一为周期性发热惊厥，而 2%~4% 的单纯性发热惊厥和 11% 的复杂性发热惊厥将转变为癫痫。

发达国家的成人期年龄别癫痫发病率是最低的。大部分西方国家的研究发现癫痫发病率在老年人中有一个高峰，且高于成人数倍之多。图 6-1 显示在美国明尼苏达州按年龄分组的癫痫的发病情况。癫痫在一岁内高发，在儿童期和青春期发病率逐渐下降，到 55 岁又呈上升趋势。癫痫的累积发病率在 24 岁前为 1.2%，并逐渐增至 4.4%（85 岁）。75 岁以上人群中将近有 1.5% 的人有癫痫频繁发作。在西有，约 50% 的癫痫病例起病于儿童或青少年，而 70 岁以上人群的癫痫发病率明显高于 10 岁以下者。一项英国的普查提示约 25% 新发症状性癫痫（非癫痫病）病例发生于 60 岁以上的人群。但发展中国家的情况却有所不同，在非洲和南美的调查中，癫痫的发病率高峰出现在青年人，且第二个高峰并不出现，提示其发病模式和危险因素不同于西方国家。

大部分研究发现，对大多数类型的癫痫，在所有年龄段男性发病率比女性高 15%。可能是因为男性易患脑外伤、脑卒中及中枢神经感染等危险因素。男女差异在多个研究中的一致性表明男性患原发性癫痫发作和癫痫病的危险性高于女性。但失神发作在女孩中的发病率是男孩的两倍。

大多数人群发病率研究的对象是欧洲世系的白色人种，在亚洲和非洲的研究人种也较单纯。种族差异仅发现于儿童发病率或队列研究。在国家围产期合作研究中，小于 7 岁者非热性惊厥的发病情况无种族差异。在针对日本东京儿童及罗彻斯特的高加索儿童研究中，年龄别发病率和各发作类型发病率在小于 14 岁者中基本是确定的。这两个研究尽管其方法学不同，癫痫的定义却相似。一个对康涅狄格州纽黑文镇儿童的研究尽管使用的定义与上述其他研究不同，仍显示 15 岁以下黑人癫痫的发病率是白人的 1.7 倍。这项研究还根据周围社会平均经济状况进行了生态学比较，控制人种因素后，显示较低社会经济阶层发病率明显增高。

明尼苏达州的罗彻斯特、非洛群岛及智利等地的研究表明，新发病例中部分性发作病例略高于

50%。在瑞典对成人和儿童的调查数据汇总后发现部分性发作是主要的发作类型。明尼苏达研究发现：肌阵挛发作是1岁内最主要的发作类型，也是1~4岁年龄组最常见的类型，但是5岁以后就罕见了。失神发作常见于1~4岁年龄组，并且不出现在20岁以上的患者中。复杂部分性发作（精神运动性发作）和全身强直阵挛发作在5~65岁间发病情况无明显差异，为5/10万~15/10万，同样1~4岁为高发年龄，而70岁以上发病率又急剧上升。全身强直阵挛发作的发病率曲线在原发性和继发性癫痫中大致相同。简单部分发作的发病率随年龄略有上升（图6-2）。

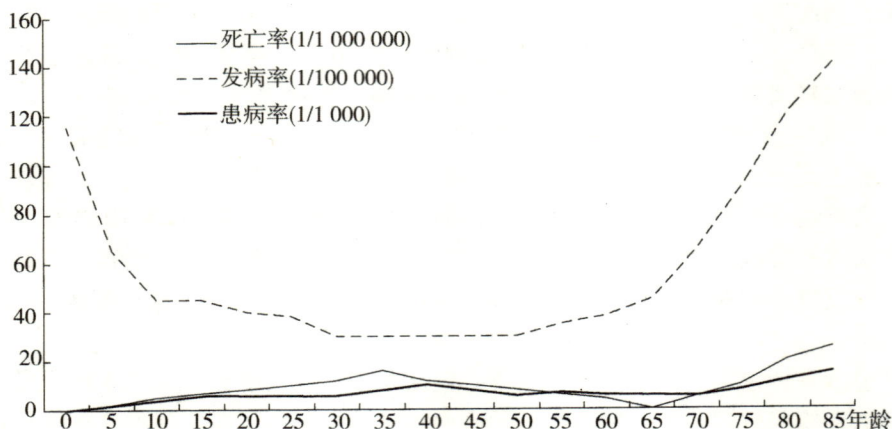

图6-1　癫痫的年龄别患病率＼发病率和死亡率（美国，Rochester，1935—1984年）

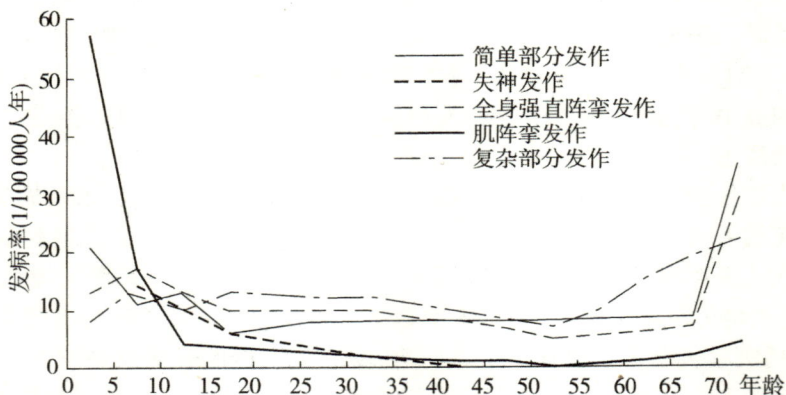

图6-2　不同发作类型的癫痫年龄别发病率

有关癫痫综合征的发病率数据并不多见。一项来自Bordeaux的研究表明：特发性局灶性癫痫和症状性局灶性癫痫的发病率分别是1.7/10万和13.6/10万，分别占所有病例的7%和56%。如果使用目前绝大多数发病率研究标准的话，约60%的病例能归入部分性发作。青少年肌阵挛癫痫，觉醒期的全身强直阵挛性发作和West综合征各占新发病例的1%，其中约2%并发有失神发作。这些数据与罗彻斯特及其他全人群研究中所显示的癫痫综合征发病率的数据基本一致。在法国和美国罗彻斯特的研究中，非热性相关癫痫的发病率分别为30/10万和40/10万。单次的癫痫发作在上述两地的研究中发病率相近，为18/10万。West综合征在几个不同地区的研究显示，出生存活者发病率在2/10万~4/10万之间。良性枕叶中央颞癫痫是多发生于儿童期的一种癫痫综合征。意大利的一项研究表明这种癫痫占4~15岁儿童癫痫的24%。在瑞典，良性枕叶中央颞癫痫在15岁以下儿童中的发病率为10.7/10万，占儿童期癫痫的14%。青少年肌阵挛的年发病率在Faeroe岛、瑞典和罗彻斯特分别为1.1/10万、6/10万和

1/10 万。

累计发病率随着年龄的增长逐渐上升，是年龄别发病率的总和。在丹麦，80 岁以下癫痫的累积发病率是 1.3%，低于罗彻斯特的同年龄组累计发病率（癫痫为 4%，所有原发性癫痫发作大于 5%）。罗切斯特的资料表明癫痫发生的风险从出生至 20 岁的 1% 上升到 75 岁的 3%。因此，大约 3% 的人在其一生中有可能罹患癫痫。累计发病率可揭示暴露在特定病因下发生癫痫的风险。如严重的颅脑外伤后，5 年内发生癫痫的风险是 15%。

二、患病率

美国、欧洲和亚洲的大多数研究报告癫痫的人群患病率为 5/1 000 ~ 9/1 000，而一些热带国家则较高，如巴拿马的印第安美国人社区的患病率为 57/1 000。男性和黑人比女性和白人患病率更高。痉挛发作的患病率为 3/1 000 ~ 9/1 000，在哥伦比亚的波哥大，患病率高达 19.5/1 000。1979—1987 年间，发作性癫痫的患病率在意大利的 Vecchiano 为 5.1/1 000，法国的 Beziers 为 6.48/1 000，芬兰的库奥皮奥为 6.3/1 000，美国的罗彻斯特为 6.8/1 000，厄瓜多尔北部为 8/1 000。英国出生队列的随访研究显示 10 年内癫痫的患病率为 4.3/1 000。

我国癫痫流行病学调查结果显示，癫痫的患病率为 0.9/1 000 ~ 4.8/1 000，与发展中国家相比处于较低水平。不同地区之间也存在明显差异，如在最近的一次农村六地区癫痫患病率调查显示，终身患病率为 4.7/1 000 ~ 8.5/1 000，宁夏、黑龙江、江苏的活动性癫痫患病率分别为 6.40/1 000、5.32/1 000 和 5.22/1 000，而上海郊区、河南、山西分别为 3.84/1 000、3.50/1 000 和 3.65/1 000。回、汉民流行病学对比分析结果表明，回族的患病率国际调整率为 8.48/1 000，明显高于汉族 3.03/1 000。

考虑到人群年龄结构的不同以至患病率有较大的变异度，因此必须应用年龄标化才能比较不同的研究结果。癫痫的年龄校正患病率变动范围从 2.7/1 000 到 40/1 000 以上，而大多数研究为 4/1 000 到 8/1 000。即使相同的研究者运用相同的癫痫定义和研究方法，活动性癫痫的患病率还是波动于 3.6/1 000 ~ 41.3/1 000 之间。在台湾，30 ~ 39 岁活动性癫痫的患病率为 2.77/1 000，40 ~ 49 岁为 4.0/1 000；在香港，活动性癫痫的患病率是 3.94/1 000；在巴拿马、厄瓜多尔、哥伦比亚和委内瑞拉使用标准的 WHO 方案进行的试验研究，报道了较高的患病（14/1 000 ~ 57/1 000）。在中美洲、南美洲运用 WHO 方案得到较高的癫痫患病率与方法学有关。在 Ecuador 农村运用国际人群癫痫研究组（ICBERG）方案的一项研究发现患病率（8.0/1 000）明显低于同一地区运用 WHO 方案的试验研究所报告的患病率（18.5/1 000）。这个差别可能与在 ICBERG 研究中病例入选更严格有关。墨西哥农村的一个人群调查显示，按照 1980 年美国人口进行年龄校正后，活动性癫痫的患病率为 5.9/1 000，巴基斯坦的患病率约为 10/1 000，在埃塞俄比亚农村约为 5/1 000。

癫痫是一生都可能得的疾病。来自罗彻斯特和冰岛的患病率研究指出，随着年龄的增长，各年龄组中活动性癫痫患病率不断增加，老年人患病率最高。来自其他欧洲国家和 Faeroe 岛的研究报道了在成人的患病率相对稳定。在法国 Beziers，发病的第一个高峰是 20 ~ 50 岁，第二个高峰是 70 ~ 74 岁。在许多情况下，由于各年龄组的患病例数较少，年龄别患病率估计并不准确。大多数研究，尤其来自发展中国家的研究，报道了最高患病率发生在一生中的第二、第三个十年，在老年中患病率相对较低。而我国 1998 年在浙江的一个 10 万人群的流行病学调查发现癫痫的终身患病率存在"双峰"现象，主要表现在 10 ~ 40 岁和 90 岁以上两个患病高峰。

和发病率研究一样，大多数患病率研究报道男性患病率高于女性。几乎没有研究可以直接比较种族的差异。城市中黑人社区研究的初步报告的患病率为 10/1 000 ~ 14/1 000。在这些研究中，儿童年龄别患病率与美国其他社区相同。在 20 ~ 59 岁的人群中，黑人的年龄别患病率明显高于白人或西班牙人。

较小人群的患病率研究不可避免地受到了社会经济状况的影响。在厄瓜多尔，患病率与社区等级呈负相关。据报道，巴基斯坦农村癫痫患病率大于城市。癫痫在发展中国家特别是不发达国家中较发达国家更为常见。WHO 报告，发达国家、经济转轨国家、发展中国家和不发达国家癫痫的患病率分别为 5.0/1 000、6.1/1 000、7.2/1 000 和 11.2/1 000。

三、死亡率

癫痫的死亡率据国外报告为 1.0/10 万 ~4.5/10 万，我国报告为 3.0/10 万 ~7.9/10 万。每年有 0.1% 的癫痫患者因癫痫而死亡，死亡率在不同年龄组中几乎相同。英美两国关于癫痫人群死亡趋势的调查表明：从 1950—1994 年两国癫痫死亡率变化总趋势很相似：20 岁以下年轻人的死亡率大幅下降，但中年组下降幅度不大，老年人口中死亡率开始有所下降但后来又升高了，可能与医疗技术水平提高及期望寿命延长有关。

美国每年有 10.5 万 ~15.2 万患者发生癫痫持续状态。癫痫持续状态是神经科的急症，虽然治疗手段有了提高，但目前死亡率依然很高，30d 内死亡的约占 20%。癫痫持续状态后短期内死亡是由于潜在的急性病因。1965—1984 年间在明尼苏达州的人群病例一对照研究显示，40% 的研究对象在癫痫持续状态后的 30d 内存活，却在 10 年内死亡。对于肌阵挛性癫痫持续状态，癫痫持续状态超过 24h 和有症状的癫痫持续状态的患者，远期死亡率就更高了。远期死亡率在先天性癫痫持续状态或隐性癫痫持续状态患者中并不增高。这些结果表明癫痫持续状态本身并不影响远期死亡率。

许多疾病的死亡率可以反映疾病的严重程度，但癫痫则不完全如此。癫痫的死亡原因有多种：第一，癫痫的病因，尤其像脑肿瘤和脑血管疾病等直接导致了死亡；第二，发作时的意外事故，如溺水以及少数的婴儿癫痫持续状态导致了死亡。最近，在一些难治性癫痫病例、手术病例、接受新抗癫痫药物（anti - epilepsy drug，AED）或迷走神经刺激治疗病例的队列研究中发现一个难以预料和解释的死亡现象。这些死亡通常发生在睡眠时或其他正常活动时，不能用窒息或冠心病等原因来解释，推测可能是由于一次发作所引起。有严重癫痫病的成人，这种癫痫的不明原因的突然死亡（sudden unexpected death in epilepsy，SUDEP）的年发生率是 0.2% ~1.0%，比无发作性疾病的人群高出好几倍。Walczak 等通过 3 个中心 4 578 个患者的研究得出：强直 - 阵挛性发作可能是突然不明原因死亡的一个重要原因，其中大多是癫痫持续状态者，但更多的癫痫持续状态是由脑出血、外伤、脑肿瘤引起，而这些疾病本身可导致死亡。国外有作者分析突然死亡有下列因素引起：GTCS、频繁发作、癫痫的初始年龄早、癫痫发作持续时间长、多药治疗/多药大剂量、频繁改变 AED 药物的剂量、死亡前的发作、低于治疗的剂量、青少年、拟行癫痫外科手术治疗、伴有其他神经科疾病、男性、依从性差、颅脑外伤史、酗酒、在家、卧床、严重的发作、有病因的发作、起始于部分性发作者等。

由于癫痫不作为单独的疾病列入死亡登记表的"死因"，有关癫痫的死亡率数据并不可靠。近年来采用标化死亡比（standard mortality ratio，SMR）来比较癫痫人群与一般人群死亡的情况，能更加准确地反映癫痫的严重程度。1896—1965 年间英国癫痫的 SMR 是 2.3，在整个时期变化不显著。斯德哥尔摩市的 1980—1989 年住院的癫痫患者随访的 SMR 是 3.6。各类死因包括癫痫相关疾病（如颅内肿瘤、卒中和痴呆）、癫痫并发症（如肺炎和坠落伤）和其他原因。欧洲其他地区的研究经随访 6.5 ~45 年，所得的 SMR 为 1.6 ~9.3，而美国的研究分别随访 17 ~29 年，SMR 为 1.8 ~8.0。在冰岛原发性癫痫发作的患者中发现所有原因导致的死亡在男性中增高（SMR 2.25），而女性中却没有（SMR 0.79）。这些男性增加的死亡部分是由于车祸和自杀。在其他的研究中也显示癫痫患者的自杀率是一般人群的 5 ~6 倍。欧美的另一些重要的有关癫痫死亡原因的 SMR：恶性肿瘤 1.47 ~5.2，循环系统疾病 1.3 ~4.0，呼吸系统疾病 1.7 ~4.0，消化系统疾病 5.1，外伤和中毒 2.7 ~5.6，自杀 1.8 ~3.5，SUDEP 0.5 ~6.0。

我国近期完成的癫痫管理示范项目中发现，癫痫患者的主要死因是伤害（30%）和卒中（30%），而恶性肿瘤、肺炎和心肌梗死分别占 15%、6% 和 5%。肺炎、伤害、卒中和恶性肿瘤的 SMR 分别为 21.3、12.2、7.0 和 1.60 以 2004 年中国人口年龄构成进行标化后得出总的 SMR 为 3.85，其中 15 ~19 岁、20 ~24 岁和 25 ~29 岁年龄组的 SMR 分别是 23.3、40.2 和 33.3，说明癫痫死亡在青年中非常严重（图 6 - 3）。

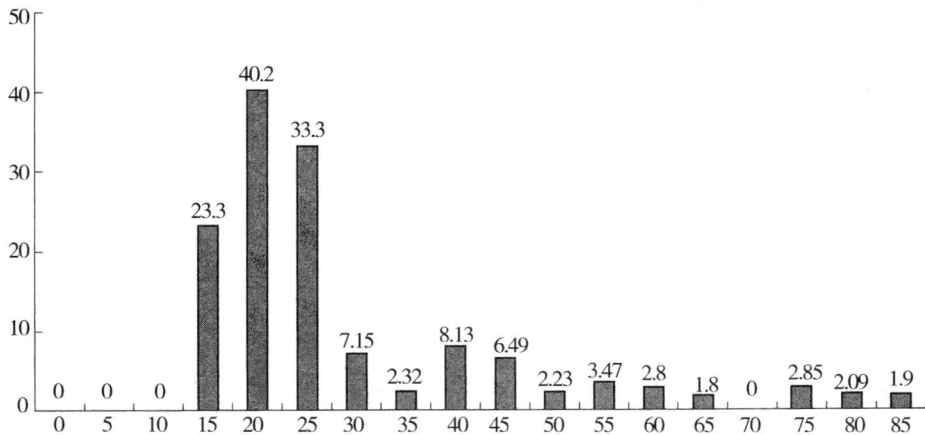

图 6 - 3　中国农村地区癫痫的标化死亡比（SMR）（以中国 2004 年人口构成标化）

四、危险因素

绝大多数人群发病率研究提供了关于病因假设的信息，其中新诊断的病例仅有约 1/3 有明确的病因。在儿童，先天性神经系统缺陷，如脑性瘫痪可能与癫痫有重要的病因关联，而脑血管疾病是发达国家成人中最常见的明确病因，大约占新发病例的 12%（图 6 - 4）。

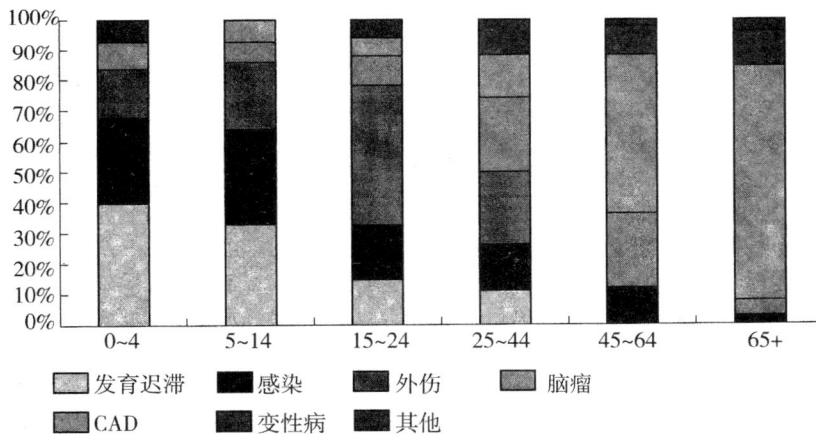

发育迟滞　感染　外伤　脑瘤　CAD　变性病　其他

图 6 - 4　不同年龄癫痫病因的构成

（一）遗传因素

像其他慢性疾病一样，癫痫发作也呈现出家庭聚集的倾向，普通人群的癫痫患病率为 0.3% ~ 0.9%，原发性癫痫的家属中癫痫患病率为 19.8% ~ 35.0%，个别高达 69%，继发性癫痫的阳性家族史为 1.0% ~ 4.5%。家庭聚集现象在热性惊厥中最为明显，患病个体的一级亲属中大约有 4 倍的相对危险度和 10% 的绝对危险度。原发性癫痫，尤其是儿童时期就起病的全身强直 - 阵挛性发作，家庭聚集程度的总体水平的危险性在小于 20 岁的一级亲属中约为 3 倍或者 5%。老年人或者部分性发作癫痫患者的家庭聚集水平呈下降趋势，推测其相对危险度接近 1.0。通过对双胞胎的脑电图和家系染色体研究为癫痫的遗传倾向提供了一定的证据。Miller 对 16 634 个双胞胎和他们的亲属研究显示，单卵双生子同时患癫痫的概率比双卵双生子的要大，且有统计学差异，但关于癫痫的遗传方式，至今尚无统一意见。近年来有多基因遗传的观点，认为致病基因无显隐区别，需在许多基因积累效应共同作用的基础上发病。也有明确定位的相关基因，如 Fletcher 等证实了定位于 19 号染色体长臂上的 CACNLIA4 基因是与失神发作有关的基因，Escayg 等报道在一些家族性癫痫和共济失调的小家系中发现钙离子通道 β4 亚基基因 CACNB4 存在突变，其癫痫发作类型包括青少年肌阵挛性癫痫、全面性癫痫、运动诱发的癫痫和周期性共济失调。调节神经元正常迁移的基因，如 FLN1 基因的突变可引起一种 X – 连锁遗传的室周灰质异位综合征可导致癫痫发作。20q、1q 和 15q 上极少的多型性基因与夜间发作的额叶癫痫有关。γ – 氨基丁酸受体和钙通道上的基因突变对儿童失神发作起作用。国内有研究观察颞叶癫痫患者和脑外伤对照患者编码内向整流钾通道蛋白的 KCNJ4 基因表达的差异，阐明内向整流钾通道编码基因下调可能是难治性颞叶癫痫发生发展的基础。癫痫表现型的家庭多样性和全身发作型癫痫较多地表现在热性惊厥患者中，提示有多种不同的具有癫痫发作素质的等位基因的存在。国内有研究探讨 GABRG2 基因的突变及多态性与全身性癫痫发作伴高热惊厥叠加综合征（GEFS$^+$）之间的关系。该研究发现外显子 8 的 K289M 基因突变及外显子 5 的单核苷酸多态性（SNP）C540T 在研究人群中突变率比较低。外显子 5 的 SNP C588T 在 GEFS$^+$ 病例组与正常对照之间有明显差异，可能与 mRNA 二级结构变化影响其稳定性导致功能的异常有关。由此推测，该构象的改变可能会引起相关蛋白表达水平的变化从而影响功能，并且可能为 GEFS$^+$ 的病因学研究提供依据。临床上也观察到许多常见的癫痫合并有先天遗传性疾病，如结节性硬化、神经纤维瘤病、家族性黑矇性痴呆、异染性脑白质营养不良等多基因遗传性疾病。

（二）产前及产时损伤

产前损伤主要包括：物理因素如 X 线照射，有毒物质如吸毒、吸烟、饮酒和摄入致畸药等。孕妇营养不良、高血压、心脏病、贫血和感染性疾病等都可引起胎儿发育障碍。此外风疹、疱疹、巨细胞病毒和其他可通过胎盘的病原微生物感染都可能导致胎儿出生后癫痫发作。产时损伤，如产钳助产、吸引产、产后窒息、胎位不正、产伤、早破水、过期产和吸入性肺炎等均可增加癫痫的危险性。以上因素是否与癫痫发作有直接因果关系尚需进一步证实。

（三）发育缺陷

5.5% 的初发癫痫病例和 18% 的有原因的癫痫病例都和发育缺陷有关，是儿童中最重要的继发性因素（图 6 – 4）。每 1 000 个存活的出生婴儿中有 3 ~ 6 个是脑瘫或（和）中重度精神发育迟滞，其中有 1/3 会发生癫痫。所以，脑瘫和精神发育迟滞应该被考虑为导致神经性残疾和癫痫的重要因素。具有脑瘫和精神发育迟滞的儿童在进入成年阶段后癫痫发生率呈现出增长的趋势。成人中的 Down 综合征，同样也可以被认为是一种退行性改变的病因，这类患者中的癫痫患病率随年龄增长迅速，从 18 ~ 29 岁人群中的大约 5% 上升到 50 ~ 60 岁人群中的 50%。一项最新研究表明癫痫母亲的自发性的流产会导致其后代癫痫发生危险性上升 4 ~ 5 倍。

（四）高热惊厥史

许多研究显示了高热惊厥与癫痫之间的关系。印度的一项研究证实了高热惊厥史是癫痫的独立危险因素（OR = 6.45；95% CI：1.45 ~ 28.66）。Slovitor 和 Pedley 提出，由遗传因素决定的隐匿型海马畸形是许多高热惊厥患儿继发海马硬化及难治性颞叶癫痫的共同病因。另有研究表明每次高热惊厥的发生都会使再发率提高 18%，体温每升高 1℃，再发的危险增加一倍，而年龄、性别、首发类型、首发体温、家族史都与再发率无关。

（五）脑外伤、脑瘤和颅脑手术

脑外伤和脑瘤是青壮年时期癫痫的主要病因（图 6 – 4）。有研究表明脑外伤后癫痫平均发病率约为 30%（根据四次世界及地区战争的统计）。通常颅脑损伤程度越重，癫痫发生率越高。在军队服役期间头部受穿通伤者患癫痫的危险性是一般人群的 500 倍。相反，脑损伤后意识或记忆丧失在 30min 以下者并不增加患癫痫的危险性。据统计，闭合性颅脑损伤中轻度外伤、脑震荡及伴有神经症状者癫痫发生率为 8.5%、11.9% 和 26.6%，而开放性颅脑损伤中有硬脑膜穿通而无神经症状、脑膜穿通有神经症状和脑膜穿通没有显著并发症的癫痫发生率分别为 17.4%、34.2% 和 50.5%。此外与外伤部位也有关系，Cox 模型显示脑外伤早期有癫痫并有单纯的颞叶或额叶病灶者，其癫痫的发生率为 8.58%，是无上述部位病灶的 3.43 倍。1 个月内有脑电图改变的患者其危险度是无变化者的 3.49 倍。在脑瘤患者中,癫痫发病率为 18% ~30%,其中以癫痫为首发症状的约占 10%。癫痫的发病率高低与肿瘤的部位有关,一般认为幕上肿瘤比幕下肿瘤的癫痫发病率高。癫痫是颅脑手术后的一种常见的并发症,其发生率根据病变的性质、部位、术前病情的轻重、手术入路及术后是否有后遗症等情况而异。

(六) 脑血管病

脑血管病是老年人癫痫发作的主要原因。在 Roehester 和 Minnesota 的研究中发现大于 65 岁的所有的新近诊断为癫痫发作的患者中,有 55% 与急性发作的脑血管疾病或其后遗症有关 (图 6-4)。脑血管疾病的发生率随着年龄的增长而增加。75 岁以后脑血管病的年发病率高于 1%,这也是老年期癫痫发生率陡增的主要原因。我国国内 1985—2003 年广州、河南、北京和江苏的病例报道卒中后癫痫的发生率为 7.2% ~8.9%。

据统计,各型脑血管病的癫痫发生率为:脑出血 4.5% ~17.6%,蛛网膜下隙出血 6.2% ~19.2%,脑血栓 3.9% ~15.6%,脑栓塞 9.3% ~18.2%,短暂性脑缺血发作为 4.5% ~5.5%。出血性脑血管病发病后一日内出现癫痫发作者占 80%,缺血性者占 50% 以上。卒中后发生迟发性发作的比例是 3% ~8%。卒中后一年内癫痫的累积发生率是 3%,五年是 5%。香港的一项研究报道了卒中后癫痫的发作类型。在早发性 (小于 1 个月) 痫性发作中,以全身强直-阵挛性发作 (43.8%) 和简单部分性发作 (37.5%) 为主,而在迟发性痫性发作 (大于 1 个月) 中,以全身强直-阵挛性发作 (72.2%) 和简单部分性发作继发全身发作 (22.2%) 为主。

癫痫的发生与脑卒中引起的皮质损害关系密切,且以多灶多叶损害者癫痫发生率高。CT 或尸检发现的脑皮质损害是迟发性发作的预兆。在 1987 年,Olsen 报道了卒中后两年的癫痫发作发生率是 9%。23 个有皮质损害的患者中,有 6 个发生了癫痫,42 个皮质下损害的患者中只有 1 个发生迟发性发作,而 12 个没有损害的人都没有发生迟发性发作。

(七) 神经系统感染

以前认为有 1% ~5% 的癫痫病例与中枢神经系统感染有关,如脑囊虫、疟疾、脑炎、脑膜炎、脑脓肿等。在南美,中枢神经系统感染是癫痫最常见的病因。尽管感染经常发生在孩童时期,但也是15 ~64 岁年龄组发生癫痫的主要因素 (图 6-4)。中枢神经系统感染后的存活者发生癫痫的危险性是一般人群的 3 倍,并且与发生感染的年龄无关,但是危险性却因感染类型和早期临床表现的不同而有较大的变化。

无论在发展中国家还是发达国家,在拉美、亚洲和非洲,目前普遍认为脑囊虫病是癫痫的最主要的原因。这一疾病同样也频繁出现在有大量移民的发达国家。一项美国的研究显示,有 2.1% 癫痫患者是由于脑囊虫病所致。在疟疾和病毒性脑炎患者中常见惊厥性发作和癫痫持续状态,病死率较高。病毒性脑炎使癫痫发作的危险性增加 10 倍,而且在感染后至少持续 15 年。对于有脑炎和早期癫痫发作的患者,在感染后的前 5 年发生癫痫的危险性是 10%,前 20 年是 22%。在没有早期癫痫发作的脑炎患者中,20 年内的非诱发性癫痫发作的危险性是 10%。国内一项对流行性乙型脑炎的长期随访研究表明,2.6% 的患者在感染后有早发的癫痫发作,而 10.3% 的患者在患病后 3 ~17 年间出现了迟发的癫痫发作。无菌性脑膜炎后发生癫痫的危险性并没有明显增加,细菌性脑膜炎后癫痫发作的危险性大约增加 5 倍,而且大部分是感染后的前两年发生的。在有癫痫早期发作和没有早期发作的病例中,细菌性脑膜炎后 20 年内迟发癫痫发作的危险性分别是 13% 和 2%。

(八) 神经系统退行性疾病

神经系统退行性疾病的发生率随年龄的增加而增加。癫痫患者中,与退行性疾病有关的约占 2%,与其他原因相关的约占 6%。在 70~79 岁和大于 80 岁的人群中,每年分别有 0.5% 和 2% 的人患 AD。这个疾病使癫痫发生的危险性增加了 10 倍,而且估计 10% 晚期患有 AD 的患者最终会发生癫痫。尽管通常认为癫痫与神经元有关,但是脱髓鞘病变的患者癫痫发作的危险性较高。近年来许多报道及临床资料表明,多发性硬化也是癫痫的危险因素。5% 的多发性硬化患者有癫痫发作,其发生率是正常人群的 3 倍。

（九）中毒

许多外来或内生物质中毒均可以导致癫痫，如：乙醇、高浓度氧、士的宁、尼可刹米过量及某些抗精神病药使用过量。此外有报道青霉素刺激大脑皮质可以引起癫痫，使用西司他丁（泰能）等也可以致癫痫发作。内生毒物如肾衰竭和子痫时容易出现癫痫持续状态。此外，锗、锂中毒也可诱发癫痫，人静脉注射 $600mg/m^2$ 的锗即可引起癫痫全身性发作。

（十）其他

有研究表明高血压可增加癫痫的危险性，有学者认为地理环境、季节差异、社会经济因素都可成为癫痫的危险因素。癫痫还有很多诱发因素，如发热、过量饮水、过度换气、饮酒、睡眠剥夺、过度疲劳、饥饿、低血糖、使用某些药物（如贝美格、戊四氮、米帕明、可卡因及某些抗癫痫药物等），各种感觉因素，如视、听、嗅、味、前庭和躯体的受到特定的刺激可引起反射性癫痫，此外，精神因素也可以引起癫痫的发作。体内激素水平如雌、孕激素可分别增强及降低皮层海马神经细胞的兴奋性，N－甲基－D－天冬氨酸受体 1（NMDAR1）亚单位的 mRNA 水平使惊厥易感性增加。Timst 等在海仁酸诱发的大鼠癫痫模型中，发现海马 CA3 区 Cyclin D1 mRNA 表达增多，认为 Cyclin D1 可能是癫痫发作后神经细胞凋亡的调节因子。有人发现有 11 种可诱发癫痫的植物，以桉树、茴香、牛膝草和迷迭香等有特殊气味的植物为代表。以上这些诱因都可使身体内环境发生暂时性变化造成致痫阈值的一过性降低而导致癫痫发作。

（李　绒）

第二节　癫痫的病因

对癫痫病因的寻找是癫痫诊断中的重要步骤和重要内容，特别是对于新出现的癫痫发作和具有部分性发作的病例。寻找癫痫病因对于选择治疗、判断预后都有帮助。

对于癫痫的病因，一方面，病史、家族史等都能提供帮助。例如，家族的遗传背景可以提供遗传倾向，有头颅外伤的病史、有中枢神经系统感染的病史可以提供明确的病因。另外一方面，现代高分辨率的影像学对于病因也有很好的提示，能够发现结构性异常，例如，对于皮质发育畸形的发现、对于新生肿物的发现等。

一、癫痫病因的分类

传统上，从病因的角度，癫痫可以分为特发性癫痫、症状性癫痫以及隐源性癫痫。

1. 特发性（idiopathic）　是指除了存在或者可疑的遗传因素意外，缺乏其他的病因。多在青春期前起病，预后良好，但并不是临床查不到病因的就是特发性癫痫。现在的研究显示，特发性癫痫多为中枢神经系统的离子通道病。

2. 症状性（symptomatic）　由于各种原因造成的中枢神经系统病变或者异常，包括脑结构异常或者影响脑功能的各种因素。在这一类，癫痫发作是其中的一个症状或者主要症状。值得注意的是，少部分遗传性疾病，但是造成了发育的异常、代谢的异常或者其他的进行性病程，仍然为症状性癫痫的范畴。随着医学的进步和检查手段的不断发展和丰富，能够寻找到病因的癫痫病例越来越多。

3. 隐源性（cryptogenic）　可能为症状性。尽管临床的某些特征提示为症状性的，但是，目前的手段难以寻找到病因。

在 2010 年 ILAE 的建议中，对于癫痫病因，进一步划分为遗传性（genetic）、结构/代谢性（structural metablic）和未知病因（unknown causes）型。

二、与癫痫发作或癫痫综合征相关的疾病分类

与癫痫发作或癫痫综合征相关的疾病分类，见表6-1。

表6-1　与癫痫发作或者癫痫综合征相关的常见疾病分类

疾病分组	具体的疾病	疾病分组	具体的疾病
进行性肌阵挛癫痫	蜡样褐脂质积症	遗传性代谢性疾病	非酮性高甘氨酸血症
	Sialidosis（涎酸沉积症）		甘氨酸血症
	Lafora 病		丙酸血症
	Univerricht – Lundborg 病		亚硫酸盐氧化酶缺乏症
	神经轴索营养不良		果酸，二磷酸酶缺乏症
	肌阵挛癫痫伴破碎红纤维（MER-RF）		其他有机酸尿症
			吡哆醇依赖症
	齿状核红核苍白球路易体萎缩		氨基酸病（枫糖尿症、苯丙酮尿症、其他）
神经皮肤病变	结节性硬化		尿素循环障碍
	神经纤维瘤病		糖类代谢异常
	伊藤（Ito）黑色素减少症		生物素代谢异常
	表皮痣综合征		叶酸和维生素代谢异常
	Sturge – Weber 综合征		葡萄糖转运蛋白缺乏病
皮质发育异常所致的畸形	孤立的无脑回畸形		糖原贮积症病
	Miller – Dieker 综合征		延胡索酸酶缺乏
	X – 连锁无脑回畸形		过氧化物体病
	皮质下带状灰质异位		综合征
	局灶性灰质异位		线粒体病（丙酮酸脱氢酶缺乏症、呼吸链缺陷）
	半侧巨脑回		
	双侧大脑外侧裂周围综合征		
	单侧多处小脑回畸形		
	裂脑畸形		
	局灶或多灶性皮质发育不良		
其他大脑畸形	Aicardi 综合征	出生前或围生期缺血或缺氧性损伤或大脑感染造成的非进行性脑病	脑穿通畸形
	PEHO 综合征		脑室周围白质软化
	肢端肼胝体综合征		小头畸形
	其他		弓形虫原虫病、脑血管意外、HIV 等造成大脑钙化和其他损伤
肿瘤	胚胎发育不良神经上皮肿瘤（DNET）	出生后感染	脑囊虫病
	神经节细胞瘤		疱疹性脑炎
	神经胶质瘤		细菌性脑膜炎
	海绵状血管瘤		其他
	星形细胞瘤	其他出生后因素	头部外伤
	丘脑下部错构瘤（伴有痴笑发作）		乙醇或其他药物滥用
	其他		卒中
			其他
染色体异常	部分性4P 单体或 Wolf – Hirschhorn 综合征	其他	腹部疾病（癫痫伴有枕叶钙化和腹部疾病）
	12P 三体征		Northern 癫痫综合征
	15 染色体倒位复制综合征		Coffin – lowry 综合征
	环状 20 染色体		Alzheimer 病
	其他		Alper 病

续　表

疾病分组	具体的疾病	疾病分组	具体的疾病
伴复杂发病机制的单基因孟德尔遗传病	Angelman 综合征 Rett 综合征 其他		

三、常见病因

（一）遗传因素

遗传因素是导致癫痫，特别是经典的特发性癫痫的重要原因。分子遗传学研究发现，大部分遗传性癫痫的分子机制为离子通道或相关分子的结构或功能改变。已经发现的主要遗传性癫痫的致病基因见表 6 - 2。鉴于癫痫遗传学的快速发展，癫痫的诊断将有可能由表型逐步向表型 + 基因型诊断方向发展，癫痫的基因型诊断不仅可以进行遗传咨询，而且有可能指导临床治疗。

表 6 - 2　部分单基因和多基因遗传性癫痫的致病基因

癫痫类型	致病基因	基因产物
单基因遗传性癫痫		
良性家族性新生儿癫痫	KCNQ2，3	M 型钾通道 $Q_{2,3}$ 亚单位
良性家族性新生儿婴儿癫痫	SCN2A	Ⅱ 型钠离子通道 α 亚单位
全面性癫痫伴热性惊厥附加症	SCN1B，SCN1A，SCN2A，AGBAG2	钠通道 β 亚单位，Ⅰ，Ⅱ 型钠通道 α 亚单位，GABAa 受体亚单位
婴儿重症肌阵挛癫痫	SCN1A	Ⅰ 型钠通道 α 亚单位
常染色体显性遗传夜发性额叶癫痫	CHRNA4，CHRNB2	烟碱型乙酰胆碱受体 $α_4$，$β_2$ 亚单位
青少年肌阵挛癫痫	GABRA1	GABAa 亚单位
常染色体遗传性伴听觉特征的部分性癫痫	LGI1	富亮氨基酸胶质瘤失活蛋白
多基因性全面性癫痫		
特发性全面性癫痫	CLCN2，GABRD	氯离子通道 GABAδ 亚单位
儿童失神癫痫	CACNAIH	T 型钙通道
青少年肌阵挛癫痫	BRD2	转录调控因子
钙感受器等	EFHC1，2	

（二）主要的癫痫结构性异常病因

1. 海马硬化（hipocampal sclerosis，HS）　尽管对于海马硬化是病因还是疾病的结果还存在争议，但海马硬化是最常见的癫痫性异常病理改变之一。目前通过高分辨率的头颅 MRI，已经能够在体诊断。在影像学上，表现为海马萎缩，内部细微结构丧失，在 FLAIR 相海马信号增高，脑室颞角扩大等（图 6 - 5）。

组织学上，海马硬化特征表现为 CA1、CA3、CA4 区神经元脱失和胶质细胞增生，而 CA2 区神经元相对保留。对于海马硬化，可以根据神经元的脱失程度和胶质细胞增生分类，或者根据内部区域神经元脱失和胶质细胞增生的差异性分类，如可以分为 CA1 为主型（神经元脱失主要局限于 CA1 区）；经典硬化型（A1、CA3、CA4 区神经元脱失，而 CA2 区相对保留）；endfolium 型（神经元脱失主要限于 CA3，CA4 区）以及全面硬化型（CA1 ~4 神经元均脱失）。

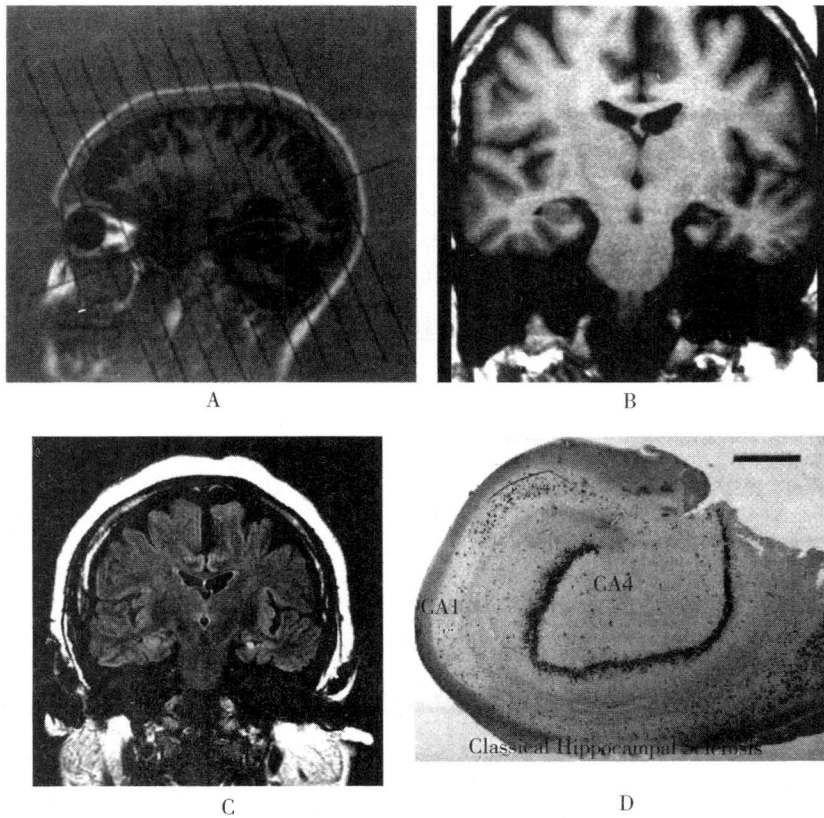

图 6-5 海马萎缩的磁共振和病理表现

A. 垂直于海马长轴的定位相；B. T₁ 显示左侧海马萎缩；C. FLAIR 显示左侧海马萎缩伴信号
增强；D. 海马硬化的组织病理学表现，经典性海马硬化显示 CA1 区和 CA3 和 CA4 区神经元
脱失（neun 染色）

2. 大脑皮质发育不良（malformation of cortical development，MCD） MCD 是在宫内大脑皮质形成
过程中障碍而导致的皮质异常。遗传因素以及非遗传性因素干扰了神经干细胞增殖、迁移和分化的不同
阶段过程，导致了不同类型的皮质异常，形成了非常广泛的疾病谱，如小头畸形、脑室周围灰质异位结
节、偏侧巨脑症、脑穿通畸形、皮质下灰质异位带以及无脑回畸形等（图 6-6）。

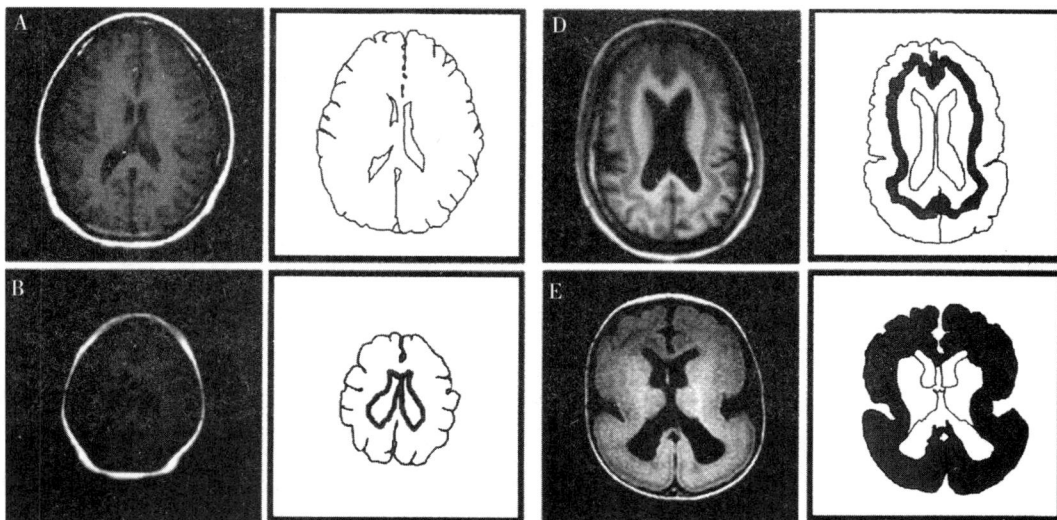

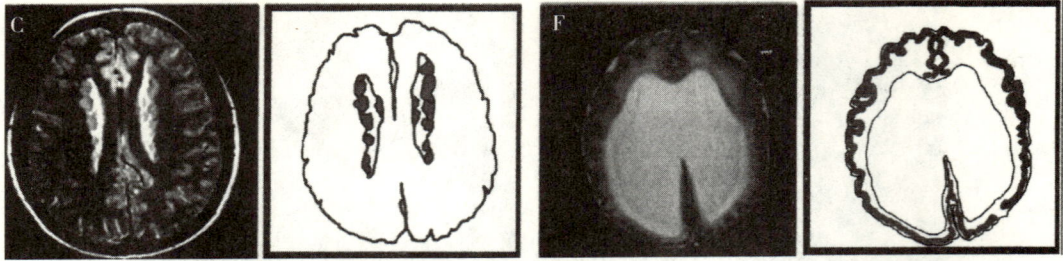

图 6 - 6　A. 正常大脑；B. 小头畸形；C. 脑室周围灰质异位结节；D. 皮质下带状灰质异位；E. 经典型无脑回畸形（无脑回畸形 1 型）；F. 卵石样无脑回畸形（无脑回畸形 2 型）

　　大脑皮质发育异常患儿，多伴有体格发育迟缓、智能发育迟缓和癫痫发作。其中，癫痫发作往往趋于难治性，也是婴幼儿期、儿童期难治性癫痫的主要病因之一。

　　局灶性皮质发育不良（FCD）是 MCD 中的一种类型，与癫痫关系密切。80% ~ 90% 在 10 岁以前发病，表现为趋于药物难治的局灶性发作，病变局灶的病例手术治疗有较好的效果，是儿童难治性癫痫手术治疗最常见的组织病理发现之一。病变发生于新皮质，中央沟附近多见。影像学，可以观察到局部皮质增厚、信号增高，灰白质边界模糊以及 transtmental 征（从皮质到脑室的逐渐减少的异常信号，为神经元在发育期迁移过程中遗留所致）等（图 6 - 7）。有时病变轻微，影像学难以发现。而脑电图可以呈现发作间歇期阵发性或者节律/半节律性放电。

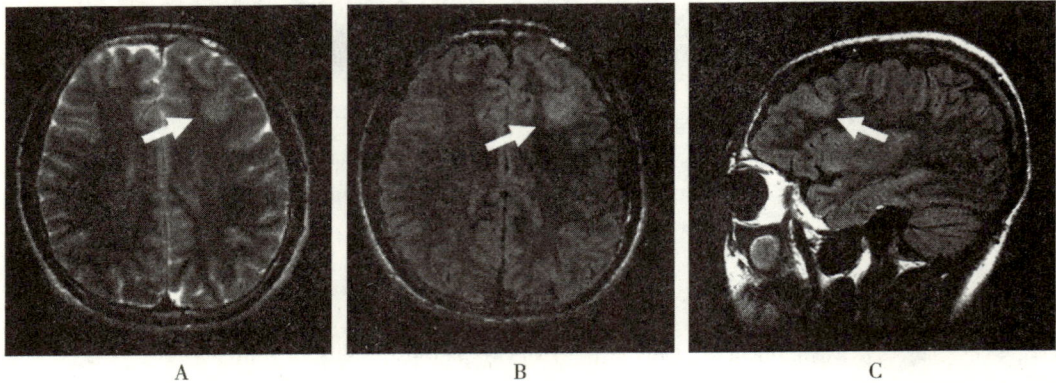

图 6 - 7　局灶性皮质发育不良（FCD）
　　A. 额叶局灶皮质增宽，灰白质信号不清；B. FLAIR 轴位；C. FLAIR 矢状位示相同部位局灶性皮质信号增强

　　组织学上，FCD 表现为皮质构层异常和细胞异常（图 6 - 8）。皮质构层异常为皮质 I ~ VI 呈排列紊乱，锥体神经元散在于 II ~ VI 层或者呈现异常线性排列，I 层即分子层细胞增多。细胞异常表现出现非成熟细胞、异形细胞、巨细胞以及气球样细胞。根据 2011 年的国际分类，FCD 划分为 3 型：① I a 为皮质的垂直构层异常（神经元异常的垂直于皮质表面的线状排列）；I b 型为皮质的水平构层异常；I c 型兼有上述两种特征。② II a 为伴有异形细胞；II b 为伴有异形细胞和气球样细胞。③ III a 型为伴有海马硬化的颞叶皮质构层异常；III b 为胶质肿瘤或者神经胶质细胞混合瘤附近的皮质构层异常；III c 型为血管畸形附近的皮质构层异常；III d 型为其他在早期获得性病变，如外伤、缺血性损害以及脑炎等附近的皮质构层异常。

　　3. 肿瘤　生长缓慢的低级别脑肿瘤更容易导致癫痫。而神经胶质混合细胞肿瘤，主要包括神经上皮发育不良肿瘤（DNT）、神经节细胞肿瘤等，属于发育性肿瘤，尽管从肿瘤分级的角度属于 I ~ II 级，但是造成药物难治的一个重要原因。特别是青少年、儿童和婴幼儿难治性患者中最常见的肿瘤类型。在影像学上，神经胶质混合细胞肿瘤多位于皮质，可有囊性改变、钙化，有轻度增强。

　　其他常见病因包括血管发育异常、各种原因造成的损伤等。

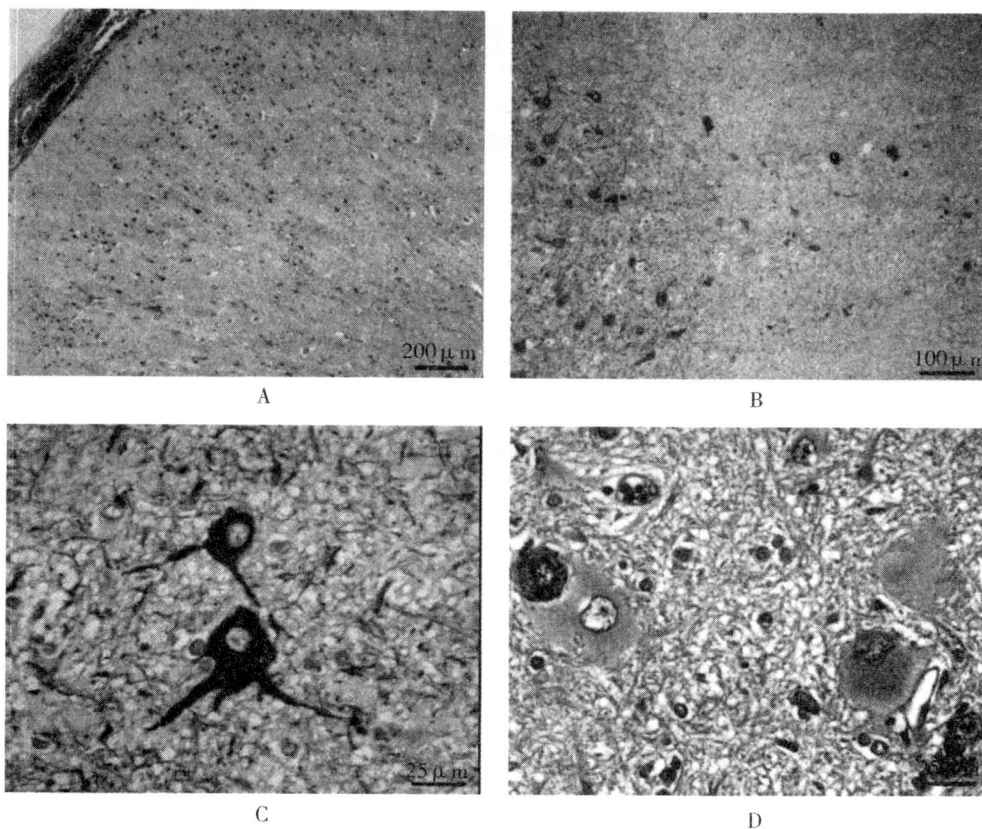

图 6 - 8　FCD 的病理

A. 神经元呈现异常柱状排列（KB 染色）；B. 未成熟神经元以及白质中神经元异位（neurofila-ment 染色）；C. 异形细胞（neurofilament 染色）；D. 气球样细胞和异形细胞（KB 染色）

（李　绒）

第三节　癫痫发作

一、大脑的功能解剖与发作症状

　　由于癫痫发作症状与大脑功能密切相关。一方面，对于功能解剖的属性，能够有助于解释和理解癫痫发作症状，而另外一方面，对于癫痫发作的研究和分析，也有助于加深对于大脑功能解剖的认识。特别是在局灶性发作的癫痫源定位中，更强调对神经功能解剖知识的掌握。

　　通过观察由于多种原因造成特定部位脑损伤而导致的神经功能缺损、神经心理学检查，以及电生理手段和功能影像学检查是研究脑功能的主要手段。Broca 和 Wernical 根据对于脑损伤患者的观察，定位了相关的语言区，而 20 世纪初，Broadman 通过病理手段，描绘了大脑皮质的细胞构层分区（图 6 -9A、B），为进一步研究脑功能提供了指导。20 世纪 40 年代，以 Penfield 为代表的癫痫病学家，开始运用皮质脑刺激技术对脑功能定位，对于深化脑功能解剖认识有很大帮助（图 6 -9C）。目前已经识别了部分脑功能区，而仍然存在所谓的静区（图 6 -9D，E）。相信，随着研究的深入，既往所认为的静区所负载的功能，主要是参与了高级皮质功能的过程，也逐步被认识。

　　癫痫发作症状即癫痫发作的具体表现。对于癫痫发作症状的全面细致的观察和描述，是深入认识癫痫、鉴别癫痫发作与非癫痫发作和分类癫痫发作的基础，特别是在定位局灶性癫痫发作的起源部位中，能够提供重要的价值。目前，随着录像脑电图记录技术的广泛应用，人们有更多的机会去观察和分析发作症状。癫痫发作涉及了大脑皮质、皮质下结构，以及局灶性或者双侧性神经网络。由于过度异常放电可以起源于不同的大脑区域，并循着复杂的神经网络途径进行扩散和传播，临床发作症状也异常复杂。癫痫发作症状既可能代表了发作起源区的异常功能表现，也可能代表了异常放电传播的结果，并反映了不同脑区通过神经网络共同作用的结果。因此，即使相同部位起源的癫痫发作，由于不同的传导，也可能出现不同的发作症状，而不同部位起源的发作，也可能传播到相同的功能区，而出现相似的症状。同时，随着发作中的时间进程，症状也往往发生改变。

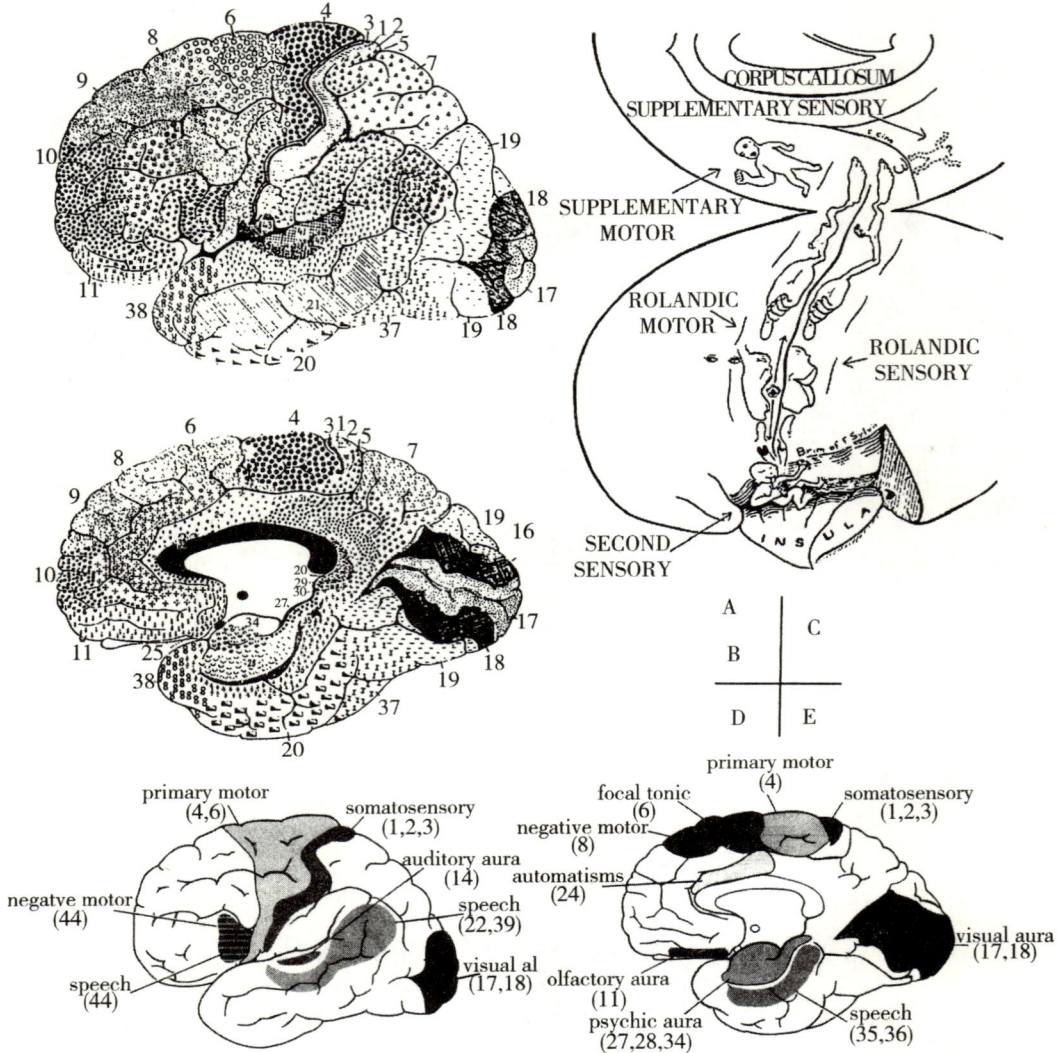

图 6-9　A、B. Broadman 描绘的脑皮质细胞构层分区（Broadman，1909）；C. Penfield 描绘的原发性运动区和原发性躯体感觉区的功能分布（Penfield，1954）；D、E. 主要的脑功能区

在部分性发作中，产生癫痫发作症状的脑功能区域，也称之为发作症状区。但是，发作症状区，并不等同于发作起源区域。癫痫发作的起源既可以起源于脑功能区，也可能来自附近的区域，由于异常放电的传导所致。目前，主要借助于对于发作症状的观察和皮质电刺激的结果，人们已经认识到某些功能区受累出现的常见表现。

二、癫痫发作的分类

由国际抗癫痫联盟（ILAE）发布的癫痫发作、癫痫综合征的分类，将繁杂的癫痫发作症状，依照某种规律标准进行分类，为临床实践和研究提供了框架。癫痫发作多年来经历了多次修订，目前世界范围内广泛应用的癫痫发作分类方案仍是 1981 年由 ILAE 发布，在我国也已经普遍应用至今。

　　近年来，随着临床电生理、功能和结构影像学、遗传学等方面的发展，在2001年ILAE分别对癫痫发作和癫痫综合征的分类提出了新的建议，并在2006年进行修订。2010年ILAE提出了新的方案，但是癫痫发作和癫痫的分类还没有最终完善，仍然是在不断发展和完善之中。相对于2001年和2006年的建议，2010年发作方案的组织逻辑性较好，并保持了与1981年分类的延续性。

（一）1981年ILAE分类中的癫痫发作

　　根据发作的临床－脑电图改变特征，原则性采用二分法，即发作起源症状和EEG改变提示由于"大脑半球部分神经元首先受累"的发作为部分性（partial seizure）或局灶性发作，而由于"双侧大脑半球同时受累"的发作，则称之为全面性发作（generalized seizure）。

　　全面性发作：临床的发作表现提示全面性放电，脑电图的本质特征在于无论是发作间歇期或者发作期，异常放电均是以双侧半球同步对称的方式出现。意识障碍出现并且可能是最初的表现，运动症状为全身性或者双侧性。全面性发作既可以为单纯的发作性意识障碍，如失神发作，也可以以突出运动症状为主要表现（强直、阵挛、肌阵挛、失张力）。

　　1. 全面性发作（表6-3）　如下所述：

　　（1）失神发作（absence seizure）：典型失神表现为动作突然中止，凝视，呼之不应，可有眨眼，不伴有或者仅伴有轻微的运动症状，结束也突然，持续5~20s多见，易为过度换气诱发。发作时EEG伴规律性的双侧半球的3Hz的棘慢波复合波节律。多发生于儿童和青少年，见于儿童失神癫痫、青少年失神以及青少年失神肌阵挛等。非典型失神的意识障碍发生与结束较缓慢，发作持续时间较典型失神发作长，可伴有轻度的运动症状或者自动症表现，发作时EEG提示为慢（1.0~2.5Hz）的棘慢波复合波节律。主要见于L-G综合征，也可见于其他多种儿童癫痫综合征。

表6-3　全面性发作分类（1981，ILAE）

临床发作类型	发作期脑电图类型	发作间歇期脑电图类型
A1. 失神发作 　a）仅有意识障碍 　b）有轻微的阵挛成分 　c）有失张力成分 　d）有强直成分 　e）有自动症 　f）有自主神经发作成分 　（b-f可以单独或者联合出现）	为规则和双侧对称的3Hz棘慢复合波，但也可以见多棘慢波复合波	背景活动往往正常。阵发性3Hz棘慢复合波电活动往往规则和对称
A2. 不典型失神发作 　可以有 　a）肌张力的变化比典型失神更为突出 　b）发作起始和终止并不突然	主要为不规则棘慢复合波节律，<3Hz	背景活动往往不正常。阵发性电活动往往不规则和不对称
B. 肌阵挛发作	多棘慢波或者为棘慢波，或者尖慢波	同发作期
C. 阵挛发作	快活动（10Hz或者频率更高），慢波活动，偶尔为棘慢波模式	棘慢或者多棘慢波放电
D. 强直发作	低电压快活动或者9~10Hz的快节律放电频率逐渐下降而波幅逐渐升高	或多或少的尖慢波节律性放电，有时不对称，并且背景活动相对于年龄段为异常
E. 强直-阵挛发作	节律性10Hz或者以上的电活动，在强直发作期频率逐渐降低而波幅逐渐升高。在阵挛期出现慢波节律	多棘慢波或者棘慢波，或者偶尔出现尖慢波放电
F. 失张力发作	多棘慢波或者电抑制或者低电压快活动	多棘慢波，低波幅活动或电抑制

（2）强直发作（tonic seizure）：表现为发作性躯体以及肢体双侧性肌肉的强直性持续收缩，躯体通常轴性伸展前屈或者背屈，持续时间在2～60s，多持续10余秒，强直发作可以导致跌倒。发作时EEG显示双侧的低波幅快活动或者爆发性高波幅棘波节律。主要见于L-G综合征、大田原综合征等。

（3）阵挛发作（clonic seizure）：为发作性全身或者双侧肢体肌肉规律的交替性收缩与松弛，导致肢体表现为节律性抽动。发作期EEG为快波活动或者棘慢/多棘慢波复合波节律。单纯的阵挛发作婴儿期多见。

（4）全面性强直-阵挛发作（generalized tonic-clonic seizure，GTCS）：以突发意识丧失，并序贯出现全身强直、阵挛为特征，典型的发作过程可分为"强直期-阵挛期-痉挛后期"。一次发作持续时间一般小于5min，常伴有舌咬伤、大小便失禁等，并容易因窒息而造成伤害。发作期脑电活动多以全面的低波幅棘波节律或者电抑制（强直期）起始，棘波节律波幅逐渐增高，频率逐渐减慢，并出现棘慢复合波等（阵挛期）。发作后呈现电抑制现象。

（5）肌阵挛发作（myoclonic seizure）：表现为快速、短暂、触电样肌肉收缩，持续时间短于400～500ms，可累及全身肌肉，也可以肌群受累为主，常成簇发生，节律不规则。发作期EEG表现为爆发新出现的全面性多棘慢复合波，与发作具有锁时关系。肌阵挛发作既可以见于预后良好的癫痫患者，如青少年肌阵挛癫痫，也可见于预后差、有弥散性脑损害的患者，如进行性肌阵挛癫痫等。

（6）失张力发作（atonic seizure）：是由于双侧性身体肌肉张力突然丧失，导致不能维持原有的姿势，出现跌倒、肢体下坠等表现，发作时间相对短，持续时间多在1s以内。EEG表现为全面性爆发出现的多棘慢复合波节律、低波幅电活动或者电抑制。同时记录的肌电图有助于诊断和与其他发作类型鉴别诊断。

2. 部分性/局灶性（partial/focal）发作　部分性发作（表6-4）：是指开始的临床症状和脑电图改变提示局限于一侧大脑半球的部分神经元最早受到激活而出现的发作。进一步，部分性发作依据在发作中是否有意识障碍划分简单部分性发作和复杂部分性发作，以及简单和复杂部分性发作进展为继发性全面强直-阵挛发作。

表6-4　部分性发作的分类

临床发作类型	发作期EEG类型	发作间歇期EEG表现
A. 简单部分性发作（意识无障碍） 　1. 具有运动症状 　　a）局灶性运动（不扩散） 　　b）局灶性运动（杰克逊扩散） 　　c）偏转性 　　d）姿势性 　　e）语音性（出声或者语言剥夺） 　2. 具有躯体感觉或者特殊感觉症状（简单幻觉，如针刺感、闪光、蜂鸣声等） 　　a）躯体感觉 　　b）视觉 　　c）听觉 　　d）嗅觉 　　e）味觉 　　f）眩晕感 　3. 具有自主神经症状或者体征（包括上腹部感觉、苍白、出汗、面红、立毛和瞳孔扩大等）	起始于对侧相对应皮质区的局灶性放电（并不总是能被头皮脑电图记录到）	主要为发作症状对侧局灶性异常放电

临床发作类型	发作期 EEG 类型	发作间歇期 EEG 表现
4. 具有精神症状（高级皮质功能障碍）。这些症状很少在没有意识障碍的情况下发生，更多见于复杂部分性发作中 　　a）言语障碍 　　b）记忆障碍（例如，似曾相识感） 　　c）认知障碍（例如，做梦样状态） 　　d）时间感觉的扭曲 　　e）情感障碍（恐惧、发怒等） 　　f）错觉（例如视物变大症） 　　g）结构性幻觉（例如音乐、风景）		
B. 复杂部分性发作（具有意识障碍） 　1. 简单部分性发作后出现意识障碍 　　a）具有简单局灶特征（A1～A4），然后出现意识障碍 　　b）具有自动症 　2. 开始即有意识障碍 　　a）仅有意识障碍 　　b）具有自动症	单侧或者常常为双侧性放电，弥散性或者局灶性，多位于颞叶或者额区	单侧或为双侧全面性不同步，局灶常常位于颞区或额区
C. 部分性发作进展为继发性全面性发作（主要是 SGTCS，或者强直发作、阵挛发作，异常放电也快速或者继发全面化） 　1. 简单部分性发作（A）进展为全面性发作 　2. 复杂部分性发作（B）进展为全面性发作 　3. 简单部分性发作进展为复杂部分性发作再进展为全面性发作		

1）简单部分性发作（simple partial seizure，SPS）：发作时意识保留。简单部分发作的持续时间往往为数秒至数十秒。脑电图变化为局灶起源的异常电活动，短暂的简单部分性发作通过头皮电极有时记录不到异常放电。简单部分发作内容丰富多样，根据发作起源的部分不同，包括运动性、感觉性、自主神经性和精神性发作。

（1）运动性发作：发作累及躯体的某一部位，相对局限或伴有不同程度的扩散。

A. 仅为局灶性运动性发作：指局限于身体某一部位的发作，其性质多为阵挛性，即局灶性抽搐。身体任何部位均可见到局灶性抽搐，但多见于面部或者手部，因其在皮质相应的功能区面积较大。

B. 杰克逊发作：开始为身体某一部分抽搐，随后按照一定车次序逐渐向周围扩散。其扩散的顺序与大脑皮质运动区所支配的部位有关。如异常放电在原发性运动区由上至下传播，临床发作表现为从拇指向躯体、面部扩散。

C. 偏转性发作：眼、头甚至躯干向一侧偏转，有时身体可旋转一圈。发作往往累及了额叶的眼区。

D. 姿势性发作：也称为不对称强直发作。发作呈现特殊的姿势，如击剑样姿势，表现为一侧上肢外展，一侧上肢屈曲，头眼偏转注视外展的上肢。发作往往累及了上肢外展对侧的辅助运动区。

E. 发音性发作：可表现为重复语言、发出声音或者言语中断。其发作可以起源于额叶或者颞叶区。

（2）感觉性发作：发作起源于相应的感觉皮质，其性质为躯体感觉性或者特殊感觉性发作。

A. 躯体感觉性发作：其性质为体表感觉异常，如麻木感、针刺感、电击感以及烧灼感等。发作可以局限于身体某一部位，也可以逐渐向周围部位扩散（感觉性杰克逊发作）。放电起源于对侧中央后回皮质。

B. 视觉性发作：可以表现为简单视觉症状，如视野中暗点、黑矇、闪光等症状，发作起源于枕叶皮质。

C. 听觉性发作：多表现为重复的噪声或者单调声音，如蝉鸣、嚷嚷以及咝咝声等。发作起源于颞上回。

D. 嗅觉性发作：常表现为不愉快的嗅幻觉，如烧橡胶的气味等。放电起源于钩回的前上部。

E. 味觉性发作：以苦味或金属味常见。单纯的味觉性发作少见，放电起源于岛叶或者周边。

F. 眩晕性发作：常表现为坠入空间的感觉或者空间漂浮的感觉。放电多起源于颞顶叶交界皮质区。因单纯的眩晕性发作临床较少见，而眩晕的原因众多，对于诊断眩晕性发作必须谨慎。

（3）自主神经性发作：症状复杂多样，常表现为上腹部不适感或者压迫感、气往上涌感、肠鸣、恶心、呕吐、口角流涎、面色或者口唇苍白或潮红、出汗以及竖毛等。其放电起源于岛叶以及边缘系统多见。

（4）精神性发作：主要表现为高级皮质功能障碍，很少单独出现，多为继发或者作为复杂部分性发作的一部分。

A. 情感性发作：常表现为愉悦或者不愉悦的感觉，如欣快感、恐惧感、愤怒感等。恐惧感是最多见的症状，发生突然，患者突然表情惊恐，甚至因为恐惧而逃离。发作常伴有自主神经症状，如瞳孔散大、面色苍白等。放电多起源于边缘系统以及颞叶基底以及外侧。

B. 记忆障碍性发作：是一种记忆失真，主要表现为似曾相识感、似曾不相识感、记忆性幻觉等，放电起源于颞叶、海马等。

C. 认知障碍性发作：常表现为梦样状态、时间失真感、非真实感等。

D. 发作性错觉：由于知觉歪曲而使客观事物变形。如视物变大或者变小，变远或者变近，物体形态变化；声音变大或者变小，变远或者变近等。放电多起源于颞叶以及颞顶枕交界处。

E. 结构性幻觉发作：表现为一定程度整合的认知经历，为复杂性幻觉。幻觉可以是躯体感觉性、视觉性、听觉性等，发作内容复杂，包括风景、任务以及音乐等。

2）复杂部分性发作（complex partial seizure，CPS）：发作时伴有不同程度的意识障碍，意识障碍可以是最早的临床症状，也可能是简单部分发作进展为复杂部分性发作（出现意识障碍）。尽管大多数的复杂部分性发作均起源于颞叶内侧或者边缘系统结构，但是复杂部分发作并不等同于颞叶发作，也可以起源于其他部位，如额叶等。发作期的脑电图变化为脑局部的异常放电，并可以扩散到附近脑区以及对侧大脑。

复杂部分性发作可以仅表现为简单部分性发作后出现意识障碍，或者突发的意识障碍。复杂部分性临床表现类似失神发作，但是，成年人的"失神样发作"往往均为复杂部分性发作，EEG 可提供鉴别。

自动症（automatism）：是一种癫痫发作的特殊的临床表现，是在意识障碍的状态下，出现的不自主、无目的的动作或行为，多出现在复杂部分性发作中或者发作后，也可以出现于其他的状态，例如，全面性强直阵挛发作后、非典型失神发作。常见的自动症包括：①口咽自动症：最为常见，表现为不自主的舔唇、咂嘴、咀嚼、吞咽或者进食样动作，有时伴有流涎、清喉等动作。②姿势自动症：表现为躯体和四肢的大幅度扭动，常伴有恐惧面容和喊叫，容易出现于睡眠中，多见于额叶癫痫。③手部自动症：简单重复的手部动作，如摸索、擦脸、拍手、解衣扣等。④行走自动症：无目的地走动、奔跑等。⑤言语自动症：表现为自言自语，语言多为重复简单，或者单个词语或者不完整句子，语义不清。

3）继发性全面强直阵挛发作（secondary general tonic - clonic seizure，SGTCS）：简单或者复杂部分性发作均可以继发全面性发作。最常见的为继发全面性强直 - 阵挛性发作。发作时 EEG 可见局灶性异常放电迅速泛化为双侧半球全面性放电。SGTCS 本质上是部分性发作的全面化，患者发作前多有先兆或其他形式的发作。

3. 不能分类的癫痫发作 由于资料的缺乏或者不完整而不能分类，或者发作表现不符合现有的分类方案的癫痫发作，考虑为不能分类的癫痫发作，包括许多新生儿发作，例如节律性眼球运动、咀嚼和游泳样运动。

4. 反射性发作 反射性发作是指癫痫发作具有特殊的触发因素。每次发作均可以由某种特定感觉刺激所诱发，诱发因素包括视觉、思考、音乐等非病理性因素。可以是单纯的感觉刺激，也可以是复杂的智能活动刺激，如我国特有的麻将性癫痫。而病理性因素，如发热、酒精戒断等因素诱发的发作则不属于反射性发作。类似于自发性发作，反射性发作可以表现为全面性或者部分性。

（二）2010 年 ILAE 分类中的癫痫发作

癫痫的分类（表6-5）很大程度上取决于临床观察和专家意见。而随着录像脑电图监测的普遍应用、现代影像学进展、基因技术和分子生物学的进展，分类的变迁也反映了这种趋势。目前，一个固定的分类并不现实，而随着研究的进一步深入，2010 年 ILAE 的分类在今后也会进一步的修订。

表6-5 癫痫发作分类（ILAE，2010）

全面性发作
强直-阵挛发作（多种联合出现形式）
失神
典型
不典型
失神伴有特异性表现
肌阵挛失神
眼睑肌阵挛
肌阵挛
肌阵挛-失张力
肌阵挛强直
阵挛
强直
失张力
局灶性发作
未确定全面性或局灶性发作
癫痫性痉挛

注：不能明确诊断力以上分类的发作，在获得进一步充分的信息之前，应考虑为不能分类。

在新的分类建议中，引入了神经网络的概念，重新阐述了全面性和局灶性发作：①全面性发作定义为发作起源于双侧分布网络中的某一点，并快速扩散至双侧神经网络。这种双侧性的网络可以包括皮质结构和皮质下结构，但并非意味着包括整个脑皮质。尽管个体发作可以表现为局灶或者偏侧特征，但在发作与发作之间，并不固定。全面性发作可以不对称。②局灶性发作定义为发作起源于一侧半球的网络。这种网络可以是明确的局灶性或者弥散性，局灶性发作也可以起源于皮质下结构。对于每一种发作类型，发作起源在发作之间保持固定，并存在可以累及对侧半球的优先传导模式。然而，部分患者可以有多于一种发作类型和神经网络，但每一发作类型都有一个固定起始点。

与1981年发作分类方案相比，主要有以下变化：①新生儿发作不再作为一个单独的实体，新生儿发作也应在目前的框架中分类诊断。②对既往失神发作的亚分类做了简化和改动，肌阵挛失神和眼睑肌阵挛类型现在得到公认。③这次分类包括了痉挛，由于痉挛可以延续到或者在婴儿期以后发生，"癫痫性痉挛"的概念代替了"婴儿痉挛"，但是，目前的知识并不能将"婴儿痉挛"明确划分为局灶性或者全面性。癫痫性痉挛（spasm）：表现为突然、短暂的躯干肌和双侧肢体强直性屈性或伸展性收缩，多表现为发作性点头，偶有发作性后仰，肌肉收缩在 0.5~2.0s 松弛，常成簇发作。常见于婴儿痉挛，偶见于其他癫痫综合征。④取消了局灶性发作的不同亚型之间的区分，但是，对个体患者以及特殊的目的（如癫痫性和非癫痫发作的鉴别、随机临床试验以及手术治疗等），认识到意识或警觉性障碍以及其他特征，仍然非常重要（表6-6）。⑤肌阵挛-失张力发作类型被认可。

表 6 - 6　根据发作中意识障碍的程度描述的局灶性发作（ILAE，2010）

不伴有意识或者警觉性障碍

伴有可以观察到的运动或者自主神经成分（与"简单部分性发作"的概念大体一致，如根据发作表现而描述的局灶运动性、自主神经性能够精确地反映这个概念）

仅累及主官感觉或者精神现象（与"先兆"的概念大体一致）

伴有意识或者警觉性障碍（与"复杂部分性发作"的概念大体一致）

累及双侧的惊厥性发作（包括强直、阵挛或强直和阵挛成分）这种表达可以替换"继发全面性发作"的概念

三、癫痫持续状态

癫痫持续状态（status epilepticus，SE）是一种以持续的癫痫发作为特征的病理状态，是神经科的常见急症，持续的癫痫发作不仅可导致脑部神经元死亡，还可由于并发感染、电解质紊乱、酸碱平衡失调、呼吸循环衰竭、肝肾功能障碍等因素导致患者死亡。幸存者也常常遗留严重的神经功能障碍。根据是否有惊厥，可以分为惊厥性癫痫持续状态（convulsive status epilepticus，CSE）和非惊厥性癫痫持续状态（non - convulsive status epilepticus，NCSE）。其中，CSE 的死亡率和致残率更高。

既往国内沿用的定义为出现两次以上的癫痫发作，而在发作间歇期意识未完全恢复，或者一次癫痫发作持续 30min 以上。ILAE 在 2001 年建议，癫痫持续状态是"超过这种发作类型大多数患者发作持续时间后，发作仍然没有停止的临床征象或反复的癫痫发作在发作间期中枢神经系统的功能没有恢复到正常基线"。而基于癫痫持续状态的临床控制和对脑的保护，对于发作持续时间也有较多的争议，发作持续 5min 以上可以考虑为癫痫持续状态是较为积极的观点。

四、局灶性发作中的定位体征

癫痫发作是发作性脑功能异常的结果，而局灶性发作的症状能够提示相对应的脑功能异常区域。因此，在局灶性发作中，对于发作症状的仔细分析，能够获得发作症状的脑皮质功能区域定位信息（发作症状区）。目前，在长期的临床实践中，人们已经陆续识别了较多发作症状的定侧、定位价值，这对于难治性癫痫手术治疗的癫痫源定位有很大帮助。

下列表格列出了部分先兆（表 6 - 7）、发作期症状（表 6 - 8）、发作后症状（表 6 - 9）提示的定位定侧价值。

表 6 - 7　先兆的定侧定位

类型	癫痫灶定侧	可能的定位
一侧体感先兆	对侧	初级体感中枢
一侧听觉先兆	对侧	颞上回
一侧视野初级视觉先兆	对侧	距状回
复杂视觉先兆	不提示定侧	颞顶枕交界
发作性尿意/勃起	非优势半球	岛叶/内侧额、颞叶
发作性立毛	同侧，右侧多见	扣带回，杏仁核

表 6 - 8　发作期症状的定侧定位

类型	癫痫灶定侧	可能的定位
强迫性偏转	偏转对侧	额叶眼区
一侧阵挛	对侧	原发性运动区
一侧强直	对侧	辅助运动区，原发性运动区
4 字征（SGTC 前）	（伸直肢体）对侧	辅助运动区或额叶前部（不对称传播）

类型	癫痫灶定侧	可能的定位
一侧肌张力障碍性姿势	对侧	基底节
SGTC 不对称结束	（末次阵挛肢体）同侧	可能为发作侧运动区功能耗竭
发作时一侧眨眼	同侧＞对侧	不明
一侧运动不能	对侧	负性运动区
发作时吐痰	非优势半球	岛叶受累可能
发作时呕吐	非优势半球	岛叶受累可能
一侧肢体自动症对侧肌张力障碍姿势	（MTLE）自动症同侧	扣带回前部/基底节区
自动症伴反应保留	（MTLE）非优势侧	不明
情感性面部不对称	（强直侧）对侧	不明
发作性发声	右侧半球	额叶 Broca 区
发作性失语/语言障碍	优势半球	语言区

表 6 – 9　发作后症状的定侧定位

类型	癫痫灶定侧	可能的定位
发作后一侧 Todd，麻痹	对侧	初级运动区（功能耗竭）
发作后偏盲	对侧	初级视皮质区（功能耗竭）
发作后失语/语言障碍	优势半球	语言区（功能耗竭）
发作后定向力障碍	非优势半球	不明
发作后情感淡漠	非优势半球	不明
发作后饮水	非优势半球	边缘系统，下丘脑
发作后擦鼻子	（MTLE）同侧	不明
发作性眼震	快相对侧	扫视区受累可能

（徐　进）

第四节　癫痫的诊断与鉴别诊断

癫痫的诊断对临床表现典型者来说一般并不困难，但发作表现复杂或不典型者，确定诊断也非易事。癫痫的诊断方法和其他疾病一样，主要是通过病史、体格检查与神经系统检查、实验室检查等几个方面收集资料，进行综合分析。癫痫诊断的思维程序，包括是否是癫痫，是何类型或综合征的癫痫和由何病因导致的癫痫。癫痫的诊断需要解决或回答下列问题：①其发作性症状是癫痫性的，还是非癫痫性的？②如为癫痫性的，是什么类型的发作？是否为一特殊的癫痫综合征？③是否有癫痫性病灶的证据，病因或病理变化是什么？④是否有特殊的诱发因素？

一、癫痫的诊断步骤

确定癫痫的诊断，主要依靠临床表现，脑电图波形和抗癫痫药物的效应。对一位患者来说，初步的诊断并非要求三项条件必备，但在诊断过程中，对不同的患者，三者都是重要的尤其是最后诊断的确立，对多数患者来说，三项条件都是必不可少的。

1. 病史采集与体检　当前虽然有了良好的实验室条件，但病史采集和临床检查仍无可替代。癫痫患者就诊时均在发作以后而且体检大多数无异常所见。因此病史十分重要。由于患者发作时多数有意识障碍，所以叙述不清发作中的情况，甚至根本不知道自己有发作（如夜间入睡中的发作）。所以必须详细询问患者的亲属或目击其发作的人，常需要很长时间了解患者的过去和现在。应该包括详细的发作中及发作后的表现，有否先兆，发作次数及时间，发作有什么诱因与生理变化如月经和睡眠的关系如何，患者智力、生活能力及社会适应性如何，患者性格有否变化等。但目击者往往由于缺乏医学专业培训，或是在目睹患者发作时由于惊慌等原因而不能提供充分、详尽、可靠的发作细节，甚至于对患者的发病情况描述错误，最终导致临床医生误诊，将痫性发作与非痫性发作相混淆；因此，对初诊断为癫痫的患者使用带录像的脑电图做较长时程的视频脑电图（V－EEG）就变得十分必要。国外还有建议对癫痫患者设立家庭录像，用以了解患者的发作情况。对病史搜集应注意的是：癫痫通常是一个慢性病的过程，患者的发作常不确定，因此在就诊时对每次发作的描述常有很大变异。因此对专科医师而言，每次与患者交谈时都应反复地询问患者及其家属对发作的描述，以便不断地修正诊断。由于移动电话的普及，可要求患者家属在发作时用其携带的摄影功能记录其发作情况，在就诊时交给医生不失为简便有效的方法。

还应了解过去患过什么病、有否脑外伤史，母亲在怀孕期间及围产期有否异常，以及患者的习惯、工作、营养状态等。家族史也同样重要，父母亲双方有否癫痫或其他遗传病史。对上述细节的询问有助于临床医生进一步判断引起癫痫发作的可能病因。临床体检除可发现有无神经系统阳性体征外，还须注意患者的智能情况、心脏情况、皮肤和皮下结节，有无畸形、有无运动与协调功能障碍等。必须强调癫痫是临床诊断，如实验室报告与观察到的临床现象不符，则以后者为主。

2. 抗癫痫药物治疗反应　抗癫痫药物的治疗效应是癫痫最后诊断的一项根据。当然，不能认为一次药物治疗效果不好就否定癫痫的诊断。因为选药不当、药物剂量不足、代谢障碍以及患者对药物敏感性的差异等均可影响疗效。经验证明，正确的药物治疗可使90%以上的患者获得满意的效果。临床怀疑癫痫，但发作表现不典型，而脑电图检查又为阴性的病例，抗癫痫药物效应，往往成为确定诊断的主要依据。

二、鉴别诊断

临床上癫痫发作应与以下多种发作性疾病相鉴别，判断某种发作性疾病是否为癫痫，这是诊断中的重要问题，临床上要鉴别患者出现的发作性事件是否为癫痫，应注意与以下疾病相鉴别。

1. 假性发作　又称为心因性发作，亦曾被称为癔病、癔病性癫痫、转换发作、精神性发作、模拟性发作、非器质性发作等。其临床表现类似癫痫发作，但发病由于心理功能障碍所致，与脑部电生理紊乱无关。在临床上，假性发作与癫痫发作容易混淆。将假性发作诊为癫痫，会导致不恰当的用药以及医疗负担，将癫痫诊为假性发作，则会延误治疗。现将假性发作的病因、临床表现、诊断、治疗等做一概述如下：

假性发作的确切发病率尚不清楚。根据国外一些研究的报道，每年的发病率是 1.5/10 万 ~ 3.0/10 万，好发年龄为 20 ~ 30 岁，但亦曾见于 4 岁的儿童和 70 岁以上的老人。四分之三的患者是女性。假性发作可以与癫痫共存。据估计，癫痫患者中有 4% 的伴假性发作。

假性发作属于精神医学的范畴。ICD－10 把其归于神经症性、应激相关的及躯体形式障碍。在遭遇无法解决的问题和冲突时产生不快心情，以转化成躯体症状的方式出现。这些症状没有可证实的器质性病变基础。

其病因与精神因素关系密切，各种不愉快的心境、愤怒、惊恐、委屈等精神创伤常是初次发病的诱因，此后因联想或重新体验初次发作的情感可再发病，且多由于暗示或自我暗示引起。许多患者有癔症性人格（或称表演性人格）基础，遇较轻刺激即易发病。一些患者存在脑功能障碍，以癫痫和学习障碍最多见。受虐待亦是假性发作的危险因素之一，许多患者在幼儿期有遭受身体或性虐待的历史。另外，社会文化环境，如风俗习惯、宗教信仰、生活习惯等，对本症的发生也有一定影响。

假性发作临床表现：①通常与一定的诱因如情绪的变化、环境的刺激等有关，紧张、焦虑、恐惧、生气，或突然的听觉或视觉刺激都有可能诱发假性发作。部分慢性病程、反复发作的患者可以没有明显的精神刺激因素。②假性发作的起始较癫痫发作缓慢，通常在几分钟内逐渐启动。持续时间长短不一，但一般较癫痫发作长，癫痫发作一般小于 2min，而假性发作则一般超过此时间。终止可以是逐渐停止，亦可是突然中止。③假性发作在半夜至早上 6 点少见，睡眠中从未出现假性发作，即使患者发作前似在睡眠（全身不动、闭眼），但当时脑电图提示患者实际上是清醒的（α 节律），这称为发作前假睡状态（PIPS）。④假性发作的临床表现多种多样：运动性发作可类似于强直阵挛发作，表现为肢体的强直或重复动作。强直表现为四肢肌张力增高甚至"角弓反张"状，但癫痫发作时在强直阶段多双眼睁开、瞳孔对光反应消失，而假性发作常为闭眼且对被动睁眼有抵抗、瞳孔对光反应存在。重复动作可以表现为有规律的或无规律的、协调的或不协调的，类似于阵挛，但假性发作的阵挛往往不具备真正阵挛的特征：从快速而小幅度逐渐变慢而幅度增大，快速收缩与缓慢松弛。并且，假性发作的这种运动发作通常缺少真正的强直 – 阵挛过程。⑤假性发作也可表现为类似失张力发作，突然的肢体无力、跌倒，或失神发作，呆愣、对外界无反应。有一些表现为行为异常，口唇动作、摸索、脱衣，甚至咬、抓、掷东西等看似半目的或有目的的行为。这种发作可以被言语或外界所干扰。假性发作还可出现自主神经功能症状，如咳嗽、呼吸困难、过度换气、心悸、心动过速、胸痛、头痛、皮肤潮红、苍白或发绀。

自伤、舌咬伤、大小便失禁过去认为是假性发作与癫痫的鉴别要点之一，但有调查发现，66 例假性发作的患者，37.8% 出现自体损伤，43.6% 有舌咬伤，42.4% 有尿失禁，烧伤则很罕见。发音在假性发作也较常见，不同于癫痫发作时由于喉肌痉挛造成的短促尖叫，多为较丰富的表现，如叫嚷、哭喊、啜泣等，一般认为哭泣是假性发作的强有力证据。假性发作时患者无意识丧失，常述发作时能听到呼唤、知道周围发生的事情。部分患者会诉不能回忆当时情况，但脑电图显示发作时患者实际上是清醒的。

假性发作目前尚无可以确诊的检查：①脑电图：是重要的辅助手段。癫痫发作时脑电图可见痫样放电并以此作为诊断依据，而假性发作脑电图则无异常或仅为肌肉收缩所致的肌电伪迹。发作期间存在 α 节律常提示假性发作的诊断，特别是表现为有"意识障碍"的患者。但常规脑电图检查时间较短，且多于癫痫发作间歇期行此检查，故往往不易捕捉。可采取延长记录时间、同步录像的方法，必要时停用抗癫痫药。长程视频脑电监测还可以用于部分并发假性发作的难治性癫痫患者，判断癫痫发作与假性发作的相对频率，从而采取更有针对性的治疗。但是，并非所有的癫痫发作均能记录到脑电的异常改变（特别是额叶癫痫），需注意假阴性的发生。②诱发试验：暗示性是假性发作的重要特点。临床上经常不能亲眼目睹患者的发作，而患者及家属的描述又可能不确切或有一定的倾向性，故采取诱发试验（谈话暗示、过度换气、闪光刺激、注射生理盐水等），特别是配合视频脑电监测可以有助于诊断。有研究对门诊印象为假性发作的患者进行诱发试验，18 例病例中有 17 例诱发出临床发作，同步脑电描记未见有别于背景脑电波的改变。此外，诱发试验提示对此类患者进行心理治疗是必要的和有效的。③催乳素：癫痫发作特别是在强直阵挛发作后，血清 PRL 的水平明显升高，在发作后 20~30min 达到高峰，随后的 1h 内逐渐降低回到基线。而假性发作则无明显变化。但单纯部分性发作、轻度的复杂部分性发作及没有累及边缘系统的发作，可没有明显的 PRL 水平改变。另外，垂体病变、药物使用、外伤、中毒等都可能影响 PRL 水平，须注意假阳性可能。④神经元特异性烯醇化酶：NSE 特异定位于神经元和神经内分泌细胞，主要参与糖酵解，在神经元坏死或损伤时进入脑脊液和血液。在癫痫发作后 NSE 明显升高，而假性发作则不升高。⑤神经心理测定：本身没有诊断或治疗作用。但是，通过判断患者是否存在一定的精神心理障碍，有助于了解其是否存在假性发作的疾病基础，并采取相应的心理治疗。

假性发作目前尚没有明确的诊断标准。有以下表现提示假性发作：①病前有一定的性格心理特征，与症状的发生和恶化有一定联系的精神刺激。②发作时的临床症状多样化，持续时间长，"大发作"时闭眼，瞳孔对光反射保存，事后能够回忆，PIPS，发作时哭泣。③发作时脑电图正常。④具有一定的暗示性，诱发试验可以诱发或中止发作。⑤抗癫痫药物治疗无效。

应用长程视频脑电监测加诱发试验，PRL 或 NSE 水平测定可以帮助假性发作的诊断。但是这些辅助检查并不是诊断的金标准，对检查的结果需慎重分析。而且，对许多癫痫合并假性发作的患者，诊断假性发作后并不能自动排除另一个诊断。

对于精神性发作的假性发作患者主要采用心理治疗，一般对患者予精神安慰、支持、劝解、保证、疏导和环境调整等，并对他们进行诱导、启发、教育，帮助患者认识疾病的本质，了解发病的原因及症状，促使疾病的恢复。现代心理治疗方法很多，可根据不同情况分别或联合应用。如有必要，可请专业人员根据患者需要制订一套完整的心理协调咨询计划，依据计划来完成心理辅导。给患者以心理治疗时，需取得其家属配合，应与患者及家属进行良好的沟通，不能简单告知其未患癫痫（尤其是对于已按照癫痫治疗多年的患者）。

当癫痫患者合并假性发作时，是否给予 AED 治疗的判断很重要。必须让患者理解其存在两种发作类型并能够很好地区分它们。如果癫痫诊断不肯定，则应尽量避免首先使用 AED，必须衡量可能发生的癫痫发作和 AED 的不良反应哪一个危害更大。

如有焦虑或抑郁症状严重者，可给抗焦虑、抗抑郁药物。有时药物暗示也可取得一定效果。

2. 晕厥（syncope）　由于一时性广泛性脑供血不足，导致大脑皮质高度抑制而突然引起短暂的意识丧失称为晕厥。

晕厥的原因很多，临床较多见者有以下四种：

（1）心源性：引起心源性晕厥的原因有心律失常、病态窦房结综合征、主动脉狭窄、先天性心脏病、原发性肺动脉高压症、心绞痛、急性心肌梗死、左心房黏液瘤及血栓形成等。这类晕厥是由于心脏停搏、严重心律失常、心肌缺血、心脏排血受阻等引起血流动力学紊乱，导致脑缺血而发生。

（2）延髓性：由于脑干病变或药物影响延髓的血管运动中枢引起者。前者如脑干的血管病变、肿瘤、脱髓鞘病及变性疾病等；后者，如安定药、镇静药、安眠药、抗抑郁剂和麻醉剂等对血管运动中枢的直接抑制作用。

（3）反射性：反射性晕厥最常见，约占各型晕厥的 90%。大多是通过血管迷走反射，导致心脏抑制和全身血管扩张，使心输出量降低引起晕厥。如：①血管减压性晕厥（单纯性晕厥）：本病多见于青春期体质较弱的女性，常有家族史。其诱因多为疼痛、情绪紧张、恐惧、抽血、注射、拔牙、外伤、各种穿刺及小手术、焦虑、闷热、脱水、站立、疲劳、愤怒等。有短暂的前驱症状，如头晕、恶心、上腹部闷胀、视力模糊、出冷汗、面色苍白、无力等。继则意识丧失，倒地，血压迅速下降，脉搏缓。患者可很快恢复知觉，常无严重后果。②体位性（直立性）低血压：常发生于由卧位或蹲位突然站立或持续站立时。其特点是血压急骤下降，心率加速，晕厥持续时间较短，有反复发作倾向，一般无前驱症状。③颈动脉窦综合征：多发生于中年以上动脉硬化的患者。发作时常有眼花、眩晕、感觉异常，闪光性中心盲点等。压迫颈动脉窦常可诱发，这是由于颈动脉窦压力感受器对直接刺激压迫敏感所致。④排尿性晕厥：多见于老年和中年男性患者，发病多在醒后起床排尿时或排尿后。多无前驱症状，或仅有极短暂的头晕、眼花及下肢发软等。发作时患者突然意识丧失、晕倒，持续 1~2min 自行缓解。本病的发病机制为综合性，如膀胱收缩产生强烈的迷走性反射导致心脏抑制和节律失常，血管迷走或血管减压反射，体位骤然转变及自主神经不稳定等，其他还有舌咽神经痛所致晕厥及舌咽性晕厥、咳嗽性晕厥和仰卧位低血压综合征等。

（4）脑源性：由于广泛性脑血管闭塞，一过性脑缺血发作，蛛网膜下隙出血，慢性铅中毒性脑病，主动脉弓综合征等脑缺氧所致的晕厥。此外，小儿窒息性缺氧也可引起晕厥。

晕厥的临床表现：①发作前期：患者常感头部及全身不适，视力模糊、耳鸣、面色苍白、出汗，预示即将发生晕厥。此时如患者取头低位卧姿势常可防止发作。②发作期：轻者眩晕恶心、肢体发软、摇摆。重者常突然意识丧失，全身肌紧张度消失、跌倒地上、两眼上翻。少数惊厥性晕厥患者甚至出现角弓反张、阵挛动作、瞳孔极度散大、流涎、咬舌、尿失禁。脑电图检查出现持续 3~10s 的广泛性、对称性 2~3 次/s 的慢波，枕区较明显。③发作后期：患者苏醒后，可有一段时间意识混浊状态，感腹部不适、恶心、有便意，甚至大小便失禁。苍白和出汗可持续一段时间，有极度疲劳感或嗜睡。发作后期延续时间取决于晕厥发作的程度，轻度发作仅延续数秒钟，惊厥性晕厥发作可长达半小时之久。

晕厥病例被漏诊或被误诊为癫痫发作。某些轻度的晕厥发作与失神发作、颞叶癫痫相混。在另一些病例中，把惊厥性晕厥误诊为癫痫强直阵挛发作，尤多见于婴儿和儿童。晕厥与癫痫之所以易于混淆，主要是由于两者之间具有共同的症状学特点所造成的，如意识丧失、全身痉挛、瞳孔散大、流涎、尿失禁、发作后疲倦等，因此，对癫痫或晕厥的诊断不能单凭有无这些症状或分类之中的一项或几项来判别，应仔细分析癫痫与晕厥的全面临床表现。有时需要脑电图与心电图监测来与癫痫鉴别。

3. 偏头痛（migraine）　亦是发作性疾病之一，多为单侧，每次发作的性质及过程相似，间歇期正常。以女性多见，约为男性的3.5倍。偏头痛按症状可分下列数型。

（1）典型偏头痛：约占偏头痛的10%。多有家族史，有明显的前驱期，亦称"先兆"，此期最常见的是眼症状，有闪光、冒金星、各种形状的暗点、黑矇、偏盲等。其他前驱期症状有精神不振、嗜睡、肢体感觉异常、轻瘫、失语。前驱期症状持续数分钟至半小时，随之出现剧烈头痛，多在一侧，有时双侧，或左右侧交替。头痛部位多在前额、颞、眼眶，或向半侧头部扩散。呈跳痛、胀痛、敲击痛。同侧颞浅动脉可怒张及搏动增强，压迫可使疼痛稍轻。患者面色青白、恶心、出汗、畏光、怕声，少数有腹痛、腹泻，往往有呕吐，呕吐后头痛缓解。如未用止痛剂，发作持续数小时或长达1～2d，多在上午或日间发作，频度不定，可每日发作，或数周，甚至数年发作一次，如每日均有发作时称为偏头痛持续状态。

（2）普通偏头痛：约占偏头痛的60%。前驱期症状常不明显，有的在头痛前数小时或数日出现胃肠道症状或轻度情绪改变。头痛的部位、性质与典型偏头痛相似。头痛持续时间可达数日。家族史多不明显。

（3）特殊型偏头痛：比较少见，占偏头痛的1%～2%。眼肌麻痹型偏头痛和偏瘫型偏头痛，多为青年人，发作开始或发作后在头痛侧出现眼肌麻痹或头痛对侧出现轻偏瘫或偏身麻木、失语，可短暂消失或持续较长时间。阳性家族史较多。基底动脉型偏头痛多为女性，发作与月经有明显关系，多有家族史。典型发作是在开始时出现以视觉障碍和脑干功能紊乱的前驱症状，持续数分钟后发生短暂晕厥，待意识恢复后出现枕部或一侧头部剧烈搏动性疼痛，伴恶心呕吐，发作持续数小时。腹型偏头痛，以腹痛为主，头痛很轻，常伴恶心、呕吐、寒战、出汗、苍白、腹泻等，持续数小时或1～2d。

偏头痛与癫痫为两种机制不同而临床上有交叉的疾病，两者可以合并出现。偏头痛的视觉先兆与偶然出现的肢体感觉异常要与部分性癫痫发作相鉴别。部分偏头痛患者可出现脑电图的异常，5%～9%的患者在偏头痛发作间歇期脑电图有棘波或尖波发放。但偏头痛的先兆症状与持续时程均较长，随后往往都有头痛发作，常伴有恶心、呕吐，患者多有头痛发作史和偏头痛家族史。

4. 短暂性脑缺血发作　TIA为脑局部血流灌注不足所致的功能障碍，表现为功能抑制的现象，多见于中老年患者，常伴有高血压、高血脂及脑血管疾病史。

要注意与部分性癫痫发作相鉴别。特别是部分感觉性发作和失语性发作，与本病鉴别比较困难。除病因和发病年龄有一定不同外，脑电图表现是主要的鉴别依据。局限性尖波、棘波及棘-慢波为癫痫发作的特征。发作时间长短是鉴别手段之一，TIA持续时间通常较一次癫痫发作长。

5. 运动诱发性发作性运动障碍（paroxysmal kinesigenic movement disorder，PKD）　运动诱发性发作性运动障碍是一类少见的运动障碍疾病，临床表现类似癫痫，但病因及预后与癫痫不相同，可能是一种离子通道病，与癫痫有一定关系，曾被归类于癫痫的一种发作类型，EEG大多正常。PKD多在儿童及青少年期起病，男孩比女孩多见，往往由于突然运动所诱发，如上课时被老师提问突然站立、体育课突然起跑，或是在房内听到门铃或电话铃响站起去接电话时。精神紧张、疲劳、月经周期时容易诱发。发作时表现为一侧或双侧肢体呈肌张力不全或舞蹈症样表现，严重时可致跌倒，发作时患儿神志清楚，有时有语言障碍，持续数秒至数十秒，少数可长达1～2min，每日可发作多次或数日数月发作1次，发作期及发作间期大多数脑电图正常，预后良好，PKD有年龄自限性，大部分对AED疗效良好。

6. 发作性睡病　是一种睡眠障碍，是在不该睡眠的场所和时间发生的不可克制的睡眠。其睡眠与正常睡眠相同，能被唤醒。患者同时可伴有猝倒症、睡眠瘫痪及入睡前幻觉。称为发作性睡病四联症。病因不明，可能是下丘脑及网状结构的功能紊乱。患者在夜间入睡或白天发作时皆由典型的眼快动相开始。这在正常人或其他嗜睡患者中从不发生。猝倒症、睡眠瘫痪及入睡前幻觉均为眼快动相中所特有的现象。类似发作性睡病的表现可见于三脑室肿瘤、脑炎、脑外伤、脑动脉硬化及内分泌障碍等疾病。开始起病多在青少年，男性较女性为多。主要症状是不能抗拒的睡眠，在课堂、工作场所或会场等场所最易发生，饭后是好发时间。遇到突然响声、叫唤或轻拍其身时即能醒来。站立工作或与人交谈时可有倦意思睡。每次发作 10 余分钟。或 1 个月发作数次。如在躺卧体位而无环境吵扰情况下，睡眠可持续数小时。猝倒症是突然而短暂的躯干肌张力减低，出现低头、弯腰、屈膝或跌倒，但意识清楚，在强烈情感如大笑后更易发生。睡眠瘫痪是入睡或醒来时不能移动躯肢或说话，意识清楚，有焦急感，历时甚短，在努力活动之后即可恢复正常。入睡前幻觉以视幻觉较听幻觉多见，内容多属惊恐性质，醒后认为是"做梦"。发作性睡病伴有猝倒症者达 70%，伴睡眠瘫痪者约 50%，伴入睡幻觉者约 25%，完全四联症者仅 10%。病程较长，发作可随年龄增大而减少。

在不合适的地点与时间反复发生不可克制的睡眠是本病的特征，如病程中伴有猝倒症、睡眠瘫痪及入睡前幻觉则更能明确诊断。需与失神发作鉴别。失神发作者起病年龄较发作性睡病早，儿童多见。失神发作是突然意识丧失而非睡眠。失神发作有的伴有失张力，但持续时间短暂，一般仅数秒钟。脑电图 3 次/s 棘 - 慢波综合，是其特征性改变，有重要的鉴别价值。

7. 内科系统疾病伴发的抽搐症状　阿 - 斯综合征发作时，往往伴有心律失常，轻者感觉黑矇，重者知觉完全丧失，有时可伴发抽搐。当心排血量骤降时，患者先表现为面色苍白，继而意识丧失，发生抽搐，抽搐的表现往往与癫痫相似。如果脑循环及时恢复，患者立即清醒，这时常因反射性充血而面色潮红，清醒后患者神志可立即恢复。

低血糖、高血糖也会引起抽搐发作，血糖低于 2.8 ~ 3.36mmol/L 或是血糖突然升高及高渗状态均可引起抽搐，患者的发作多为部分性发作，且对常规的抗癫痫药物疗效不佳。

其他如低血钙、尿毒症等也可引发抽搐，患者的血清游离钙浓度低于 0.6mmol/L 即可引起肌肉痉挛、手足搐搦等，大约 1/3 的急性肾衰竭的病例会出现癫痫发作，患者出现肌肉阵挛，全身强直阵挛发作及癫痫持续状态多见于透析综合征。

（徐　进）

第五节　癫痫的治疗

症状性癫痫者如能明确病因则应针对病因治疗。

癫痫发作的治疗包括药物治疗和手术治疗，生酮饮食与迷走神经刺激术等辅助治疗手段。除少数患者外，大多数患者均需要长期使用抗癫痫药物治疗。患者对战胜疾病的信心、积极乐观的情绪以及有规律的工作、学习和生活，周围和社会的理解、支持与关心，都是使治疗取得成功的重要条件。此外，适当的体育锻炼，避免烟酒等刺激物，不要从事高空或水上作业以及驾驶、不在高速转动的机器旁等工作，以免发生危险。除脑部本身已有病损者外，未给予及时治疗，或未按照发作类型选用药物，或药物选择虽然恰当但剂量不足，服药不规则或经常更换药物，或过早地停用药物或减量等，常常是发作控制不佳的主要原因，均应设法避免及纠正。

抗癫痫药物治疗的目标是：①尽可能地控制发作。②改善癫痫预后。③最大限度地减少使用抗癫痫药物而产生的不良反应。④提高患者的生活质量。

癫痫诊断的建立需要至少两次非激发性的发作。循证学证据表明，首次癫痫发作后即开始抗癫痫药物治疗相比不治疗可降低癫痫复发率，但并不改善患者的长期预后。一般而言，已建立癫痫诊断者均应开始治疗，但以下情况：某些外界因素引起的激发性发作，某些药物引起的偶尔发作，或某些疾病如脑血管病等引起的急性期单次发作，发作频率稀疏如 1 ~ 2 年有一次发作，以及某些类型的癫痫如良性儿童中央区 - 颞叶棘波灶癫痫等，可以权衡治疗利弊包括经济负担等因素，在与患者及家属充分沟通后，采取随访观察，可以暂不予药物治疗。

一、发作时的处理

1. 全身性强直 - 阵挛发作的处理　注意防止跌伤和碰伤。应立即使患者侧卧，尽量让唾液和呕吐物流出口外，不致吸入气道。在患者张口时，可将折叠成条状的小毛巾或手帕等塞入其上下臼齿之间，以免舌部咬伤。衣领及裤带应该放松。抽搐时不可用力按压患者的肢体，以免造成骨折。发作大都能在几分钟内中止，不必采取特殊的治疗措施。亦不要采取所谓"掐人中"的方法，因为此举不仅不能中止发作，还有可能对患者造成新的伤害。对自动症发作的患者，在发作时应防止其自伤、伤人或毁物。

2. 癫痫持续状态的治疗　癫痫持续状态是一种严重而紧急的情况，必须设法于最短时间内使其中止，并保持24~48h不再复发。应保持气道的通畅和正常换气。在积极治疗病因的同时，选用以下药物之一做静脉注射（均为成人剂量）。这些药物对呼吸循环功能都有不同程度的抑制，使用时必须严密观察。

（1）地西泮（安定）：10mg，于5~10min内静脉注射，由于分布快，血浓度很快下降，故作用持续时间较短，可以每隔15~20min重复应用，总量不超过100~200mg。地西泮注射偶可产生呼吸抑制，呼吸道分泌大量增加或血压降低。应注意观察并及时采取相应措施。

（2）苯妥英钠（phenytoin，PHT）：文献报道，因安定作用时间较短，故在静脉注射安定后应给予作用较持久的药物，一般用苯妥英钠0.5~1.0g静脉注射，目标总量至少13mg/kg，甚至18mg/kg，每分钟注射不超过50mg。有心律不齐、低血压和肺功能损害者应谨慎。用苯妥英钠对局部刺激明显，国外现已有新一代制剂磷苯妥英钠（FDPH），可以减少这一不良反应。

（3）氯硝西泮（clonazepam，CZP）：1~4mg静脉注射，但此药对心脏、呼吸的抑制作用均较安定为强。

（4）氯羟西泮（lorazepam）：4~8mg静脉注射，于2min内注完，亦有较佳效果。作用较安定持久，对心脏和呼吸系统抑制较安定为弱。

（5）丙戊酸钠（valproate，VPA）：静脉注射，5~15mg/kg推注，1次注射以3~5min推完。每日可以重复2次。亦可静脉维持，0.5~1.0mg/（kg·h）。

（6）异戊巴比妥：0.50~0.75g，溶于注射用水10ml内缓慢静脉注射，根据患者的呼吸、心律、血压及发作情况控制注射速度，如出现呼吸抑制现象时应立即停止用药。但目前国内无此药物。

（7）咪达唑仑（midazolam）：先予0.1mg/kg静脉注射后予0.1mg/（kg·h）静脉持续滴注，如癫痫再次发作，加用咪达唑仑0.1mg/kg静脉注射并以0.05mg/（kg·h）幅度加量，直到惊厥控制，如果给药剂量达0.6mg/（kg·h）时，癫痫未控制应考虑此药无效，不再加大用药剂量。如持续24h无癫痫发作，予逐渐减量，每12h以0.05~0.10mg/（kg·h）减量直至停用。静脉注射后，有15%的患者可发生呼吸抑制。特别当与鸦片类镇痛剂合用时，可发生呼吸抑制、停止，部分患者可因缺氧性脑病而死亡。

少数患者如仍难以控制，则可应用利多卡因甚至全身麻醉。在发作基本被控制后，根据患者的意识状态采用口服或鼻饲给药，用间歇期的药物剂量。

反复的全身强直－阵挛发作会引起脑水肿，后者又能促使癫痫发作，可静脉注射20%的甘露醇等以消除脑水肿。还应注意维持患者的呼吸道畅通，防止缺氧，必要时做气管切开并人工辅助呼吸。还应保持循环系统的功能，预防和治疗各种并发症，如使用抗生素治疗继发感染等。

二、发作间歇期的抗癫痫药物应用

1. 抗癫痫药物的应用　必须遵循的原则：①有2次非激发性发作以上开始用药。②单药，小剂量开始，逐步达到有效浓度。③服药后不应随意更换或停药，换药应逐步进行；有良好控制并持续3~5年没有发作者方可考虑逐步撤减药物直至停药。④药物选择必须依发作类型或癫痫综合征而异，药物选择不当不仅不能控制癫痫，有时反能加剧发作，如卡马西平用于肌阵挛发作。⑤合并用药应当选用作用机制不同的药物。⑥不选用有相同不良反应的药物。⑦不选用同一类型的药物，如扑痫酮和苯巴比妥，丙戊酸钠与丙戊酸镁以及癫痫安等。⑧合并用药以二药联合为宜，除某些状态如换药外，不要同时使用三种以上药物。

2. 癫痫的治疗流程　治疗流程如图6-10所示。

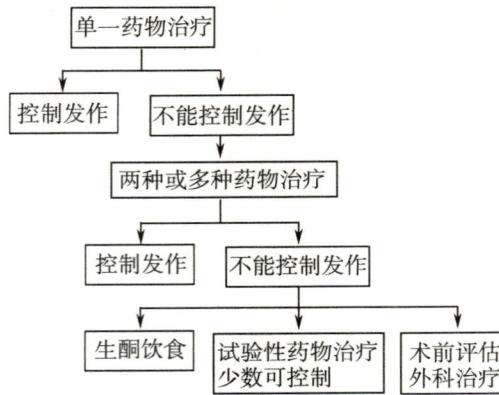

图 6-10 癫痫的治疗流程

3. 抗癫痫药物选择　目前国内常用的抗癫痫药物选择见表 6-10 及表 6-11。国际抗癫痫联盟推荐的用药方案见表 6-12。

表 6-10　根据发作类型的选药原则

发作类型	一线药物	二线药物	可考虑的药物	可能加重发作的药物
强直 - 阵挛发作	VPA	LEV, TPM	PHT, PB	
失神发作	VPA, LTG	TPM	-	CBZ, OXC, PB, GBP
肌阵挛发作	VPA, TPM	LEV, CZP, LTG	-	CBZ, OXC, PHT
强直发作	VPA	LEV, CZP, LTG, TPM	PHT, PB	CBZ, OXC
失张力发作	VPA, LTG	LEV, TPM, CZP	PB	CBZ, OXC
部分性发作	CBZ, VPA	LEV, GBP, TPM, ZNS	PHT, PB	
（伴或不伴全身发作）	OXC, LTG			

注：VPA：丙戊酸钠；LTG：托必脂（妥泰）；CBZ：卡马西平；OXC：奥卡西平；LEV：左乙拉西坦；CZP：氯硝西洋；PB：苯巴比妥；GBP：加巴喷丁；ZNS：唑咪胺；PH：苯妥英钠。

表 6-11　根据癫痫综合征的选药原则

综合征	一线药物	二线药物	可考虑的药物	可能加重发作的药物
儿童失神癫痫	VPA, LTG	LEV, TPM		CBZ, OXC
青少年失神癫痫	VPA, LTG	LEV, TPM	-	CBZ, OXC, PHT
青少年肌阵挛癫痫	VPA, LTG	LEV, TPM, CZP	-	PHT, CBZ, OXC
仅有全面强直阵挛发作的癫痫	VPA, CBZ, TPM, LTG	LEV, OXC	CZP, PB	
部分性癫痫				
症状性	VPA, CBZ	LEV, GBP	PB	
隐源性	TPM, LTG, OXC	PHT		
婴儿痉挛	类固醇	CNZ, VPZ		CBZ, OXC
Lennox - Gastaut 综合征	VPA, TPM, LTG	LEV, CZP		CBZ, OXC
伴中央颞区棘波的儿童良性癫痫	VPA, CBZ, LTG, OXC	LEV, TPM		
伴枕部暴发活动的儿童良性癫痫	VPA, CBZ, LTG, OXC	LEV, TPM		
儿童期严重肌阵挛癫痫	VPA, TPM, CZP	LEV		CBZ, OXC
慢波睡眠中持续棘慢波	VPA, 类固醇, LTG, CZP	LEV, TPM		CBZ, OXC
Landau - Kleffner 综合征（获得性癫痫失语）	VPA, 类固醇, LTG	LEV, TPM		CBZ, OXC
肌阵挛站立不能癫痫	VPA, TPM, CZP	LEV, LTG		CBZ, OXC

表 6 - 12　国际抗癫痫联盟推荐的用药方案

类型	一线药物	二线药物
仅有全身性发作	丙戊酸钠	托吡酯，拉莫三嗪
青少年肌阵挛发作	丙戊酸钠	托吡酯，拉莫三嗪
失神发作	乙琥胺，丙戊酸钠	托吡酯，拉莫三嗪
LGS	托吡酯，非氨脂，拉莫三嗪	苯二氮䓬类，丙戊酸钠，氨己烯酸，唑尼沙胺，苯巴比妥
West 综合征	激素，丙戊酸钠，氨己烯酸	托吡酯，拉莫三嗪，唑尼沙胺，苯二氮䓬类，维生素 B_6
部分性发作	卡马西平	拉莫三嗪，奥卡西平，苯妥类，托吡酯，丙戊酸钠
以部分性发作起病 继发全面性发作	卡马西平	拉莫三嗪，奥卡西平，妥泰
肌阵挛发作	丙戊酸钠，乙琥胺	拉莫三嗪，托吡酯

推荐的用药方案如下：

1）全身强直 - 阵挛性发作：按表 6 - 11 选择药物。具体根据患者对哪个药的不良反应为最轻而选用，一般首选丙戊酸钠。

（1）丙戊酸钠（valproate，VPA）：常用剂量为 0.2 ~ 0.4g，每日 3 次，最大剂量为 1.8 ~ 2.4g，分次口服。主要不良反应为纳差，少数出现肝功能损害，尤其是年龄较小者。有效血浓度为 60 ~ 100μg/ml。

（2）苯妥英钠（phenytoin，PHT）：优点为安全，可以控制发作而不引起镇静或智力影响，缺点是该药的代谢遵循饱和代谢动力学，且治疗剂量与中毒剂量接近，存在较大的个体差异。常用剂量为 0.3 ~ 0.4g/d，每日 3 次分服，口服吸收需要 8 ~ 12h，有效血浓度为 10μg/ml。与血清蛋白结合率高，与 VPA 竞争同一结合位点。部分患者在剂量偏高时使失神或大发作增多。主要不良反应为齿龈增生、毛发增生，偶有粒细胞减少。长期过大剂量可有中毒性小脑损害。

（3）苯巴比妥（phenobarbital，PB）：一般无上述全身反应，但有产生镇静和反应迟钝的缺点。扑米酮为去氧苯巴比妥，在体内代谢为苯巴比妥，体内代谢产物为苯巴比妥与苯乙基二酰胺（phenylethyl-maionamide，PEIA），最大的不良反应也为镇静，常常使患者因此而不能依从医嘱。若以小剂量（扑痫酮 62.5mg，每次 1/4 片，每日 1 次）开始，逐渐增加剂量，可达到治疗目的而无镇静不良反应。苯巴比妥在儿童可能引起活动增多、过度兴奋或失神发作频增。该药另一缺陷是对认知功能尤其是儿童和青少年影响较明显。

（4）卡马西平（Carbamazepine，CBZ）：常用剂量为 0.1 ~ 0.2g，每日 3 次服用，最大剂量为 1.2g/d，分次口服。主要不良反应为皮疹、粒细胞减少，罕有再生障碍性贫血。有效血浓度为 4 ~ 12μg/ml。

2）其他全面性发作：失神可选用乙琥胺或丙戊酸钠，但前者目前国内无药。苯妥英钠、苯巴比妥、卡马西平、扑痫酮等均可加重失神发作。

非典型失神和肌阵挛型发作较难控制，选用丙戊酸钠，也可应用氯硝西泮，但易于产生耐药性，氯硝西泮若与丙戊酸钠同用可能会触发失神发作持续状态，应当慎重。

3）部分性发作：卡马西平、奥卡西平为治疗首选药物，苯妥英钠、扑痫酮、苯巴比妥也可能有效。丙戊酸钠的反应不一。复杂部分性发作一般难以控制，单药治疗常常无效而需合并用药，常用的组合有卡马西平、奥卡西平与丙戊酸钠，或者使用新一代抗癫痫药如拉莫三嗪、左乙拉西坦、托吡酯等。

这些药物在大剂量时都有神经毒性，在治疗范围血浓度常会出现眼球震颤，更高血浓度时可出现共济失调、眩晕、震颤、健忘、精神错乱、意识障碍等。

4）婴儿痉挛症

（1）常规抗癫痫药：多选用 VPA，口服至 50mg/kg，每日 2 次口服，10 ~ 14d 后无效则增至 100mg/kg，分 2 次口服，10 ~ 14d 后如仍无效则代之以激素治疗。

（2）泼尼松：每晨服 30 ~ 40mg，4 ~ 6 周后减至 5mg，以后每 2 ~ 4 周减 5mg，达隔日 5mg，总疗程

10~12个月。

可同时激素和氯硝西泮合用。

（3）维生素B$_6$：300mg，每日3次，部分患儿可获显效。

伴结节硬化病者非氨酯效果较好。

4. 抗癫痫药物的血清浓度测定　抗癫痫药物的血清浓度测定有助于调整剂量和了解患者是否按要求服药。所有药物均与血清蛋白结合，但比例不同，起抗痫作用的是不与蛋白结合的这部分"游离"药物。常规测定的血药浓度为药物总浓度，是间接了解药物是否达到治疗范围的方法。但肝、肾功能差的患者可能与蛋白结合的这部分药物异常减少而"游离"药物浓度相对为高。在血浓度很低的情况下就能出现毒性反应。偶尔也可发生相反的情况，血浓度已经很高，患者却依然发作如旧，连药物的"生理性"不良反应也不出现。然而，所有的抗癫痫药物都有它的毒性、允许剂量和它一定的有效浓度及严重不良反应。

5. 新型抗癫痫药　近十数年已有10余种新药上市，部分如托吡酯、拉莫三嗪、奥卡西平、加巴喷丁、左乙拉西坦等，已在国内用于临床，其余如唑尼沙胺等，已在国内完成临床试验并即将上市，不久即可应用于临床。

（1）非氨酯（felbamate）：口服吸收好，经过肝脏代谢。抗癫痫谱广，对Lennox-Gastaut综合征的非典型失神、强直性发作、肌阵挛发作、失张力性发作等也有效，还能减少复杂部分性发作、继发性全身性强直-阵挛发作。动物实验显示毒性较低，远高于控制发作的剂量在动物中无致畸作用。但5%~10%的患者因不良反应而中止用药。合并治疗时与常用抗癫痫药明显地相互影响，开始增添非氨酯时应将原用苯妥英钠、卡马西平和丙戊酸钠的剂量减少1/3。由于其有骨髓抑制的严重不良反应而使受到限制。

（2）加巴喷丁（gabapentin）：结构与γ氨基丁酸（GABA）相近，但未发现它对经由GABA介导的抑制过程有何影响。与其他抗癫痫药物不同，在体内不代谢，以原型经肾脏排出体外，不与蛋白结合。与其他抗痫药无相互影响。半衰期短，必须1日服用三四次。以添加治疗复杂部分性发作或继发性全身性强直-阵挛性发作。但近年来多个国际性临床试验的结果发现其疗效一般，故已有用于治疗神经痛的趋势。

（3）拉莫三嗪（lamotrigine）：为广谱抗癫痫药，口服吸收好，经肝脏代谢。对复杂部分性发作、原发或继发性全身强直-阵挛发作有效。单独应用时半衰期为24h，与苯妥英钠或卡马西平共同使用时半衰期为15h。丙戊酸钠能抑制其代谢，合用时半衰期延长至60h，故必须将拉莫三嗪剂量减少50%以维持原来的血浓度。

（4）氨己烯酸（vigabatrin）：口服后很快吸收，它不与血浆蛋白结合，也无代谢产物。血浆半衰期为5~7h。对部分性发作的疗效较好。但因有引起视野缺失的不良反应而使其应用受到限制。

（5）托吡酯（topiramate）：它能阻断钠离子通道，在GABA$_A$受体上增强GABA活性，又可以抑制红藻氨酸/AMPA受体，并可部分抑制碳酸酐酶活性，是一种有效的抗癫痫新药。国人常用剂量从25mg/d开始，逐步增加，每2~4周增加一次，多数在200mg/d分次服用时有效，最大剂量可达400~800mg。主要不良反应为嗜睡、头昏，少数有找词困难、认知功能障碍与体重减轻。

（6）奥卡西平（oxcarbazepine）：为卡马西平的10-酮基衍生物，口服吸收完全，生物利用度达96%，半衰期仅为1~2h，故达稳态快，无药物代谢自身诱导作用，并极少出现药动学相互作用，作用机制和临床特征同卡马西平。

（7）唑尼沙胺（zonisamide, excegren）：作用于钠离子通道及T形钙通道，口服吸收好，生物利用度高，半衰期为27h，非线性药物动力学，临床上用于部分性发作、全身强直-阵挛性发作、失张力发作、不典型失神及肌阵挛性发作。

（8）替加宾（tiagabine）：选择性抑制神经元及神经胶质细胞对GABA的重吸收，使突触间隙部位的GABA浓度增高。口服吸收快，生物利用度为95%，肝中代谢但不影响肝酶，蛋白结合率96%，半衰期为4~8h，可应用于复杂部分性发作及继发性GTC。但该药也因为有视野缺失的不良反应而使其应用受限。

（9）左乙拉西坦（levetiracetam）：口服吸收快，进食不影响其生物利用度，为线性动力学，半衰期 6～8h，蛋白结合率低，不被细胞色素 P_{450} 代谢，66% 以原形从肾脏排出，主要不良反应为嗜睡、乏力、头昏，另外还见行为异常、激动、焦虑、不安、抑郁、幻觉、健忘、共济失调等。

（10）普瑞巴林（pregabalin）：是一种与抑制性神经递质 γ - 氨基丁酸的结构相类似物质，可与中枢神经系统中电压门控钙通道辅助性亚单位（$\alpha_2 - \delta$ 蛋白）结合，使钙离子在神经末梢处的内流减少，从而使一些神经递质（谷氨酸、去甲肾上腺素、5 - 羟色胺、多巴胺及 P 物质）的释放减少，通过这些活性和效应可起到抗惊厥、抗焦虑和止痛作用。

近年来随着循证医学的理念不断被接受，一些癫痫治疗的指南如 AAN、NICE、ILAE 等常被临床作者用以指导临床选药，中国抗癫痫协会（CAAE）综合上述指南也编制了《癫痫诊治指南》。但指南中缺乏我国人群的资料，为此虽然在证据等级上低于其他 RCT 资料与"指南"，但由于该共识集中了目前在临床一线专家的经验，因此有更确切的现实可操作性。

6. 抗癫痫药物治疗专家共识　中华医学会神经病学分会脑电图与癫痫学组于 2010 年制定了《抗癫痫药物应用专家共识》。采用无记名问卷调查形式，收集我国三级医院中成人神经科专科医生有关抗癫痫药物的应用经验与评价。调查内容为特发性全面性癫痫与症状性部分性癫痫的药物治疗，以及特殊人群与伴有共患病患者的抗癫痫药物应用。药物评价标准采用九级分级制。药物治疗策略评价根据专家评分所得均数、标准差与 95% 可信区间，分为首选药物、一线、二线与三线药物。总体治疗策略中，特发性全面性癫痫与症状性部分性癫痫首选单药治疗（图 6 - 11、图 6 - 12）。丙戊酸钠是新诊断特发性全面性癫痫的一线药物且唯一的首选药物（表 6 - 13）。症状性部分性癫痫的初始药物首选均为卡马西平与奥卡西平（表 6 - 14）。在特发性全面性癫痫药物治疗中，丙戊酸钠是与其他药物联合治疗的首选药物（表 6 - 15）。症状性部分性癫痫的药物治疗中，卡马西平（奥卡西平）+ 托吡酯、卡马西平（奥卡西平）+ 左乙拉西坦、卡马西平（奥卡西平）+ 丙戊酸钠、丙戊酸钠 + 拉莫三嗪等是常用配伍（表 6 - 16）。拉莫三嗪为健康育龄期妇女特发性全面性癫痫与症状性部分性癫痫的首选用药（表 6 - 17）；伴抑郁的癫痫患者，特发性全面性发作的首选用药为丙戊酸钠与拉莫三嗪，继发性部分性发作的首选用药为拉莫三嗪、奥卡西平与卡马西平；伴有乙型肝炎的癫痫患者，无论肝功能是否正常，特发性全面性发作的首选用药为托吡酯与左乙拉西坦，肝功能正常的继发性部分性患者，首选用药为奥卡西平，肝功能指标异常时，首选用药为托吡酯与左乙拉西坦（表 6 - 18）；急诊室中的癫痫患者（不确定类型）首选丙戊酸钠与左乙拉西坦。

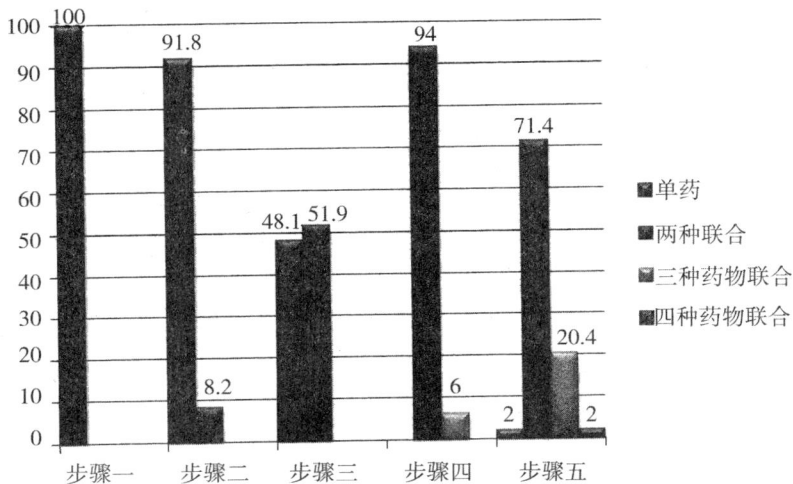

图 6 - 11　特发性全面性癫痫的治疗策略

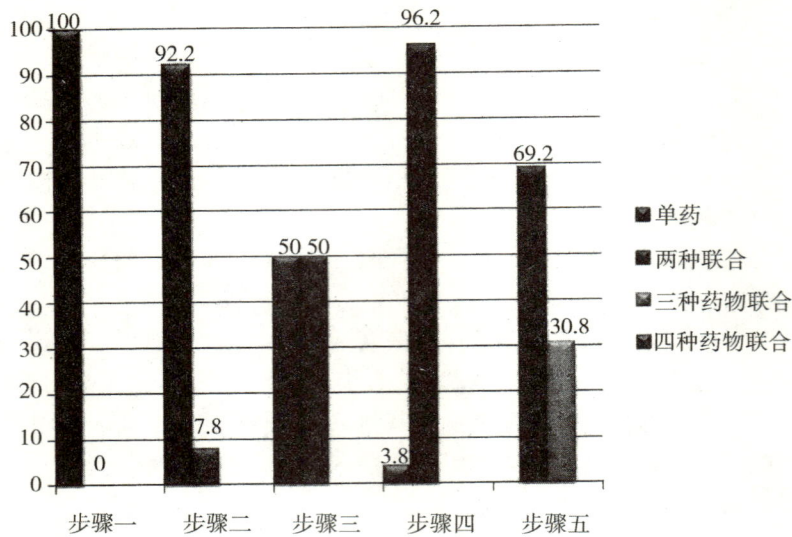

图 6 - 12 症状性部分性癫痫的治疗策略

表 6 - 13 特发性全面性癫痫的初始与第二种药物治疗选择

	全身强直阵挛性发作		失神		肌阵挛	
	首选（%）	一线	首选（%）	一线	首选（%）	一线
初始药物	VPA (93.9)	VPA TPM LTG	VPA (93.9)	VPA	VPA (83.7)	VPA
VPA 失败后	LTG (85.1)	LTG TPM LEV	LTG (60.4)	LTG	—	LEV
LTG 失败后	VPA (89.6)	VPA TPM LEV	VPA (93.8)	VPA	VPA (85.4)	VPA LEV
TPM 失败后	VPA (89.6)	VPA LTG LEV	VPA (93.9)	VPA (89.8) LTG (67.3)	VPA (87.8)	VPA LEV

表 6 - 14 症状性部分性癫痫的初始与第二种药物治疗选择

	简单部分性发作		复杂部分性发作		继发性全面性发作	
	首选（%）	一线	首选（%）	一线	首选（%）	一线
初始	CBZ (89.8) OXC (67.3)	CBZ OXC LTG TPM LEV	CBZ (93.9) OXC (72.9)	CBZ OXC LTG TPM LEV	CBZ (87.8) OXC (64.6) LTG (50.0)	CBZ OXC LTG TPM LEV VPA
CBZ 失败后	LTG (64.6)	LTG OXC	LTG (63.8)	LTG TPM	LTG (63.0)	LTG TPM

	简单部分性发作		复杂部分性发作		继发性全面性发作	
	首选（%）	一线	首选（%）	一线	首选（%）	一线
	OXC	TPM	OXC	OXC		
	(58.7)	LEV		LEV		LEV
		VPA				VPA
LTG 失败后	OXC	OXC	OXC	OXC	OXC	OXC
	(83.3)	CBZ	(81.3)	CBZ	(79.2)	CBZ
	CBZ	TPM	CBZ	TPM	CBZ	TPM
	(66.7)	LEV	(76.6)	LEV	(70.8)	LEV
						VPA
OXC 失败后	LTG	LTG	LTG	LTG	LTG	LTG
	(57.4)	TPM	(59.6)	TPM	(63.8)	TPM
		LEV		LEV	TPM	LEV
					(51.0)	VPA
PHT 失败后	CBZ	CBZ	CBZ	CBZ	CBZ	CBZ
	(66.7)	OXC	(70.8)	OXC	(63.8)	LTG
	OXC	LTG	OXC	LTG	LTG	OXC
	(72.3)	TPIV	(76.6)	TPM	(58.7)	TPM
	LTG	LEV	LTG	LEV	OXC	VPA
	(61.7)	VPA	(57.4)		(62.5)	LEV
TPM 失败后	CBZ	CBZ	CBZ	CBZ	CBZ	CBZ
	(68.8)	OXC	(76.6)	OXC	(75.0)	LTG
	OXC	LTG	OXC	LTG	LTG	OXC
	(68.1)	LEV	(74.5)	LEV	(59.6)	LEV
	LTG		LTG		OXC	VPA
	(59.6)		(55.3)		(68.1)	
VPA 失败后	CBZ	CBZ	CBZ	CBZ	CBZ	CBZ
	(72.9)	OXC	(83.0)	OXC	(77.1)	OXC
	OXC	LTG	OXC	LTG	OXC	LTG
	(71.7)	TPM	(80.4)	TPM	(71.7)	TPM
	LTG	LEV	LTG	LEV	LTG	LEV
	(57.4)		(55.3)		(56.5)	
GBP 失败后	OXC	OXC	CBZ	CBZ	CBZ	CBZ
	(76.1)	CBZ	(78.7)	OXC	(74.5)	LTG
	CBZ	LTG	OXC	LTG	LTG	OXC
	LTG	LEV	LTG	TPM	OXC	LEV
	(65.2)		(63.1)		(68.9)	VPA
LEV 失败后	CBZ	CBZ	CBZ	CBZ	OXC	OXC
	(70.8)	OXC	(79.2)	OXC	(74.5)	CBZ
	OXC	LTG	OXC	LTG	C. BZ	LTG
	(67.1)	TPM	(74.5)	TPM	(70.8)	TPM
	LTG		LTG		LTG	
	(61.7)		(61.7)		(66.0)	

表 6 – 15　特发性全面性癫痫的联合用药

联合药物	全身强直阵挛发作	失神	肌阵挛
LTG	VPA	VPA	VPA
LEV	VPA	VPA	VPA
TPM	VPA	VPA	VPA
VPA	LTG	LTG	

表 6 – 16　症状性部分性癫痫的联合用药

联合药物	简单部分性发作	复杂部分性发作	部分继发全面性性发作
CBZ	TPM	TPM	TPM
		LEV	VPA
			LEV
GBP	OXC	OXC	OXC
		CBZ	CBZ
LTG	VPA	VPA	VPA
	TPM	TPM	TPM
LEV	CBZ	CBZ	CBZ
	OXC	OXC	OXC
	LTG	LTG	LTG
			TPM
			VPA
OXC	TPM	LEV	VPA
PB	–	–	–
PHT	–	TPM	TPM
TPM	CBZ	CBZ	CBZ
		OXC	LTG
			VPA
			OXC
VPA	LTG	LTG	LTG
	CBZ	CBZ	CBZ
		OXC	OXC

表 6 – 17　特殊人群的 AED 治疗

	全面性发作		部分性发作	
	首选（%）	一线	首选（%）	一线
健康育龄期妇女	LTG	LTG	LTG	LTG
	(73.3)	LEV	(64.4)	LEV
	LEV	TPM		OXC
	(50.0)			TPM
计划受孕并哺乳	LTG	LTG	LTG	LTG
	(74.5)	LEV	(70.2)	LEV
除癫痫外健康老年人		–	LTG	LTG
			(68.8)	OXC

	全面性发作		部分性发作	
	首选（%）	一线	首选（%）	一线
			OXC（51.1）	LEV
				TPM
				CBZ
				VPA
伴有其他系统疾病的老年癫痫患者	–	–	LTG（59.6）	LTG
				LEV
			LEV（56.8）	OXC
				TPM
学龄期儿童	LTG（54.2）	LTG	OXC（74.5）	OXC
		LEV		LTG
			LTG（58.7）	LEV
				CBZ
				VPA

表 6 – 18　伴有共患病的 AED 治疗

	全面性发作		部分性发作	
	首选	一线	首选	一线
伴抑郁	VPA（78.3）	VPA	LTG（68.9）	LTG
	LTG（64.4）	LTG	OXC（62.8）	OXC
			CBZ（57.8）	CBZ
				VPA
伴行为问题	VPA（86.0）	VPA	CBZ（62.8）	CBZ
	LTG（57.8）	LTG	OXC（56.8）	OXC
			LTG（59.5）	LTG
				VPA
伴肾衰竭	VPA（54.3）	LTG	LTG（50.0）	LTG
		VPA		LEV
		LEV		
HBsAg（＋）肝功能（－）	TPM（56.3）	TPM	OXC（52.2）	TPM
	LEV（50.0）	LEV		LEV
		LTG		LTG
				OXC
HBsAg（＋）肝功能（＋）	TPM（57.4）	TPM	TPM（57.4）	TPM
	LEV（52.3）	LEV	LEV（56.8）	LEV
		LTG		LTG
肝病（除乙型肝炎）	TPM（60.4）LEV	TPM（60.4）	TPM	TPM
	LEV（55.6）	LTG	LEV	LEV
			LEV（60.0）	

	全面性发作		部分性发作	
	首选	一线	首选	一线
认知损害儿童	LTG	LTG	LTG	LTG
	(65.2) LEV	(63.3)	OXC	
		VPA	OXC	LEV
			(53.1)	
认知损害老年	LTG	LTG	LTG (70.8)	LTG
	(64.6)	LEV	OXC (52.2)	OXC
		VPA	LEV (50.0)	LEV

（三）迷走神经刺激

传统的癫痫病灶切除手术要求致痫灶部位确定，通过致痫灶切除以达到治疗癫痫的目的。但是，在难治性癫痫病例中，有相当一部分患者致痫灶部位不能确定，或者存在多个致痫灶，切除手术难以奏效。近年来发现，刺激性手术无需对癫痫灶进行精确定位，通过刺激迷走神经即可使顽固性癫痫的发作次数减少，对部分患者甚至可以完全控制，这为不能进行切除手术或切除术后复发的顽固性癫痫患者开辟了新的治疗途径。美国食品药物管理局（FDA）于 1997 年 7 月 16 日正式批准迷走神经刺激（VNS）用于顽固性癫痫的治疗。迄今，全世界已有超过 75 个国家，逾 50 000 例患者使用迷走神经刺激术，并且有过 VNS 体验的患者至今已达 100 000 例。由于 VNS 的作用机制不同于传统的药物治疗和切除手术，所以当药物无法控制时，VNS 与其他抗癫痫药物和手术一起使用，可以作为顽固性癫痫的一种辅助疗法。

VNS 装置包括多个组成部分，包括一个圆形的、与心脏起搏器大小类似的发生器和一个末端缠绕在颈动脉鞘内迷走神经上的螺旋状刺激电极。不同的 VNS 治疗方法对疗效的影响及长期不良反应尚不十分清楚。目前 VNS 治疗参数设置是在埋植术后 2 周，主要根据临床前实验结果及部分临床试验资料，及每个患者的具体耐受情况和前期疗效选定最佳的刺激参数并开机，以保证 VNS 治疗的安全性和有效性。而后发生器在每个开/关期内持续传送双向电流。相关的刺激参数有刺激强度、脉冲宽度、刺激频率与工作期。

Marcus Wheeler 等利用 Engel 评价对难治性癫痫的治疗结果进行分析，认为 VNS 治疗难治性癫痫不如手术切除的疗效好，但它优于其他疗法。当患者不能手术时，VNS 是可行的方案，它能让 20% 的 I 级、II 级和另外 50% 的患者癫痫发作有了可观的改善。如今采用外科手术的方法在人体内植入一个刺激器对患者的迷走神经进行电刺激已经成为一种治疗难治性癫痫重要且全新的模式。

目前公认的 VNS 的适应证主要是：①局限性发作，有或无继发性、全身发作。②应用抗癫痫药物进行正规治疗，但未能有效控制病情。③多发病灶或病灶定位不确定。④患者年龄通常在 12 ～ 60 岁。VNS 禁忌证：存在进行性神经系统疾患、精神疾病、心律不齐、消化性溃疡或全身状况不佳者是 VNS 治疗的禁忌证。

（四）生酮饮食治疗

生酮饮食最早是由模仿饥饿时产生酮病状态设计发展而来，是指高脂肪、低蛋白质和低碳水化合物的一种饮食，使患者体内产生酮体并维持酮酸中毒，从而控制癫痫发作。目前主要有 3 种类型。最常用的是传统类型，即脂肪主要以长链三酰甘油饮食为主。第 2 种为中链三酰甘油饮食，脂肪以中链三酰甘油为主，由于其对肠道刺激而不常用。第 3 种是改良型中链三酰甘油饮食，30% 为中链三酰甘油，40% 为长链三酰甘油。

作为当药物单独控制无效时的另一种手段，生酮饮食多用于儿童，大量临床报道证实其对儿童癫痫，包括 Lennox - Gastaut 综合征在内的多种形式发作的综合征及难治性癫痫，尤其是肌阵挛发作、失张力发作或猝倒发作以及不典型失神发作最为有效。以往认为生酮饮食用于成人不易获得持久稳定的酮病状态，但近年来也开始不断有关于生酮饮食治疗成人难治性癫痫的报道。临床应用需特别注意其禁忌证：各种脂肪、酮体代谢障碍性疾病或线粒体病，成人糖尿病、心脑血管疾病等。此外，一些抗癫痫药物可能加重生酮饮食的某些不良反应，它们包括乙酰唑胺、妥泰、唑尼沙胺，它们都可能导致酸中毒以及肾结石。

（徐　进）

第七章

痴呆

第一节　概述

痴呆，目前国内外尚无公认的确切定义，一般认为痴呆是意识清楚的人出现的一种全面认知障碍综合征，须具备3个基本的特点：①患者的意识是清楚的。②认知障碍不是先天就有，而是先发育到正常再衰退到不正常，这一点有别于智能低下。③认知障碍是全面的，与单纯的失语、失用、失写等局限性脑功能障碍不同。

此外，有关痴呆的概念中，容易混淆的概念还有老年期痴呆和老年性痴呆。老年期痴呆是指老年期内各种原因引起的痴呆（发达国家大于等于65岁，发展中国家大于等于60岁）；老年性痴呆即指Alzheimer病。

一、概述

近年来，老年期痴呆的流行病学研究已成为国内外研究热点之一。这是由于全球人口老龄化的迅速进展和流行病学的研究方法日益完善激发了广大研究者的兴趣。以患病率和发病率为主要目标的描述性流行病学，可以提供疾病的分布规律，为卫生决策提供依据。分析性流行病学的研究，可提供疾病的危险因素及病因线索。实验性流行病学不仅进一步提供病因依据，还可以验证预防和治疗手段的有效性。

（一）痴呆的发病率与患病率

老年期痴呆的患病率，20世纪80年代以前的文献报道差异悬殊，低者小于1%，高者甚至大于20%。这种差异可能与下列因素有关：①诊断标准不统一。②被调查的人群年龄构成比不同。③调查人员对老年期痴呆的病因认识不足，只把多发梗死性痴呆和老年痴呆症列入老年期痴呆，而忽略了引起老年期痴呆的其他原因，如皮质下动脉硬化性白质脑病、帕金森病等。20世纪80年代以后，诊断标准和研究方法逐渐趋向一致，老年期痴呆的患病率也渐趋接近，多数报道65岁以上老年人痴呆患病率为5%左右，如上海的研究为4.69%，美国流行病学试点地区为4.1%~5.1%，日本的研究为4.9%，英国伦敦为4.6%。

近10年来，我国已有一些关于老年期痴呆患病率的小样本调查报告，60岁以上痴呆患病率从0.8%到8.6%，相差10倍。由于样本小，且绝大部分调查研究集中在城市居民，因此这些结果还难真实反映我国老年期痴呆的患病率。多数流行病学调查结果显示，我国老年期痴呆60岁以上的患病率为30%左右。换言之，中国目前大约有360万老年痴呆患者。

流行病学中，发病率比患病率更重要，但是发病率文献并不多，这是由于发病率研究费事费力，难度较大。综合现有的资料，65岁以上老年期痴呆的年发病率为1%~1.5%，如上海1.15%（张明远），英国0.92%（copeland）和0.93%（morgan），法国1.16%（barbeger）和1.77%（ltenneur），德国1.54%（bicker）。

（二）痴呆患病率构成比

老年期痴呆患病率构成比是流行病学另一个值得注意的一个问题。现在公认老年痴呆症是欧美国家老年痴呆的主要病因，占老年期痴呆的 50% ~ 60%，多发梗死性痴呆占 20% ~ 30%，居第二位。日本的研究结果与此相反，血管性痴呆最常见，占老年期痴呆的 30% ~ 60%。国内的研究结果不太一致，国内早期几个小型流行病学调查血管性痴呆的患病率高于老年痴呆症患病率。20 世纪 90 年代以后的资料显示与此相反，老年痴呆症多于血管性痴呆。由于缺乏统一的标准和大规模的流行病学调查，目前得出亚洲国家血管性痴呆的患病率高于老年痴呆症患病率或老年痴呆症多于血管性痴呆的结论为时尚早。但是，有人推测亚洲国家血管性痴呆的患病率高可能与亚洲国家脑血管病发病率高有关。

（三）病因

痴呆为一个临床综合征，能引起痴呆的疾病多达上百种，可简单地分为三类：①原发性变性痴呆：如老年痴呆症。②血管性痴呆：如多发梗死性痴呆。③继发性痴呆：如正常颅压脑积水、颅内感染、全身性疾病等。痴呆常见的病因如下：

（1）变性疾病：老年痴呆症、额颞痴呆、亨廷顿病、帕金森病、进行性核上性麻痹、肝豆状核变性、肾上腺脑白质营养不良。

（2）脑血管病：多发梗死性痴呆、皮质下动脉硬化性白质脑病、腔隙梗死、淀粉样变性血管病。

（3）感染：艾滋病、进行性白质脑病、各种脑膜炎和脑炎、神经梅毒、Kuru 氏病、CJD。

（4）颅内占位性病变：急性或慢性硬膜下血肿，原发于脑的肿瘤、转移瘤。

（5）外伤：开放或闭合性损伤、拳击性痴呆。

（6）正常颅压脑积水。

（7）中毒：乙醇中毒、CO 中毒、药物中毒（农药、镇静剂、催眠剂、抗癫痫药、抗精神病药）、重金属中毒（汞、铅、锰、砷）。

（8）代谢疾病：肝衰竭、肾衰竭、柯兴氏综合征、甲状腺功能低下。

（9）其他因素：癫痫、精神病、遗传病。

（四）发病机制

痴呆的病理基础非常复杂，截至目前还有很多问题没有解决，学者们把痴呆的病理基础分为解剖学基础和神经生化基础。

1. 痴呆的解剖学基础　学习和记忆是人类高级功能——智能的基础，学习和记忆的衰退是痴呆最主要的临床表现之一。根据现代研究，痴呆可分为皮层性痴呆和皮层下痴呆两大类，前者是大脑皮层受累或萎缩的结果，以老年痴呆症为代表。后者大脑皮层基本完整，病变主要累及基底节、间脑及其间的白质联系纤维，如进行性核上性麻痹、帕金森病性痴呆、特发性基底节钙化等。脑血管病所致多发梗死性痴呆，既可累及大脑皮层，又可累及皮层下结构，是一种混合性痴呆。无论皮层性痴呆或皮层下痴呆，其病变主要累及了边缘系统。边缘系统是调节机体生理活动的高级神经活动中枢，它通过边缘下丘脑垂体系统保持内环境稳定；通过边缘中脑交感系统协调机体与外环境的联系；更重要的功能是调节情绪、记忆等高级神经活动，是人体内外各种信息的储存和运筹中心。边缘系统由围绕丘脑的左右两个 Papez 环路与围绕中脑的一个 Livengston 环路组成。

Papez 环路又称内侧边缘环路，左右各一，由海马连合互相沟通。其神经冲动由隔区传入扣带回，再至海马回，然后经海马、穹隆传入乳突体。乳突体的冲动再经乳突丘脑束传入丘脑前核，后者又经丘脑前放射传回扣带回。扣带回与新皮层各叶之间保持着广泛联系。其中海马是近事记忆信息转化和储存的主要场所，受损后会造成严重的近记忆力丧失。海马的冲动主要传入乳突体，两者受累或 Papez 环路中断会引起严重的精神和情绪障碍。

Livengston 环路又称基底外侧边缘环路，包括额叶眶面、颞叶前部、岛叶、隔区、杏仁核与丘脑背内侧核。此环与记忆和情绪有关，其中杏仁核是情绪表达的主要兴奋者，此外与颞叶内侧面受损可致顽固性健忘。Livengston 环路中还套着一个短的防御环路，自杏仁核经终纹至丘脑下部往返联系，此防御环路与觅食求生和进攻行为有关。

— 151 —

2. 痴呆的神经生化基础　具体如下：

（1）神经介质

a. 乙酰胆碱：乙酰胆碱是第一个被确定的神经介质，现代研究认为乙酰胆碱是促进学习记忆的神经介质，胆碱能突触即"记忆突触"，中枢神经胆碱能系统与学习记忆密切相关。已经证实海马环路是胆碱能通路，受体为 M 型，阻滞 M 型胆碱受体能抑制信息由短时储存系统向长时储存系统转移。海马锥体细胞接受胆碱能纤维的传入，锥体细胞胆碱受体的数量减少可能与记忆障碍有关。大脑皮层深层锥体细胞也是乙酰胆碱敏感神经元，胆碱能上行激活系统使大脑处于警醒状态，是学习记忆的必要背景条件。胆碱疗法可以提高老年人的记忆力。

b. 儿茶酚胺类：起自蓝斑核的去甲肾上腺素能系统，向脑内的许多核团发出投射纤维，其中包括到大脑新皮层的投射纤维。去甲肾上腺素能系统活动可以调节广泛脑区的突触传入活动，增大环境中有意义的信息传入，抑制干扰刺激传入。通过去甲肾上腺素能系统这种对信息的"过筛"功能，可以提高注意力。应用去甲肾上腺素或去甲肾上腺素受体激动剂可以减轻各种原因导致的记忆障碍。此外，脑内去甲肾上腺素的水平还与记忆保存的程度有关。除乙酰胆碱和去甲肾上腺素外，学习记忆可能还与5 - 羟色胺、γ - 氨基丁酸、高香草酸等多种神经介质有关，有待进一步研究证实。

（2）蛋白质：学习和记忆时蛋白质合成增加，抑制蛋白合成可以影响动物的学习和记忆，特别是远期记忆，远期记忆有赖于脑内蛋白质的合成。脑内可能存在着一种与记忆有关的蛋白质，称为 S - 100。学习时，海马中的 S - 100 增加 3 倍，它由海马中的胶质细胞产生，在钙离子存在的情况下，联结到神经元的突触膜上，增加膜对 γ - 氨基丁酸的通透性，使蛋白合成增加，对记忆起促进作用。

（3）神经肽与内阿片肽：β - 内啡肽、脑啡肽都能损害记忆。β - 内啡肽通过抑制中枢神经系统的胆碱能 M 型受体，抑制去甲肾上腺素能系统，抑制胆碱突触释放乙酰胆碱，因而导致记忆障碍。脑啡肽的作用可能通过外周产生，与 β - 内啡肽作用机制不同。

二、临床表现

（一）临床表现

痴呆的临床表现主要表现在以下几方面。

1. 记忆力障碍　痴呆患者记忆障碍非常突出，特别是近记忆障碍，常常是最早的表现。最初很容易被忽视，继之因明显地影响日常生活及工作而被重视，也是患者就诊的主诉之一。一般说来，早期多为近记忆障碍，以后远期记忆也受损。患者还可表现为虚构，即企图用荒唐的语言填补记忆力障碍造成的空白。

2. 定向力障碍　在地点定向、时间定向和人物定向中，较为敏感的是地点定向，表现为不知家住哪里而走失；时间定向方面，表现为不知今天是何年何月何日；人物定向方面，表现为过去非常熟悉的人现在不认识，甚至不能认识自己的家人。

3. 计算力障碍　计算力障碍常表现为计算错误，特别是购买商品时，患者不知道应付或应剩多少钱。计算力障碍中减法比加法更容易发生障碍。

4. 情感障碍　表现为情感不稳，易兴奋激动，也易抑郁悲伤，还有多疑、嫉妒、固执、自私等。

5. 行为异常　在痴呆的进程中，行为异常很常见，表现为行为不检点，甚至不知羞耻，也可出现性放荡及攻击行为，以不洁和徘徊行为最常见。还可表现活动减少、终日发愣、淡漠，或者重复独语。

6. 理解判断力障碍　不能系统地思考问题，对周围事物不能做出相应的判断。例如看电视，可见人物活动、说话、做事情，但对故事情节不能理解，不能把前因后果联系在一起。可以读书看报，但不解其意。

（二）临床分期

痴呆的临床分期方法很多，归纳起来，可分为三期。

1. 早期阶段　这一阶段的特征是记忆力障碍，特别是近记忆力障碍，常常是痴呆的早期症状。表现在自己熟悉的东西不知放在何处，记不住朋友的名字，刚吃过饭菜不能回忆起来，做过的事情很快忘记，常需要做笔记避免遗忘，注意力不集中，兴趣和积极性减退。这一阶段，病程进展很缓慢，患者生活完全自理，因而不易引起注意，常常被认为衰老的自然过程。

2. 中期阶段　这一阶段的特征是患者有明显的认知障碍，记忆力障碍由近期发展到远期，定向力（时间、地点、人物）也出现障碍，工作能力及计算力明显下降，理解判断能力也受损。患者不能胜任原来的工作，可有情绪不稳，如易怒、抑郁、感情失控等，还可能表现出行为异常、性格变化、幻想等。这些表现超过了正常衰老的界限，家人及同事感到患者属于病态，并到医院就诊。因而，我们在门诊看到的痴呆患者，至少是中期患者。这一阶段患者的生活能力降低，只能料理部分生活，需要别人的帮助。

3. 晚期阶段　这一阶段患者的各种定向力均降低，完全依赖他人，如不能主动进食、随地大小便、不认识家人、缄默不语、无自主活动，还可能有迫害妄想、幻觉等。这一阶段的患者可出现各种躯体及神经系统方面的异常，如局限性神经系统体征、锥体外系征及共济失调等。患者生活完全不能自理。

三、诊断

（一）痴呆的临床诊断

1. 确定"痴呆的诊断"　根据简易精神检查（MMSE）或美国精神疾病诊断和统计手册第Ⅳ版（DSM-Ⅳ）标准作出痴呆诊断。

2. 确定"痴呆的程度"　根据ICD-10、临床痴呆评定量表（CDR）作出痴呆严重程度的诊断（轻、中和重）。

3. 确定"痴呆的病因"　前面已经提到，由于痴呆是一个综合征，它的病因非常复杂，临床诊断仅能推断可能的病因，有些疾病要借助于实验室检查，有的还要通过病理最后确定诊断。

（二）实验室诊断

实验室检查对于痴呆病因的诊断有很大帮助，如常规的血糖、肝功能、肾功能检查可帮助确定全身代谢性疾病；血清学和PCR检查可帮助确定某些传染病如梅毒、AIDS；头颅CT、MRI可帮助确定各种血管性痴呆。此外，单光子发射断层扫描（SPECT）、正电子发射断层扫描（PET）对痴呆的诊断也有一定的帮助，这些实验室检查可根据临床诊断适当选择。

四、治疗

由于引起痴呆的常见原因如老年痴呆症、血管性痴呆目前尚无有效治疗方法，因此很多人对痴呆的治疗持悲观态度。我们相信，随着医学的发展，新治疗方法的不断涌现，特别是人类基因的破译，打开痴呆治疗的大门已为期不远。目前治疗痴呆的方法主要分为对因治疗、对症治疗和生物学治疗。生物学治疗包括神经介质替代疗法、神经营养因子、促神经细胞代谢药、神经细胞保护剂及神经移植。目前，对症治疗和生物学治疗是治疗痴呆的主要方法。

（徐　进）

第二节　Alzheimer病

Alzheimer病（Alzheimer's disease，AD）过去曾根据年龄分为早老性痴呆（小于60岁）和老年性痴呆（大于60岁），由于其发病基础相同，现在统称老年痴呆症或老年性痴呆，小于60岁患者称为AD早发型，小于60岁患者称为AD晚发型。AD是公认的老年期痴呆中最常见者，是典型的原发变性痴呆。虽然AD发现至今有100年的历史，但病因至今未明，可能与遗传、中毒、感染等多种因素有关。由于AD病因未明，现在尚缺乏有效治疗方法。

一、概述

(一) 病因

AD 的病因至今未明，根据文献报告先后提出的致病因素多达 17 种之多，概括起来主要来源于流行病学、遗传病学和神经病理学的研究。

1. 流行病学　由于调查方法，选择样本和诊断标准的不同，流行病学的研究结果有很大差异，但是普遍认为年龄、家族史及受教育程度与 AD 的发病有关。AD 是一个老年性疾病，与年龄的关系非常密切。从 55 岁开始，每隔 10 年患病率呈指数增加，最高的发病率是 80 岁以后，85 岁以上人群痴呆患病率可高达 47.2%。流行病学家发现有痴呆家族史的人群 AD 患病率是无痴呆家族史的 4 倍，这提示与遗传有关。近年来，流行病学家注意到教育程度低可能是早期发病的因素之一。这可能是由于接受过高等教育的人知识面广，工作能力强，进入老年后仍有较大的"保留知识"，另一方面教育水平较高的人能较好地完成流行病学调查设计的试验。

2. 遗传病学　最早提示 AD 与遗传因素有关的线索有二：①家族性 AD 的家谱分析。②21 号染色体三体畸形所致的伸舌痴愚在 30~40 岁时大脑病理特点与 AD 相同。但是遗传基因的确立是在 20 世纪 80 年代以后，首先发现与 AD 有关的基因是淀粉样前体蛋白（β-APP）基因。这个基因位于 21 号染色体长臂中段，编码一个 695~770 个氨基酸组成的跨膜蛋白——β-APP，而淀粉样蛋白（β-AP）是这个蛋白的一个片断。对家族性 AD 早发型（小于 65 岁）连锁分析，发现了 β-APP 基因的几种形式的突变，这些突变造成了 β-AP 质与量的异常，加速了老年斑的"成熟"，从而促进 AD 发病。除 β-APP 基因外，在 AD 遗传病学研究中另一个重要的发现是 19 号染色体上的载脂蛋白 E（ApoE）的等位基因在 AD 发病中的作用，特别是与 AD 的晚发型（大于 65 岁）有关，包括家族性晚发型和散发性晚发型，这两种晚发型占全部 AD 患者的 70%~75%。ApoE 有三种等位基因：ApoE2、ApoE3、ApoE4。其中 ApoE4 与 AD 的关系密切。遗传病学家对家族性 AD 晚发型研究发现，如果家庭成员是 ApoE4 杂合体，AD 的患病率增加 2~3 倍；如果是 ApoE4 纯合体，则增加 8 倍。ApoE4 的表达能增加 β-AP 的聚集，另外有人推测 ApoE4 能使神经原纤维蛋白脱离微管系统，促使形成双螺旋状的细丝扭曲-神经原纤维缠结。

对于不同家族性 AD 的研究还发现了与 AD 发病有关的其他基因：14 号染色体早老素 1 基因，1 号染色体上早老素 2 基因。遗传病学证实 AD 是一种常染色体多基因遗传病，其中与家族性 AD 早发型有关的基因是 21 号染色体上的 β-APP 基因和 14 号染色体早老素 1 基因；与家族性 AD 晚发型和散发性 AD 晚发型有关的基因是 19 号染色体上的 ApoE 基因；1 号染色体早老素 2 基因既与家族性 AD 早发型有关，也与家族性 AD 晚发型有关。

3. 神经元中毒　具体如下：

（1）淀粉样蛋白（β-AP）：β-AP 是构成老年斑中心的物质，大量的体外试验显示 β-AP 对神经元有中毒作用。与体外试验相一致，脑内注射 β-AP 也引起神经元变性，特别是从 AD 患者大脑中提取的 β-AP 注入老鼠的海马和皮层中均引起了类似 AD 的神经元变性。这一发现成为 β-AP 中毒学说的有力支持者。

（2）微量元素：铝中毒与 AD 发病有关源于慢性透析性脑病。这个综合征发生于慢性透析 3 年以上，其主要临床表现是进行性痴呆、语言障碍、肌阵挛、抽搐及精神症状。它的发生与吸收大量的铝有关。在透析液中减少铝的含量或患者应用螯合剂，可减轻或预防此综合征。尸体解剖也发现 AD 大脑中铝含量增高，正常脑组织铝含量 0.4μg/g（干重），AD 患者脑中铝含量为正常人的 1.5~30.0 倍，最高可达 107μg/g（干重）。这些患者大脑中的铝集中在细胞核的 DNA、神经原纤维缠结蛋白和老年斑的 β-AP。流行病学还发现饮用高铝水的地区，AD 的患病率和死亡率亦高。有人推测铝可能作用于 DNA，使神经原纤维蛋白合成的信息发生转录错误，引起神经原纤维缠结。但是迄今为止，铝进入中枢神经系统的途径及铝中毒机制未明，也有人认为 AD 患者大脑中的高铝现象是一个继发性改变。

最近研究者认为锌对维持大脑功能有重要作用，特别是与 β-AP 进入老年斑有关。AD 患者神经细胞的锌水平不正常，胞内低而胞外高。胞外高浓度的锌与 β‑AP 结合后掩盖了酶对 β‑AP 的作用点，保护 β‑AP 避免被降解，促进 β‑AP 在脑内沉积。

微量元素除铝和锌外，有的研究者还提出了铁的积累也是 AD 发病因素之一。他们发现老年斑周围的神经细胞含有大量的铁，这些铁可能与 β‑APP 基因作用，使细胞产生大量 β‑APP。

（3）兴奋性神经递质：神经元中毒学说除了 β‑AP 和微量元素外，还有兴奋性神经介质，如谷氨酸、天门冬氨酸。这些兴奋性递质过度地刺激低能量贮备的神经元，造成神经细胞死亡。

4. 感染因素　病毒与 AD 之间的联系曾被怀疑，但是由于感染实验的失败和未发现直接根据而被否定。但是仍有人怀疑 AD 与朊蛋白有关。这是由于 AD 与皮层‑纹状体‑脊髓变性（creutzfeld‑jakob disease，CJD）的某些病理特点相似，如 CJD 患者大脑中也有淀粉样蛋白沉积（与 AD 不是同一种），AD 患者大脑中某些变化与 CJD 病变相似。

（二）发病机制

根据上述研究，众多的病因线索中能确定的病因仅仅是基因的突变或表达异常。与基因有关的 AD 患者占全部 AD 患者的 70% ~75%，包括家族性 AD 和大部分散发性 AD，至少还有 20% ~25% 的 AD 患者与其他因素有关。越来越多的研究者相信 AD 是一个多病因疾病，但是相同的病理特点——老年斑和神经原纤维缠结，提示它们有相似的发病机制。AD 发病机制中有两个重要的因素，一个是老年斑的核心成分——淀粉样蛋白，另一个是神经原纤维缠结的结构蛋白——Tau 蛋白。下面分述淀粉样蛋白及 Tau 蛋白和 AD 的发病关系。

1. 淀粉样蛋白（β‑AP）与 AD　具体如下：

（1）β‑AP 的发现：早在 Alzheimer 描述老年斑以前，病理学家就知道有时候大脑皮层含有很多球状斑，这种斑的中心是一种细丝样物质沉积，周围是一些不正常的神经突。德国病理学家 Virchow 称这些细丝样物质为"Amyloid"，他认为是一种淀粉样物质。老年痴呆症第一次报告了老年斑是进行性痴呆的病理学基础。由此，这种以老年斑为病理特点的进行性痴呆称之为老年痴呆症。到 20 世纪 80 年代，对 AD 的研究有了突破性进展。Glenner 和 Wong 从 AD 患者的脑膜血管壁中首次分离出了 Amyloid。他们发现这种物质含有 39 ~43 个氨基酸，分子量大约有 4KD，并且在三维结构中呈 β 型折叠，从而称"β‑Amyloid"。1985 年 Masters 和 Beyreuther 从老年斑中心分离出了一种蛋白质，这种蛋白质与 β‑Amyloid 具有相同的分子量和氨基酸序列，并且能与相同的抗体结合，从而证实了老年斑中心也是 β‑Amyloid Protein（β‑AP）组成。Kang 等在 21 号染色体长臂中段发现了一个基因，它含有 β‑AP 的全部密码，这个基因编码的一组蛋白被称为 β‑AP 前体蛋白（β‑Amyloid Precursor Protein，β‑APP）。这组蛋白由 695 ~770 个氨基酸组成，是一种跨膜糖蛋白。β‑AP 是 β‑APP 的一个片断，由 β‑APP 细胞膜外的 28 个氨基酸和跨膜部分的 12 个氨基酸组成。这一发现不仅奠定了 AD 的遗传病学基础，而且也解释了为什么 21 号染色体 3 体畸形所致的伸舌痴愚与 AD 有相同的病理特点。

（2）β‑AP 对神经元的作用：自从发现 β‑AP 是老年斑的中心以后，掀起了对 β‑AP 研究热潮。体外实验显示 β‑AP 对神经元的作用与它的状态有关。溶解状态的 β‑AP 在一个短的时间内能促进神经突生长和提高神经元的存活率，而沉积状态的 β‑AP 对神经元呈现相反的作用，引起与 AD 相似的病理改变——神经突退缩，神经元变性。β‑AP 除直接引起神经元变性外，它还能增敏神经元兴奋性中毒反应和增强低糖代谢对神经元的损害。

与体外研究相一致，脑内注射 β‑AP 也引起了神经元的变性，最明显的改变是发生在衰老的哺乳类动物大脑，Frautscky 从老年痴呆症患者的大脑中分离出 β‑AP，然后注入老鼠的海马和皮层中均引起了神经元变性。但是体内实验也得到了相反的结果。β‑AP 对神经元的作用机制还不清楚，现在认为它激发了神经细胞凋亡过程。扫描电镜观察接触 β‑AP 24h 的神经元，发现神经突消失和细胞膜突起，随着时间的延长突起变多变大，最后神经细胞被这些突起分裂成多个小体——"自杀"小体。透射电镜观察 β‑AP 处理过的神经元，胞浆内出现空泡，染色体浓缩成斑片状，继而分裂成一定长度的片断进入"自杀"小体。这些形态学的变化符合细胞凋亡的过程。生物化学的特点也支持这一观点，从接触 β‑AP 24h 的神经元提取 DNA，然后应用琼脂糖电泳可得到典型的 DNA"梯形带"。

（3）β-AP在AD发病中的作用：随着发现β-AP是β-APP的一个片断，很多研究者试图用分子生物学阐明β-AP在AD发病中的作用。通过家族性AD的研究，几种β-APP基因的突变已经发现，这些突变提供了一个证据，β-AP质或量的异常均可引起AD发病。应用双突变的β-APP基因模型可发现β-AP的产量增加5~8倍。由于β-APP基因突变引起的β-AP增加在家族性AD中也被证实。除了β-AP的量与AD发病有关外，β-AP质的异常也与AD发病有关。应用β-APP三突变基因模型研究发现，细胞分泌的β-AP有较大的疏水性，它作为β-AP沉积的"种子"加速了其他短链β-AP的沉积，从而引起AD发病。AD根据遗传特点可分为家族性和散发性，按发病时间可分为早发型（小于60岁）和晚发型（大于60岁）。家族性早发型除与21号染色体的β-APP基因有关外，还与14号染色体早老素1基因有关。家族性晚发型AD和散发性晚发型AD与19号染色体的ApoE基因有关，既与家族性早发型又与家族性晚发型有关的基因是1号染色体早老素2基因。尽管AD呈常染色体多基因遗传，这些基因缺陷导致AD发病都与β-AP有关。ApoE是一种血浆脂蛋白，它能与β-AP结合，促进β-AP的沉积。此外，还发现ApoE4纯合体血管壁和老年斑的β-AP明显增加，即使ApoE4杂合体β-AP也呈中等量增加，ApoE4增加β-AP沉积可能与组织清除β-AP的能力降低有关。早老素1是一种膜蛋白，功能可能与蛋白运输有关。早老素1基因突变影响到β-APP的代谢和运输。早老素2与早老素1是同源基因，对β-APP的影响与早老素1相似。β-AP除与老年斑形成有关外，也参与神经原纤维缠结形成。有的研究者发现当老年斑形成后，可溶的β-AP进入神经细胞，使与微管蛋白相结合的Tau蛋白过多磷酸化，过多磷酸化的Tau蛋白脱离微管蛋白而形成神经原纤维缠结。

β-APP如何形成β-AP，现在的研究集中在β-APP加工代谢过程。一般情况下，β-APP加工途径有两种：①由α分泌酶介导的称α途径：裂解位置在β-AP片断的内部，这一途径破坏了β-AP的完整结构，故称为非淀粉样蛋白源性加工途径，生理条件下这是一条优势途径。②由β分泌酶和Y分泌酶共同介导的呈β-γ途径：裂解位置分别在β-AP的N端和C端切割β-APP，导致β-AP的产生和分泌，因此又称为淀粉样蛋白源性加工途径。β-APP加工是一个调控过程，早老素1可能参与调控。β-APP基因和早老素1基因突变、部分神经递质及蛋白酶抑制剂均可改变β-APP加工途径，影响β-AP的生成和分泌。

2. Tau蛋白与AD　具体如下：

（1）Tau蛋白：微管系统是神经细胞骨架成分，参与多种细胞功能，微管由微管蛋白及微管相关蛋白组成，Tau蛋白是一种含量最高的微管相关蛋白。Tau蛋白的细胞功能是：①与微管蛋白结合促进其聚合形成微管。②与形成的微管结合，维持微管稳定性。Tau蛋白基因位于17号染色体长臂。正常人中由于Tau蛋白mRNA剪接方式不同，可表达出6种同功异构体。Tau蛋白为含磷酸基蛋白，正常脑中Tau蛋白分子含2~3个磷酸基。而AD患者脑的Tau蛋白则异常过度磷酸化，每分子Tau蛋白可含5~9个磷酸基。异常过度磷酸化的Tau蛋白与微管蛋白的结合力仅是正常Tau蛋白的1/10，同时也失去了促进微管形成和维持微管稳定的作用。

（2）Tau蛋白与AD：AD的主要神经病理特征之一是神经元纤维缠结（NFT），而与NFT发生有密切关系的神经蛋白是Tau蛋白，可以认为异常磷酸化Tau蛋白的病理性沉积最终导致NFT的形成。NFT是导致神经元纤维退化的主要原因，可作为大脑早老化的标志。AD患者较正常老人脑内NFT数量更多、分布遍及整个大脑。NFT随AD的发展而增多，并与临床痴呆程度相关。神经元纤维缠结的主要成分是成对螺旋丝，其亚单位主要是过度磷酸化的Tau蛋白。

血浆，脑脊液Tau蛋白水平分析：AD患者血浆、脑脊液（CSF）中Tau蛋白测定可用酶联免疫吸附法（ELISA），研究表明AD患者CSF中Tau蛋白水平比同龄正常及非神经疾病患者组均显著增高。用CSF中Tau蛋白含量增高诊断AD，其敏感性为82%，特异性达70%。如同时测出CSF中Tau蛋白水平增加及淀粉样蛋白水平降低，对AD诊断的特异性可达70%~90%。

二、病理

（一）AD 脑标本的肉眼观察

AD 患者脑标本的肉眼观察变异很大，有的标本可无明显肉眼改变，而有的脑标本则有明显的萎缩。萎缩的部位可累及额叶、颞叶或（和）顶叶，脑萎缩可表现为两侧大脑标本重量常有不同程度减低，有时可小于 1 000g。脑萎缩的程度可通过脑的体积与颅腔容积的比来估价，在 CT 和 MRI 已很普及的今天，在患者生前估价脑萎缩程度已成为现实。老年人，尤其是 65 岁以上的老年人神经细胞自然衰变和数量减少，导致脑的重量和体积也相应地减少，这是所谓的生理性萎缩。生理状况下 50 岁以前脑的体积无明显减少，50 岁以后出现生理性萎缩，60 岁时脑的体积占颅腔容积的 92%，而到 90 岁时脑的体积仅占颅腔容积的 83%。而 AD 脑的体积要比同龄正常脑标本的体积减小 10% 以上，因此，AD 应是一个病理性萎缩。

（二）AD 脑的病理组织学检查

AD 的神经组织学特点主要是老年斑（senile plaques，SP）和神经原纤维缠结（neurofibrillary tandes，NFTs）。此外，还有颗粒空泡变性（granulovacuolar degeneration，GD），平野小体（hiranobody，HB），神经元减少，神经元轴突和突触的异常，星形细胞和小胶质细胞的反应，以及脑血管的改变。下面主要介绍老年斑和神经元纤维缠结。

1. 老年斑（SP） 老年斑又称轴突斑，是 AD 脑中主要病理特征之一。这种病变的范围 50 ~ 200μm，用银染色很容易显示。病变的核心是淀粉样蛋白（β - AP），周围由变性的轴突、树突突起、类淀粉纤维和胶质细胞及突起组成。SP 在银染色下可分为三种类型：①原始型或早期斑。②经典型或成熟斑。③燃尽型或致密斑。现在的研究表明原始型是由少量扭曲的大部分来自于突触前的轴突，伴有少许淀粉样蛋白、星形细胞突起，偶有小胶质细胞参与组成的。所谓经典型或成熟斑，有一致密的淀粉样蛋白，周围是营养不良的轴突、星形细胞的突起和胞体，偶有小胶质细胞。而最后一个阶段称为燃尽斑，主要由致密的淀粉样蛋白核心组成。

使用抗淀粉样蛋白抗体研究 AD，发现淀粉样蛋白在脑中的沉积要比用传统染色广泛得多。在中枢神经系统与抗淀粉样蛋白抗体产生免疫反应的部位有新皮层、Meynert 基底核、中脑、脑桥、延髓、小脑皮层和脊髓。淀粉样蛋白在皮层内沉积也有定位，主要分布在皮层的第 Ⅱ、Ⅲ、Ⅴ层。淀粉样蛋白来自它的前体蛋白（amyloid precuisor protein，APP）断裂后产生的一种 41 ~ 43 个残基的多肽，尽管所有的细胞都有产生 APP 的潜能，但神经元是产生这种物质的主要根源，星形细胞和小胶质细胞也产生一定数量。

2. 神经原纤维缠结（NFTs） AD 第 2 个主要的组织学变化是 NFTs，NFTs 并非 AD 的特异性改变，它们也可见于正常老年人和其他神经系统变性病中，包括：Down 综合征，脑炎后帕金森综合征，拳击脑，关岛肌萎缩侧索硬化 - 帕金森 - 痴呆综合征和亚急性硬化性全脑炎。老年人 NFTs 多见于颞叶结构，而 AD 则遍及整个大脑。NFTs 的构形是随神经元的形状不同而不同的。在锥体细胞中 NFT 是火舌样的，而在脑下的神经元中他们的形态是线球样的。NFTs 在 HE 染色的组织切片中极容易看到，但最好用银浸染技术或刚果红染色在偏振光下观察，应用各种抗神经丝蛋白、Tau 蛋白和泛蛋白的抗体标记均可显示 NFTs。电镜下显示，NFFs 是由成对螺旋丝（PHFs）组成。PHF 每根微丝的直径 10nm，每隔 80nm 有个相互交叉点，形成典型的双股螺旋状。

生物化学研究显示，NFTs 是一种异常磷酸化 Tau 蛋白的异型，是微管相关糖蛋白的一种主要成分。识别这种异常 Tau 蛋白的单克隆抗体是 PHF 的特异性标记物，并可用来对 NFTs 进行定量分析。它们也含有泛蛋白，用抗泛蛋白抗体标记 NFTs 显示强阳性。NFTs 是胞浆内的包含物，含有这种物质的神经元死亡后 NFTs 可存在于细胞外，这些神经元外的 NFTs 最常见于海马和内嗅皮层，它们抗原性和超微结构不同于神经元内的 NFTs，它们主要由微丝，而不是 PHF 组成。

三、临床表现

AD 属皮层性痴呆，是最常见的原发性变性痴呆，其主要临床特点是：

（1）起病缓慢，多在 50 岁以后隐袭起病。病程为缓慢进展，一般持续 5～10 年。

（2）以进行性痴呆为突出症状，最主要的表现为近记忆力丧失。起初患者健忘、淡漠、懒散，继之定向力、判断力及计算力障碍，智能明显减退，并有幻觉、妄想等精神症状。

（3）晚期可伴有各种类型的癫痫发作，以全身强直阵挛发作和复杂部分发作较常见。神经系统检查早期一般无明显定位体征，晚期可出现锥体束或锥体外系体征。

（4）脑脊液一般正常，部分患者蛋白轻、中度升高。

（5）脑电图病程早期可见：节律丧失及电位普遍降低。病程后期可见弥漫性中波幅 θ 及 δ 波，不规则，双侧可不对称。

（6）CT 或 MRI 显示普遍性脑萎缩，即脑皮质与脑髓质均萎缩。脑皮质萎缩显示大脑表面的脑沟、脑裂及脑池扩大。脑髓质萎缩显示脑室扩大。

四、诊断与鉴别诊断

（一）AD 的临床诊断步骤

1. 确定"痴呆的诊断"　根据简易精神检查（MMSE）或 DSM－Ⅳ标准作出痴呆诊断。

2. 确定"痴呆的程度"　根据 ICD－10，临床痴呆评定量表（CDR）作出痴呆严重程度的诊断。

3. 确定"痴呆的病因－AD"　　根据 NINCDS－ADRDA 诊断标准，排除特定原因引起的痴呆。

由美国国立神经病、语言交流障碍和卒中研究所——老年性痴呆及相关疾病学会制订的标准。被称之为老年性痴呆患者诊断的"金"标准。其诊断准确率达80%～100%，敏感性达81%～88%，特异性达90%。

老年性痴呆的诊断主要靠临床，临床诊断的主要依据是：①中、老年起病，符合痴呆的表现。②痴呆呈进行性进展。③影像学表现大脑半球普遍萎缩。④排除其他原因所致痴呆，如血管性痴呆等。确诊需依靠病理发现 AD 特征性病理改变——老年斑和神经原纤维缠结。

（二）AD 的实验室诊断

1. 神经影像学　具体如下：

（1）CT 或 MRI：显示普遍性脑萎缩，即脑皮质与脑髓质均萎缩。脑皮质萎缩显示大脑表面的脑沟、脑裂及脑池扩大。脑髓质萎缩显示脑室扩大。此外，可帮助排除临床上貌似 AD 的其他痴呆性疾病如脑积水、慢性硬膜下血肿、脑瘤和脑梗死。

（2）SPECT：AD 早期可发现双颞叶后部和颞顶区局部脑血流（r－CBF）减少，追踪观察诊断符合率77%～80%，晚期脑血流普遍减少。

（3）PET：证实 AD 脑代谢功能下降，颞顶枕结合区皮层下降最明显，临床诊断"很可能 AD"中，PET 敏感性为96%，特异性为97%。

2. 脑电图和脑地形图　脑电图病程早期可见。节律丧失及电位普遍降低。病程后期可见弥漫性中波幅 θ 及 δ 波，双侧可不对称。脑地形图中，δ 及 θ 功率弥漫性增强，α 功率大部分区域下降。

（三）鉴别诊断

虽然，许多器质性脑病可产生与老年性痴呆相似的临床症状和病程，但实验室检查，尤其是神经影像学检查可有助于其正确诊断。

1. 老年性痴呆与正常老年的鉴别　轻度健忘是大多数老年人的常见主诉。在临床实践中常需鉴别这究竟是良性衰老性健忘，还是轻度、非进展的老年性痴呆。但这在疾病分类学上尚未解决，诊断上也较困难。

Grober E 等将记忆障碍分为表面记忆缺陷和真正记忆障碍。前者可通过对语意处理过程的适当调节、协助编码和有效暗示，使回忆得到改善。后者常伴有痴呆，是记忆过程受损。可分别称之为健忘和遗忘。为对少数有记忆障碍、早期不典型痴呆者进行筛选，Grober E 等设计了记忆障碍的综合评价，包括命名、增加暗示、回忆和空间位置记忆。测试结果证明痴呆者有真正的记忆障碍，言语障碍有助于鉴别。对可疑痴呆者追踪观察发现，言语障碍可预示继续衰退。此外，与年龄有关的认知改变是多因素的。除老年本身外，感觉缺陷、一般健康状况和态度等都可能影响智能测试。因此，老年人有轻度认知缺损时是属于正常老化，还是诊断早期老年性痴呆，是一个复杂的问题。鉴别的唯一途径是追踪、动态观察。

2. 血管性痴呆　血管性痴呆有卒中史，伴局灶性神经功能损害的表现，痴呆发病在卒中后 3 个月以内。多呈阶梯式进展，病程起伏，CT 或 MRI 呈现局灶性损害，单光子发射断层扫描有局灶性血流量减少，Hachinski 评分大于 7 分。

3. 额颞性痴呆　这是一组以行为障碍为主而记忆损伤次之的变性痴呆，其病理、临床表现、神经心理及影像学等方面与 AD 有所不同，被命名为额颞性痴呆（frontotemporal dememia，FTD）。现在认为额颞性痴呆包括额叶变性型、运动神经元病型及 Pick 型。

（1）额叶变性型：轻度对称性额叶及前颞叶脑回萎缩，镜下可见神经元萎缩或缺失及轻到中度的星形胶质细胞增生，无 Pick 小体或 Lewy 包涵体。

（2）运动神经元病型：脑部的病理改变与额叶变性型相同，并存在脊髓运动神经元变性，主要影响颈、胸段。此型可出现延髓性麻痹，肌无力，肌束震颤等运动神经元病征象。

（3）Pick 型即 Pick 病：现在认为 Pick 病是额颞性痴呆的一个类型。

总之，当患者表现有行为障碍先于记忆力降低，萎缩以大脑前部为主，及正常的 EEG 时必须怀疑额颞性痴呆。确诊须依靠病理学检查。

4. Lewy 体痴呆　Lewy 体痴呆亦是一种变性性痴呆，临床表现有三大症状：波动性的进行性痴呆，自发性帕金森综合征的运动特征和以视幻觉为突出代表的精神症状，确诊依靠病理发现大脑皮层及皮层下核团弥散分布的 Lewy 包涵体。

五、治疗

由于 AD 原因未明和发病机制不清，目前尚无特异性治疗方法。近一个世纪的探索，用于 AD 治疗的药物达几十种，主要是：抗精神病药、神经介质替代剂、神经营养因子和神经细胞保护剂。以下部分除对 AD 现行的治疗方法进行评价外，并对今后的治疗进行了展望。

（一）AD 现行治疗方法的评价

AD 的治疗可分为对症治疗、生物学治疗和对因治疗。生物学治疗包括神经介质替代疗法、神经营养因子、促神经细胞代谢药、神经细胞保护剂及神经移植。目前，对症治疗和生物学治疗是 AD 治疗的主要方法。

1. 对症治疗　各种精神症状如嗜睡、抑郁、焦虑、攻击行为甚至成为植物状态在 AD 中常见，治疗中选择各种抗精神病药物是合理的。但是绝大部分抗精神病药物都有不良反应，甚至使病情恶化。控制精神症状首先试用非药物疗法，如增加活动、消除疑虑。必须采用药物治疗时从小剂量开始逐渐增加，同时密切注意病情变化，及时停药。

2. 乙酰胆碱替代疗法　乙酰胆碱缺乏曾是 AD 病因中强调的重点，20 世纪 80 年代 AD 治疗集中于乙酰胆碱替代疗法，期望像多巴胺治疗帕金森病一样，取得 AD 治疗的突破。但是迄今为止没有取得满意的效果。胆碱疗法包括乙酰胆碱前体，胆碱酯酶抑制剂，胆碱受体激活剂。乙酰胆碱前体包括胆碱和卵磷脂，目的是增加体内乙酰胆碱的合成，43 个临床试验仅 10 个报告有效，其治疗效果被否定。

胆碱酯酶抑制剂是最常用的治疗药物，也是最有希望的治疗方法。第一代胆碱酯酶抑制剂主要有毒扁豆碱、四氢氨基吖啶和 Venacrine。毒扁豆碱改善记忆的作用已被证实，其缺点是作用时间短（1～2h），治疗剂量个体差异性大。四氢氨基吖啶是一种中枢神经系统内有活性的氨基吖啶，呈现可逆性的胆碱酯酶抑制作用。3 个中心临床试验证明改善认知功能有疗效，主要不良反应是肝脏损害和消化道反应。治疗期间大约有 50% 的患者出现血清转氨酶升高，10% ～20% 的患者由于消化道症状不能忍受。四氢氨基吖啶是第一个被美国 FDA 批准用于治疗 AD 的胆碱酯酶抑制剂。Venacrine 是四氢氨基吖啶的羟化代谢物，治疗作用和不良反应与四氢氨基吖啶相似。鉴于第一代胆碱酯酶抑制剂疗效差，不良反应大，第二代胆碱酯酶抑制剂已应用于临床如盐酸多奈哌齐（安理申，Aricept）、重酒石酸卡巴拉丁（艾斯能，Exelon）、石杉碱甲（哈伯因，Huperzine），临床实践证明第二代胆碱酯酶抑制剂能改善患者记忆功能，提高患者生活质量，而且不良反应少。

胆碱受体激活剂：AD 患者的大脑中突触前乙酰胆碱受体（M_2）减少，而突触后的乙酰胆碱受体（M_1）相对完整。基于这个理论给予胆碱能受体激活剂是合理的。胆碱能受体激活剂有 Bethanechol、Oxotremorine、Pilocarpine 和 Arecoline。脑室内给以 Bethanechol 显示了治疗作用，但是脑室插管能引起严重的并发症包括出血、癫痫，甚至死亡。口服 Policarpine 和 Oxotremorine 没有显示治疗作用，Arecoline 仅出现了短期疗效，且需要静脉给药，目前应用的胆碱受体激活剂无选择地同时激活 M_1 和 M_2 受体，长时间的激活突触前受体（M_2），可能实际上抑制了乙酰胆碱的释放。因此现有的胆碱受体激活剂疗效远不及胆碱酯酶抑制剂。

3. 神经营养因子　神经营养因子是一些促进神经系统发育和维持神经系统功能的蛋白质。近年来，应用这些神经营养因子作为神经细胞保护剂治疗神经系统疾病如肌萎缩侧索硬化，周围神经病和 AD。它们的治疗机制是刺激神经细胞合成必需的神经介质和重建这些神经细胞的突触系统。动物模型和体外细胞培养均证实了神经营养因子能提高神经细胞的存活率，临床应用神经营养因子的目的是抑制神经胞变性，恢复变性细胞的功能。在治疗 AD 研究中应用最多的是神经生长因子。动物实验中，皮层和海马的胆碱能系统遇到损害会出现记忆和认知功能下降，大量资料证实 NGF 能预防这种胆碱能纤维变性。最近分子生物学发现 NGF 和 NGF 受体的基因功能异常，可发现与胆碱能神经系统和认知功能一致的变化。这些实验结果给 NGF 疗法带来了希望。NGF 的治疗作用主要是阻止 AD 的发展而不能短期内出现疗效，这给临床观察带来了一定的困难。大规模的临床试验正在计划中。除 NGF 外，还有其他的神经营养因子十余种如脑源性神经营养因子。

4. 促神经细胞代谢药　AD 患者大脑利用葡萄糖能力降低而且代谢异常。根据这一理论，应用某些药物，企图纠正葡萄糖代谢的异常。这类药物常用的有海得琴和促智药。海得琴是一种 α 肾上腺素受体阻断剂，主要用于治疗各种血管病，包括周围血管病、冠心病、脑血管病。它们还能降低血小板的活性和血细胞对血管壁的附着，从而改善微循环。近来被用来治疗各种痴呆和衰老引起的认知障碍，大量的临床资料未显示确切的疗效，脑通是海得琴的换代产品。促智药是一类 GABA 衍生物包括吡拉西坦、Oxiracetam、Pramiracetam 等，能增强神经传递，促进能量代谢。临床双盲多中心试验未取得一致的治疗意见。根据文献报道银杏叶对改善记忆功能有一定疗效，药理作用与清除自由基有关。

5. 神经细胞保护剂　变性机制的研究揭示了神经细胞变性是神经细胞凋亡。这一过程的发生首先是多种因素（细胞内、外）引起细胞内胞浆钙离子浓度升高，升高的钙离子激活核酸内切酶，从而引发细胞凋亡。根据这一观点应用钙离子通道拮抗剂是合理的。有人比较了尼莫地平和海得琴的治疗作用，发现尼莫地平优于海得琴。但是尼莫地平确切疗效仍在研究中。

（二）AD 治疗的展望

1. 对症治疗　抗精神病药物改进患者的认知功能仅能呈现短期疗效，决定患者预后的是护理，包括精神护理和基本护理。提高护理质量是对症治疗的关键。

2. 乙酰胆碱替代疗法　今后的战略是寻找新的药物，这种药物应符合三个条件：①选择性兴奋突触后 M_1 受体，而抑制突触前 M_2 受体。②容易透过血脑屏障。③最大限度地减少对周围神经的作用。

3. 神经营养因子　由于 NGF 治疗作用受到限制，这种治疗方法寄希望于：①发现广谱的神经营养因子或几种神经营养因子联合应用。②神经营养因子不能通过血脑屏障，如何使神经营养因子进入脑内是今后必须解决的课题。

解决的途径：①应用计算机改进目前的机械装置。②移植缓慢释放神经营养因子的载体。③基因治疗。移植能产生多种神经营养因子的细胞如用基因工程产生的、能分泌多种神经营养因子的成纤维细胞，或把神经营养因子的基因经过一定的载体转入脑内的靶细胞。④增加内源性神经营养因子的作用。这包括增加合成、释放与受体结合。这种方法可避免给予外源性神经营养因子的各种困难。

4. 病因治疗　AD 的众多病因中，得到广泛承认是遗传学和神经元中毒学说。根据这两个学说，淀粉样蛋白（β-AP）在 AD 发病中起到了中心和共同通道的作用。对 β-AP 连锁反应的多个环节进行干扰，打断其恶性循环是治疗 AD 的一个重要策略，这包括减少 β-APP 的产生，抑制 β-AP 的分泌（β-APP 的 β 代谢途径），防止 β-AP 的沉积。

5. 神经移植　理论上活的神经组织能阻止神经细胞变性和提高病变组织的功能。3 种神经组织可作为实验预选材料：胎儿脑组织、周围神经和体外培养的神经细胞。由于 AD 缺乏成熟的动物模型，神经移植疗法目前仍处在理论研究和动物实验阶段。

AD 治疗虽然有许多潜在的治疗方法，但最近一个时期内支持疗法仍然是基本的治疗措施，胆碱酯酶抑制剂是首选的治疗方法。随着各种药物的出现，药物治疗与支持疗法相结合将取代单一的支持疗法。由于 AD 病因未明，目前的治疗基本上属"治标"范围，根本的治疗方法要依靠病因的明确和发病机制的证实。目前 AD 缺乏有效的治疗方法，预后不良。

（段姝洁）

第三节　血管性痴呆

血管性痴呆（vascular dementia，VD）广义上指各种脑血管病（包括缺血性脑血管病、出血性脑血管病以及脑缺血缺氧性损害）引起的痴呆。但一般概念是指缺血性脑血管病引起的痴呆。老年期痴呆中，欧美国家 Alzheimer 病患病率高于血管性痴呆，血管性痴呆占痴呆病因第二位。日本和我国几个小样本流行病学调查结果相反，血管性痴呆的患病率高于老年痴呆症患病率，是痴呆的第一位原因。血管性痴呆具有三个基本要素：①脑血管病。②痴呆。③痴呆的发生与脑血管病有一定关系，即痴呆发生在脑血管病后 3 个月以内。一般来说，血管性痴呆的预后好于老年痴呆症，一定程度上可以预防。

一、概述

引起痴呆的脑血管病可分为六种类型。

（一）多灶性梗死

这是引起痴呆的最常见类型，多梗死后痴呆占 VD 40%~45%。多梗死后是否引起痴呆，梗死灶的部位，范围与痴呆的关系目前尚未澄清。Tomlinson 经尸解研究认为，痴呆的发生与梗死的部位无关，而与梗死的总体积密切相关，如梗死灶总体积大于 100ml，90% 的患者就能发生痴呆。然而，目前更多的研究资料表明，VD 的发生不仅与梗死灶的体积相关，而且与梗死灶的数目，部位密切相关。尽管多发小梗死灶体积小，神经症状轻微，但因数量多，造成皮层下白质传导纤维多处断裂，因而可引起明显的痴呆。临床经验也表明，大面积的脑梗死或脑出血引起显著偏瘫，偏身感觉障碍，失语等症状，但幸存者一般并不痴呆，只有双侧受累，引起假性延髓性麻痹后才有 43.8% 的患者出现痴呆。痴呆还与梗死灶的部位有关，日本小高弘子的病理研究发现，左半球梗死较右半球易发生痴呆。Kamayama 报道多发额叶梗死灶 60% 导致痴呆，其他脑区的多发性梗死仅 27% 引起痴呆。孟家眉对多梗死痴呆的临床研究指出，多梗死后是否发生智能障碍，影响最大的因素是皮质病变，即脑萎缩的程度，其次是皮质下病变，第三位的才是脑梗死的体积。

多梗死后如何引发痴呆，目前还不清楚，有的患者梗死灶数量很多，不一定有痴呆，时常发生临床表现与影像学所见并不吻合。因此，痴呆的发生与很多因素有关，目前较为普遍的观点认为，痴呆的发生是由于多梗死后对某些中枢结构的损害以及影响了中枢之间的联系而导致痴呆。近来应用 PET 对局部脑血流和糖代谢的研究表明，多梗死痴呆患者的额叶、颞时，尤其是丘脑、基底节等部位的脑血流及糖代谢率较其他部位显著下降，提示可能系皮质下结构联系中断所为，即大脑神经功能联系不能所致。

（二）大面积脑梗死

脑动脉主干闭塞，一次发病即可导致痴呆。

（三）关键部位梗死

角回、丘脑、基底前脑或大脑后动脉、大脑前动脉供血区梗死均可引起痴呆。

（四）低灌流

急性血流动力学变化如心脏骤停、脱水、低血压所致的分水岭脑梗死。

（五）小血管病变

腔隙状态、Binswanger 病、CADASIL、脑淀粉样血管病。

1. 腔隙状态　又称多发性腔隙性脑梗死，这是由于大脑或脑干深部的终末细小动脉闭塞而引起的腔隙性小梗死，病理学上表现为直径在 2～20mm 的腔隙梗死灶，95％ 的病灶分布于基底节，脑桥和深部白质等皮质下部位。最常见于高血压、动脉硬化和糖尿病的患者，近年来发现经常与其他形式的脑损伤如大梗死，白质变性等同时存在。目前有报道认为多发性腔隙性脑梗死患者发展成 VD 的危险性至少是正常人群的 5～25 倍，其所致痴呆的临床表现主要为精神运动迟缓，注意力不集中，犹豫不决，精神不振等皮质下痴呆的表现。

2. Binswanger 病　又称皮质下动脉硬化性白质脑病，是一组以慢性高血压脑动脉硬化，痴呆，头颅 CT 显示脑室周围白质低密度改变为特征的综合征，是 VD 的一个重要类型。在头颅 CT，MRI 应用于临床之前，Binswanger 病被认为是一罕见的疾病，随着现代影像技术的发展，有关 Binswanger 病的报道明显增加，因而引起研究者的关注。

现在认为大脑半球白质在脑室周围为皮层长髓支和白质深穿支动脉的供血交界区（分水岭区），两者均为终末动脉，其间缺少血管吻合，血液循环相对较差。而且随着年龄的增长，上述血管常发生扭曲，盘绕和螺旋样改变。近来采用计算机对增龄有关的动脉扭曲进行分析发现，其血管阻力和维持灌注的最小压力阈都增加。因此当局部或全身血流量下降时，极易导致白质缺血。因此，至少从局部解剖学意义上来讲，白质应为选择性敏感区。此外，广泛的深穿支动脉硬化，管壁增厚，管腔狭窄，进一步导致白质缺血。现在认为白质改变的病理学基础为：①白质纤维的髓鞘肿胀或脱失，多灶性星形细胞增生，可同时伴有轴突的破坏，电镜下可见髓鞘板层严重断裂，折叠和水波样，内板呈网状，局灶性小结节样增厚，轴突部分肿胀，破损，细胞器消失或完全空变，神经元核内染色质溶解或融合成团。②在白质深部形成多发腔隙性脑梗死或筛网状态。③深部白质区广泛的小动脉硬化。④脑室系统扩大，深部灰质核团萎缩，胼胝体变薄。有的学者认为胼胝体神经纤维减少与该病的智能障碍有关。通过免疫组化研究发现，大脑皮质神经突触小体的减少可能与 Binswanger 病患者的痴呆发生有关。对 Binswanger 病患者的尸解材料进行生化研究发现，脑室周围的组织蛋白脂质碱性髓鞘蛋白明显减少，微管蛋白明显减少，以及与脑室壁损害后脑脊液的泄漏有关。此外，脑脊液的循环障碍，血脑屏障的损害，深部白质的静脉回流障碍在发病机制中的作用有待深入研究。

3. 皮层下梗死和白质脑病伴常染色体显性遗传脑动脉病　是由 Sourander 等首先发现的一种特殊类型的脑血管病，此病患者缺乏通常脑血管病的危险因素，临床主要表现为有遗传倾向，中年起病的复发性皮层下卒中，偏头痛样的头痛，进行性皮质下痴呆和假性延髓性麻痹，神经影像学及组织病理与 Binswanger's 病相似。CADASIL 的发病机制目前尚不清楚，电子显微镜检查提示白质内的小血管内膜和基底膜正常，而中层明显变厚，沉积物含有胶原，弹性碎片和一种细胞外的颗粒电子密度物质。组织化学染色后，推测此种物质可能是酸性黏多糖。这种小动脉壁上颗粒沉积物的本质目前还不清楚，人们期望通过对于它的探索，能够对小动脉病变的发病机制研究有所突破。目前的研究认为，CADASIL 是一种常染色体显性遗传性疾病，用遗传连锁分析，把 CADASIL 的遗传基因定位于染色体 19q12 位点上，尚未克隆出 CADASIL 的编码基因，而编码家族性偏瘫性偏头痛的基因也位于第 19 对染色体上，这与 CADASIL 常见的偏头痛样发作之间的关系有待进一步研究。此外，其与 Binswanger's 病之间具有相似的临床及影像学特点，二者之间的关系也有待进一步探讨。总之，目前对 CADASIL 的认识尚处于描述性阶段，还有许多有待今后的研究。

4. 脑淀粉样血管病　多见于老年人，原因不清，可能是一种自体免疫性疾病。病变血管主要是位于皮质和脑膜的小血管，淀粉样物质沉积在血管壁中，血管内膜增厚、管腔变窄或闭塞；或使血管扩张，管壁变薄，或形成粟粒状动脉瘤破裂出血。临床以反复脑叶出血多见，脑梗死少见，脑淀粉样血管病患者30%有痴呆。

（六）出血性脑血管病

脑出血、蛛网膜下隙出血后的正常颅压脑积水。

血管性痴呆既可累及大脑皮层，又可累及皮层下结构，是一种混合性痴呆。血管性痴呆同其他痴呆发病机制一样，其病变主要累及了边缘系统，神经介质也参与了其发病过程，血管性痴呆的确切发病机制仍未明了，脑血管病与痴呆的关系仍是一个未解之谜，对痴呆的最实质症状——智能障碍仍没有确实有效的治疗药物，在这一领域内仍有许多问题需要进一步探讨。

二、临床表现

血管性痴呆的临床表现与病损部位、大小和次数有关，血管性痴呆的临床表现主要由两部分组成：①构成痴呆的记忆障碍和精神症状。②脑损害的局部症状和体征。血管性痴呆起病急缓不一，缓慢起病者，近记忆力减退常为首发症状；并有情绪不稳、忧郁哭泣等，生活、工作能力下降，但人格保持良好。急性起病者常为关键部位或大面积的病变引起，也可能多次发作后，智能突然下降。脑血管病引起的脑损害依部位不同而出现相应的神经精神症状。下面根据临床亚型分述其临床表现。

（一）多发梗死性痴呆

（1）脑血管病高危因素，如高血压、糖尿病、高血脂等。

（2）反复发作的脑梗死引起的局灶性神经系统体征。

（3）进行性痴呆，可伴随脑梗死反复发生呈阶梯样发展。临床表现包括记忆力减退，定向力障碍，综合判断能力降低及精神症状。

（4）影像学检查显示多发性梗死灶。

（二）腔隙状态

又称多发性腔隙性脑梗死，95%的病灶分布于基底节，脑桥和深部白质等皮层下部位。脑血管病高危因素中与高血压的关系最为密切，临床上可出现反复发作的腔隙性脑梗死综合征，如单纯运动性轻偏瘫、单纯感觉性卒中、呐吃-拙手综合征、共济失调性轻偏瘫等。随着多发性腔隙性脑梗死出现痴呆、假性延髓性麻痹，病情呈阶梯状进展。也有部分患者缺少反复发作的腔隙性脑梗死综合征，而逐渐出现痴呆。影像学检查显示多发性腔隙性梗死灶。

（三）Binswanger 病

是 VD 的一个重要类型，在头颅 CT，MRI 应用于临床之前，Binswanger 病被认为是罕见的疾病，随着现代影像技术的发展，有关 Binswanger 病的报道明显增加。临床表现与多发梗死性痴呆相似，但影像学检查不同。Binswanger 病患者头颅 CT 显示脑室周围白质边界不清的低密度改变，磁共振 T_2WI 显示双侧大脑半球皮质下及侧脑室旁多个大小不等的圆形、类圆形长 T_2 高信号病灶。

（四）CADASIL

本病具有家族遗传性，病因为 19 号染色体 Notchs 基因突变。临床特点如下：

（1）偏头痛：多于 30 岁以后起病，首次发病时间常早于卒中发作 10 年左右，此时 MRI 上可发现脑白质中有长 T_1、长 T_2 信号。

（2）多发性皮质下梗死：多见于 40~50 岁，80%的患者有此症状，多出现腔隙性梗死综合征，亦可出现 TIA。

（3）进行性痴呆和精神障碍：约31%的患者出现进行性痴呆，多在 50~60 岁发生；约20%出现精神障碍，如严重忧郁，躁狂，甚至自杀。

（4）个别家族以癫痫发作为主要表现。

（五）丘脑性痴呆

是一种罕见的急性皮层下痴呆，双侧丘脑旁正中梗死是其发病基础。丘脑旁正中区由深穿动脉供血，前丘脑下丘脑旁正中动脉起源于大脑后动脉，偶尔双侧丘脑旁正中区由位于一侧的共同主干供血，一旦阻塞则引起双侧丘脑内侧梗死。尸解发现梗死累及丘脑腹前核、背内侧核、板内核及乳突丘脑束，它们都是边缘系统的重要结构。此外，中脑间脑交界处的红核前区或内侧纵束受累可引起垂直凝视和辐辏麻痹。主要的临床表现如下：

（1）脑血管病高危因素，如高血压、糖尿病、高血脂等。

（2）典型表现为突然发病，深度木僵或昏迷，持续数小时或数天，然后逐渐清醒，但表情淡漠伴嗜睡。部分患者先有短暂性复视，然后再出现意识障碍。

（3）柯萨克夫（Korsakoff）综合征是本病最常见、最显著的特征。患者有遗忘症，常讲述一些并未发生过的事情，有时是极为荒谬的经历，以此填补遗忘了的那段时间的经历。另一种表现是淡漠无欲，思维迟钝，缺乏主动性。

（4）垂直凝视麻痹与辐辏障碍：向下凝视麻痹几乎见于所有病历。

（5）神经影像学显示双侧丘脑内侧腔隙性梗死。

（六）前脑基底病变性痴呆

前交通动脉瘤或大脑前动脉瘤破裂或结扎术后引起明显的智能衰退与行为异常。前交通动脉瘤或大脑前动脉瘤破裂后血管痉挛引起的脑梗死损害了前脑基底部的重要结构。这些结构包括下丘脑前部、隔核、终板、穹隆柱、胼胝体腹内侧与扣带回前部。主要的临床表现如下：

（1）蛛网膜下隙出血起病。

（2）短暂性尿崩症，持续1~3周，多数自行缓解。

（3）精神障碍多表现为嗜睡或躁动：随着病情的发展，人格改变逐渐明显，以淡漠、愚钝、行为怪癖及攻击行为常见。

（4）遗忘症是本病的主要特征：患者能记住个别印象如姓名、职业及面孔等，但不能形成完整的记忆，患者常有虚构症，颇似Korsakoff综合征。

（5）神经影像学显示急性期蛛网膜下隙出血、继发性脑梗死、并发脑积水、脑血管造影证实动脉瘤。

（七）正常颅压脑积水

正常颅压脑积水是一个临床病理综合征，虽然多系交通性脑积水，但也包括一些不全梗阻性脑积水。临床表现为三联症：痴呆、下肢失用与尿失禁。神经影像学检查显示脑积水。

三、诊断与鉴别诊断

（1）根据血管性痴呆三个基本要素确定血管性痴呆的诊断：三个基本要素是：①脑血管病。②痴呆。③痴呆的发生与脑血管病有一定关系，即痴呆发生在脑血管病后3个月以内。

（2）血管性痴呆各亚型之间的鉴别诊断参照临床表现和神经影像学检查。

（3）血管性痴呆与其他类型的痴呆鉴别参阅第二节Alzheimer病。

（4）脑白质疏松症与Bingswanger病：脑白质疏松症是一个放射学术语，指脑室周围或皮质下区（半卵圆窝中心）CT上弥漫性低密度带或磁共振T_2加权像上弥漫性高信号。人们普遍认为脑白质疏松症是多种神经系统疾病表现的非特异性影像学改变，其临床意义与痴呆密切相关。脑白质疏松症的发病机制尚未完全清楚，根据文献报道，脑白质疏松症与缺血损伤的相关性最大，其次与脑脊液循环障碍及血脑屏障的通透性改变有关。脑白质疏松症的临床表现除了原发病的症状外，尚有痴呆、下肢功能障碍、尿失禁和锥体束损害。虽然脑白质疏松症与Bingswanger病之间都有痴呆和相似的影像学改变，但二者是两个不同的概念。脑白质疏松症是一个放射学概念，Bingswanger 病是一个临床概念。只有脑白质疏松症是由血管病变引起，而且临床上具有痴呆表现时才能诊断 Bingswanger 病。

四、治疗

（一）对因治疗

血管性痴呆的病因是脑血管病，防治脑血管病是治疗血管性痴呆最根本的方法。

（二）对症治疗

血管性痴呆除对因治疗外，对症治疗包括抗精神病药、神经介质替代剂、神经营养因子和神经细胞保护剂，参阅第二节 Alzheimer 病。

（三）预后

血管性痴呆属脑血管病的晚期阶段，一旦出现痴呆，缺乏有效的治疗方法，因此预后不良。

（段姝洁）

第四节　Lewy 包涵体痴呆

Lewy 包涵体痴呆（dementia with Lewy body，DLB）系中枢神经系统变性病，临床主要表现为进行性痴呆、帕金森综合征及以视幻觉为突出代表的精神症状。病理特征为大脑皮层及皮层下核团弥散分布 Lewy 包涵体（Lewy body，LB）。Okazaki 等首先描述了 2 例患者的临床及病理改变，第一届 Lewy 包涵体痴呆国际工作会议统一了该病命名，称为 Lewy 包涵体痴呆。许多西方学者认为老年期痴呆中，Lewy 包涵体痴呆仅次于老年痴呆症而居于第二位。我国虽有少数 Lewy 包涵体在脑内分布的病理报告和个别病例的报道，但目前尚缺乏系统的、详细的临床病理资料。

一、概述

Lewy 包涵体（LB）是胞浆内球形的、嗜伊红神经源性包涵体，分为脑干型 LB 和皮质型 LB。脑干型 LB 直径多数在 15μm 以上，极嗜伊红，有球形玻璃样致密的核心，环绕清晰的苍白"晕圈"，分布于脑干核团（黑质、蓝斑）、Meynert 基底核、下丘脑。皮质型 LB 直径小，较少嗜伊红，缺乏清晰的"晕圈"，用传统 HE 染色难以识别，应用针对泛素的抗体作免疫组化染色，其敏感性比 HE 染色增加 2 倍。皮质型 LB 见于较深层的中型、小型非锥体神经元中，多见于扣带回、脑岛皮层、杏仁核和额叶皮层。常规免疫组化染色时，在 LB 中没有发现 Tau 蛋白。DLB 大多数有老年痴呆症的病理特点，如散在的老年斑及神经原纤维缠结，但比老年痴呆症要轻，最近发现，α- 突触核蛋白是 LB 的成分之一，这是一种突触前神经末梢蛋白，在 DLB、帕金森病的 LB 中异常积聚，其标记阳性的 LB 中，泛有素、synaptophysin 和神经微丝（非 Tau 蛋白）标记亦阳性，而 Tau 蛋白标记阴性。

DLB 认知功能障碍的生理基础复杂，它与 LB 数、胆碱乙酰转移酶（choline acetytran sfer ance，ChAT）活性、老年痴呆症病理改变等有关。LB 积聚和 ChAT 耗竭产生 DLB 的中度痴呆，加上 AD 病理改变，则 DLB 的痴呆程度更加明显。

二、临床表现

DLB 临床表现有三大组症状：波动性的进行性痴呆，自发性帕金森综合征的运动特征和精神症状。DLB 可以痴呆或锥体外系症状起病，多在 60 岁之后起病，以锥体外系症状起病者，起病较早。男性多于女性，且预后差。

（一）痴呆

DLB 患者的痴呆早期较轻，主要影响远事记忆，而老年痴呆患者主要影响近事记忆。与痴呆程度相同的老年痴呆患者相比，DLB 患者在视空操作、执行功能、解决问题能力、言语流畅性方面受累更严重。DLB 患者有皮质性痴呆特征（如失语、失用、失认），也有皮质下痴呆特征（如注意力减退和言语流畅程度受损）。

DLB 患者认知障碍的一个重要特征是波动性，表现在定向、记忆、行为和言语，尤其是注意力和警觉性等方面的波动。这种波动性可在一天之内或数天之间。有的可白天过度嗜睡及行走时短暂意识障碍，并在无刺激环境中加重，而在新奇环境中反应及言语改善，但这种改善持续时间短暂。

（二）帕金森综合征运动特征

在 DLB 中，50% 以上有帕金森综合征运动特征，锥体外系症状可以是某些患者的起始表现，与原发性帕金森病很难区分，且均对左旋多巴有效。运动迟缓、肌强直多见；低音调言语、面具脸、前倾姿势、慢细碎步态亦不少见；静止性震颤和症状的左右不对称性较为少见。Mckeith 等建议，若在锥体外系症状后 12 个月内出现痴呆，可能为 DLB；超过 12 个月者，宜诊断为帕金森病合并痴呆。DLB 自发出现的帕金森综合征多数提示预后不良。

（三）精神症状

精神症状见于绝大多数 DLB 患者，以视幻觉最多见，谵妄及抑郁也不少见。视幻觉可反复发生，形式完整，内容具体。患者对其反应有害怕、愉悦或漠不关心，并有一定认知力。谵妄多有固定的、复杂的、稀奇古怪的内容。DLB 谵妄发生率比老年痴呆症和帕金森病均高。抑郁发生率高于老年痴呆症，而与帕金森病无区别。

其他临床表现如对精神抑制药不良反应的高敏感性亦是 DLB 的一个特征。在最近一个前瞻性研究中提示，DLB 痴呆患者使用精神抑制药后，智能衰退更快，这可能与精神抑制药的抗胆碱能作用，使注意力减低有关。但皮质 Lewy 小体病理并不能解释精神抑制药与智能的更快减退有关。另还有反复摔倒，晕厥和短暂意识丧失等表现。

实验室检查：影像学检查无特异性，仅有鉴别诊断意义。DLB 患者早期脑电图可发生非特异性改变。SPECT 检查，DLB 患者有双颞叶皮层低灌注，也可有枕叶低灌注。另外患者脑脊液中高香草酸明显降低。

三、诊断与鉴别诊断

（一）诊断

根据第一届 DLB 国际会议上提出的标准，其诊断的中心特点是进行性加重的、影响正常社会社交和职业能力的认知功能减退。以下诸特征中有两点可拟诊 DLB：①波动性的认知障碍伴明显注意和警觉改变。②反复发作形式完整、内容具体的视幻觉。③自发性帕金森综合征的运动特征。

（二）鉴别诊断

DLB 需要与老年痴呆症、血管性痴呆、额颞痴呆、帕金森病、Creutzfelde – Jacob 病、进行性核上性麻痹相鉴别。

1. 帕金森病　DLB 锥体外系症状可以是某些患者的起始表现，且均对左旋多巴有效，与原发性帕金森病很难区分。静止性震颤和症状的左右不对称性较帕金森病少见。帕金森病早期不出现痴呆，若锥体外系症状后 12 个月内出现痴呆，可能为 DLB；超过 12 个月者，宜诊断为帕金森病合并痴呆。

2. Creutzfelde – Jacob 病　本病又称亚急性海绵状脑病、皮层 – 纹状体 – 脊髓变性，现在认为属朊蛋白病。中年起病，以迅速进行性痴呆为突出表现，可伴有锥体束、锥体外系及小脑受累征象，若脊髓受累可见广泛肌萎缩。此病另一个临床特点是持续进展，多在 1 年内死亡，确诊依靠病理学检查发现脑组织海绵样变性。

3. 进行性核上性麻痹　一种原因未明的中枢神经变性病，主要累及皮层下结构，包括苍白球、丘脑底核、中脑的红核、黑质及导水管周围灰质。主要的临床表现如下：

（1）50 ~ 70 岁发病，表现为运动减少、肌强直、偶见震颤的帕金森综合征。

（2）特征性的核上性眼球运动障碍，特别是垂直运动障碍（尤其向下）。

（3）假性延髓性麻痹。

（4）轻、中度痴呆。

（5）影像学检查：脑干、小脑局限性萎缩。

四、治疗

对 DLB 的治疗是对症处理，包括提高记忆力（如用增加胆碱能系统功能药物，包括毒蕈碱乙酰胆碱 M_1 受体激动剂和胆碱酯酶抑制剂，如盐酸多奈哌齐），抗帕金森症状（小剂量多巴制剂，如美多巴），治疗精神症状（精神抑制药改善幻觉，5－羟色胺再吸收抑制剂抗抑郁）。

DLB 系中枢神经系统变性病，目前尚无特异性治疗，预后较差。自然病程在 1~20 年之间，多数学者认为 DLB 较 AD 病程短而进展迅速。

（段姝洁）

第五节 额颞痴呆

这是一组以行为障碍为主而记忆损伤次之的变性痴呆，其病理、临床表现、神经心理及影像学等方面与老年痴呆症有所不同，被命名为额颞痴呆（frontotemporal dementia，FTD）。额颞痴呆包括额叶变性型、运动神经元病型及 Pick 型。Pick 型即 Pick 病，过去认为 Pick 病是一个单独的疾病。瑞典 Lund 和英国 Manchester 研究小组共同发表了一份关于"额颞痴呆的临床及神经病理学标准"，从而澄清了 Pick 病在额颞痴呆中的位置，现在认为 Pick 病是额颞痴呆的一个类型。

一、概述

额颞痴呆属于中枢神经变性痴呆，家族性病例与散发性病例并存，遗传学特点为异质性。目前病因未明，发病机制不清。

二、病理

（一）额叶变性型

大体解剖，轻度对称性额叶及前颞叶脑回萎缩，脑室系统扩大，一般无纹状体、杏仁核或海马的萎缩。镜下，微空泡形式和轻到中度的星形胶质细胞增生见于 Ⅰ~Ⅲ 层；神经元萎缩或缺失出现于 Ⅱ 和 Ⅲ 层；有时见少量的营养不良性轴突。无 Pick 小体或 Lewy 体。白质区见轻到中度的星形胶质细胞增生，主要发生于皮质下 U 形纤维，而深部白质的改变轻微，这些白质区的改变与灰质病变相关。

（二）运动神经元病型

脑部的病理改变与额叶变性型相同，并存在脊髓运动神经元变性，主要影响颈和胸段，最明显的细胞缺失出现于灰质内侧细胞柱。该型许多患者还有明显的黑质细胞缺失。

（三）Pick 型

局限性脑叶萎缩与额叶变性型类似，独特的病理特点是皮质小型神经元中可见嗜银包涵体即 Pick 小体。电镜下 Pick 小体有两种丝状结构组成，一种系直径 15nm 的直丝，另一种为 2 条 13nm 丝状结构相互缠绕而成的螺旋状结构，2 种结构互相排列。萎缩区白质胶质细胞增生。

三、临床表现

（一）临床特点

1. 发病年龄 发病在 65 岁以前，在一级亲属中可有相似患者。

2. 行为障碍 隐袭起病，缓慢发展，早期自知力及社会意识丧失。患者不注意卫生或表现小偷行为；有抑制力解除的早期征象，如无节制的性活动，暴力行为等；心理固化和固执；口欲过度，如暴食，大量吸烟，酗酒；刻板和重复行动；利用行为，如对环境中物体的无节制的探寻；注意力涣散；冲动；洞察力早期丧失。

3. **情感症状** 抑制解除，焦虑，过度悲伤，自杀和固定观念，妄想；疑病，古怪的躯体关注。上述症状出现于早期且逐渐消失。后出现情感冷漠，缺乏同情心；表情缺乏。

4. **言语障碍** 言语进行性减少；言语刻板；模仿言语及持续性言语；后期则出现缄默。

5. **记忆障碍** 早期即可出现记忆障碍，但临床常用的简明精神状态检查（MMSE）和 Mattis 痴呆等级量表得分在一段时间内仍保持在正常范围。记忆损害研究发现，疾病早期已有顺行性遗忘。老年痴呆症的言语记忆和空间记忆均受损，而额颞痴呆则无空间记忆的缺陷，据此可以与老年痴呆症相鉴别。

6. **体征** 患者可有躯体征，如早期出现原始反射及大小便失禁。晚期出现运动减少，肌强直及震颤；低血压和血压不稳。运动神经元病型可出现延髓性麻痹，肌无力，肌束震颤等运动神经元病征象。

（二）电生理及影像学

脑电图正常是额颞痴呆的一个显著特征，并可依此与老年痴呆症、血管性痴呆及 Creutzfeldt – Jakob 病鉴别。

疾病早期，CT 或 MRI 可以正常或有不对称的额叶及颞叶前份萎缩，即使到疾病晚期脑萎缩仍以额及颞前区为主，很少累及颞叶中份。

额颞痴呆的 SPECT 和 PET 的研究同样显示选择性额及颞区的血流减少，而顶叶和枕叶血流相对完好。

四、诊断与鉴别诊断

（一）诊断要点

（1）发病在 65 岁以前，在一级亲属中可有相似患者。

（2）隐袭起病，缓慢发展，行为障碍为主而记忆损伤次之。

（3）患者可有躯体征，运动神经元病型可出现延髓性麻痹、肌无力、肌束震颤等运动神经元病征象。部分患者可出现运动减少，肌强直、震颤等锥体外系体征。

（4）脑电图正常。

（5）CT 或 MRI 显示叶及额颞叶前份萎缩。

（6）最后确诊及分型须依靠病理。

（二）鉴别诊断

额颞痴呆须与老年痴呆症、血管性痴呆、Lewy 包涵体痴呆等鉴别，鉴别诊断参阅本章第二节 Alzheimer 病。

五、治疗

目前尚无特异性治疗方法。可参照老年痴呆症的治疗试用对症治疗、神经介质替代剂、神经营养因子和神经细胞保护剂。

（段姝洁）

第六节 弥漫性神经原纤维缠结伴钙化症

弥漫性神经原纤维缠结伴钙化症（diffuse neurofibrilary tangles with calcification，DNTC）是近来发现的一种少见的变性痴呆，到目前为止仅有 28 例报道，曾被称为"皮克病合并阿尔茨海默病""非阿尔茨海默病和非皮克型痴呆伴 Fahr 综合征"。"非阿尔茨海默病和非皮克型痴呆伴 Fahr 综合征"概括了本病的特点，即临床表现与老年痴呆症相似——皮层性痴呆；影像学与 Pick 病相似——颞叶和额叶占优势的脑萎缩，但同时有 Fahr 综合征的特征——脑内广泛钙化；病理学表现大脑皮质含大量神经原纤维缠结，但是没有老年斑和皮克小体。

一、概述

DNTC 是一种病因和发病机制不明的变性痴呆。最近已将伴有 Tau 蛋白异常的疾病统称为 Tau 病，DNTC 也因为广泛存在神经原纤维缠结而属于 Tau 病的一种。DNTC 和 Tau 蛋白异常也出现于神经胶质细胞中，但由于缺乏特异性，因此认为 DNTC 系原发性神经元变性疾病。DNTC 的主要病理变化神经原纤维缠结与 Fahr 病样钙化之间的关系也不明。曾有人提出高血压所致的血管变化可能为弥漫性神经原纤维缠结伴钙化症的本质。然而，已报道的病例多数并无高血压。目前，DNTC 的病因和发病机制尚未明了，有待积累病例进一步研究。

二、病理

DNTC 大体解剖上与 Pick 病相似，呈现局限性脑萎缩，特别以颞叶为显著，其次为额叶。但萎缩的范围比 Pick 病广泛，包括海马区域在内的颞叶皮质和白质，颞叶白质的萎缩导致侧脑室下角扩大。镜下有以下特征。

（一）变性

重度萎缩的部位镜下可见皮质全层出现严重的神经元脱失，海绵状态以及大量星形胶质细胞增生。萎缩较轻的皮质中同样的变化可出现于皮质的第 2~3 层。这些所见为变性疾患共同的非特异性变化。

（二）神经原纤维缠结

神经原纤维缠结是老年痴呆症的病理特征之一，DNTC 与老年痴呆症相似，大脑皮质含大量神经原纤维缠结。这些神经元纤维缠结与老年痴呆症具有相同的特点。

（1）分布区域相同，多出现在海马、杏仁核、Meynert 基底核及下丘脑。

（2）电子显微镜下同样是由双股螺旋状细丝构成。

（3）免疫组化显示抗 Tau 蛋白染色阳性。

因此，DNTC 与老年痴呆症的神经元纤维缠结有着共同的抗原性。

（三）钙沉着

DNTC 的病理特征之一为病理性钙沉着，实际上是病变蛋白（含有丰富蛋白的血管渗出物）的沉着，因此称为假性钙化。钙化部分是假性钙化的继发性钙沉着，其化学成分为糖蛋白和酸性黏多糖为基质的钙和铁的沉着。钙沉着常见于大脑皮质和白质、小脑皮质、苍白球、小脑齿状核。DNTC 钙沉着的分布特点和化学性质与 Fahr 病是一致的，但程度较轻。这种钙沉着对脑组织的损害较轻，但是其出现在疾病的早期，因此 CT 有重要诊断意义。

（四）无老年斑和 Pick 小体

这一病理特点使 DNTC 区别于老年痴呆症和 Pick 病。另外，约半数病理解剖病例报道伴有脑梗死灶以及白质血管出现玻璃样小动脉硬化。

三、临床表现

（一）临床特点

DNTC 是一种少见的变性痴呆。到目前为止，28 例报道中 23 例系病理报道，仅 5 例临床病例报道。DNTC 绝大多数老年前期发病，平均发病年龄 54 岁（42~68 岁），平均死亡年龄 62.9 岁（48~79 岁），平均病程 10.2 年（3~24 年），男女患者比例为 1.0：3.7，以女性为多。所报道的 28 例均无家族史。DNTC 临床经过比老年痴呆症和 Pick 病缓慢，也可分为早期、中期和晚期。

1. 早期　首发症状和早期经过与 AD 相似，多以遗忘发病，缓慢出现进行性的铭记和记忆障碍。部分患者以精神症状发病，表现为性格变化、易激惹、反社会行为、不洁行为、幻觉和妄想等。由于精神症状明显，临床上常被诊断为 Pick 病。一般情况下病程缓慢，空间定向力尚好。

2. 中期　随着病情的加重，可出现高度的记忆障碍以及明显的定向和认知障碍。与 AD 不同的是失用、视觉空间失认和结构性失用等大脑局灶性症状在 DNTC 中不明显，言语障碍表现为语量减少，遗忘性失语，有时还表现有感觉性失语，重复和刻板语言。从早期开始的 Pick 病样人格变化，易激惹、攻击性、多动以及徘徊等颞叶症状不如 Pick 病严重，没有不知羞耻的行为。另外也可出现疏懒、淡漠、自发性低下等额叶症状。颞叶症状和额叶症状可同时出现。

3. 晚期　本病伴随的神经症状较少。从中期开始可出现肌强直、震颤、碎步以及动作缓慢等帕金森症状。末期可出现吞咽困难、原始反射、四肢屈曲、完全失语以及卧床不起，最终呈去皮质状态。这种末期的临床表现像老年痴呆症和 Pick 病一样，因此 DNTC 也是皮质性痴呆。

（二）实验室检查

头部 CT 和 MRI 检查所见为颞叶和额叶占优势的脑萎缩以及两侧的基底核和小脑齿状核的钙化。单光子发射计算机断层摄影术（SPECT）和正电子发射体层摄影术（PET）检查表现为颞叶和额叶脑血流量减少。EEG 检查除弥漫性慢波以外无特异变化。血液生化学检查无明显异常，血清中的钙和磷正常。内分泌检查显示甲状旁腺功能正常。

四、诊断与鉴别诊断

（一）DNTC 临床诊断标准

（1）老年前期以记忆障碍发病。
（2）缓慢进行性加重的皮质性痴呆。
（3）神经放射线学的特征为颞叶和额叶占优势的局限性脑萎缩以及 Fahr 病样钙化。
（4）血清中的钙和磷正常。

因此，结合其临床和神经放射线学的特征可以做出临床诊断。确诊须依靠病理检查。

（二）鉴别诊断

1. 老年痴呆症和额颞痴呆　DNTC 临床上难与老年痴呆症和额颞痴呆鉴别，神经影像学的 Fahr 病样钙化可与老年痴呆症和额颞痴呆区分。

2. Fahr 病　DNTC 的痴呆表现和脑内多灶钙化与 Fahr 病相似，以下特点可帮助鉴别。
（1）Fahr 病常有家族史。
（2）Fahr 病常有锥体外系受损的表现。
（3）Fahr 病神经放射学缺少颞叶和额叶占优势的局限性脑萎缩。

五、治疗

DNTC 是一种病因和发病机制不明的变性痴呆，目前尚无特异性治疗。治疗参阅老年痴呆症的治疗。预后欠佳，但临床经过比老年痴呆症和 Pick 病缓慢，自然病程平均 10 年左右。

（张海娜）

第八章

脑血管疾病

第一节 短暂性脑缺血发作

短暂性脑缺血发作（transient ischemi attack，TIA）指急性发作的短暂性、局灶性的神经功能障碍或缺损，病因是由于供应该处脑组织（或视网膜）的血流暂时中断所致。TIA预示患者处于发生脑梗死、心肌梗死和其他致死性血管性疾病的高度危险中。TIA症状持续时间越长，24h内完全恢复的概率就越低，脑梗死的发生率随之升高。大于1~2h的TIA比多次为时短暂的发作更为有害。所以TIA的早期诊断以及尽早、及时的治疗是很重要的。TIA是脑血管疾病中最有治疗价值的病种。随着医学的进步，对于TIA的认识得到了很大提高。

一、历史背景

1951年美国神经病学家Fisher首次提出命名，1958年提出"TIA可能持续几分钟到几小时，最常见是几秒钟到5或10min"；同年美国国立卫生研究所委员会（NIH）定义TIA为一种脑缺血发作，局限性神经功能障碍持续时间小于1h；1964年Acheson和Hutchinson提出1h作为TIA和中风的时间界限；1975年NIH委员会将持续时间确定为小于24h。目前随着对TIA认识的深入，为强调TIA的严重性和紧迫状态，有人建议改用"小中风""暂时性中风""暂时性脑发作"和"先兆性中风"命名TIA。最近更提出先兆脑梗死（threatening infarct of the brain，TIB）、迫近中风综合征（impending stroke syndrome）、紧急中风前综合征（emergency prestroke syndrome）等喻义准确和预示病情严重、紧急的名称。2002年Albers提出"TIA是由局部脑或视网膜缺血所引起的短暂的神经功能缺失发作，典型的临床症状持续不到1h，且没有急性梗死的证据。相反，持续存在的临床症状或影像上有肯定的异常梗死就是卒中"。

二、定义

TIA是由颅内血管病变引起的一过性或短暂性、局灶性脑或视网膜功能障碍；临床症状一般持续10~15min，多在1h内，不超过24h；不遗留神经功能缺损症状和体征；结构性（CT、MRI）检查无责任病灶。需要强调TIA指局部脑缺血，与全脑缺血所致的晕厥在病理生理上是完全不同的，症状学上也有一定的区别。

对于24h这个时间限定，目前越来越受到质疑。动物实验发现脑组织缺血3h，局部的缺血损伤不可逆，出现选择性神经元坏死；大脑中动脉阻断缺血30min，DWI发现有异常，但病变是可逆的，2.5h后即不可逆。临床研究证实70% TIA在10min内消失，绝大多数TIA小于1h，典型的症状持续数秒到10~15min。TIA大于1~3h神经功能缺损恢复的概率非常低。近年研究发现前循环TIA平均发作14min，后循环平均8min。影像学研究表明超过1h的TIA发作多发现有新的实质性脑病损，同样说明有脑梗死病理改变的TIA患者临床上可表现为暂时性的体征。所以有人提出若遇发作超过1h的患者，应按急性脑梗死处理。因此，有人提出急性缺血性脑血管综合征（acute ischemic cerebrovascular syndrome）的概念来描述基于脑缺血这个病理生理基础上的一组临床症状。

三、病因

1. 动脉粥样硬化　老年人 TIA 的病因主要是动脉粥样硬化。
2. 动脉栓子　常由大动脉的溃疡型粥样硬化释放出的栓子阻塞远端动脉所致。
3. 源性栓子　最多见的原因为：①心房纤颤。②瓣膜疾病。③左心室血栓形成。
4. 病因　如下所述：
（1）血液成分的异常（如真性红细胞增多症、血小板减少症、抗心磷脂抗体综合征等）。
（2）血管炎或者 Moyamoya 病是青少年和儿童 TIA 的常见病因。
（3）夹层动脉瘤。
（4）血流动力学的改变：如任何原因的低血压、心律不齐、锁骨下盗血综合征和药物的不良反应。

四、发病机制

不同年龄组，发病机制有所不同。

（1）源于心脏、颈内动脉系统和颅内某些狭窄动脉的微栓塞和血栓形成学说：以颈内动脉系统颅外段的动脉粥样硬化性病变最常见，也是导致脑血流量减少的主要原因之一。微栓子的产生与颈动脉颅外段管腔狭窄的程度无关，而决定于斑块易脱落的程度。多发斑块为主要的影响因素；微栓子物质常为血凝块和动脉粥样硬化斑块。老年人 TIA 要多考虑动脉硬化。

（2）低灌注学说：必须有动脉硬化的基础或有血管相当程度的狭窄前提下发生；血管无法进行自动调节来保持脑血流恒定；或者低灌注时狭窄的血管更缺血而产生 TIA 的临床表现。

一般而言，颈内动脉系统多见微栓塞，椎基底动脉系统多见低灌注。

五、临床表现

大部分患者就诊往往在发病间歇期，没有任何阳性体征，诊断通常是依靠病史的回顾。TIA 的症状是多种多样的，取决于受累血管的分布。

（一）视网膜 TIA（retinal transient ischemic attack，RTIA）

RTIA 也称为发作性黑矇或短暂性单眼盲。短暂的单眼失明是颈内动脉分支眼动脉缺血的特征性症状，但是少见。患者主诉为短暂性视物模糊、眼前灰暗感或眼前云雾状。RTIA 的发作时间极短暂，一般小于 15min，大部分为 1～5min，罕有超过 30min 的。阳性视觉现象如闪光、闪烁发光或城堡样闪光暗点一般为先兆性偏头痛的症状，但颈动脉狭窄超过 75% 的 RTIA 患者也可见此类阳性现象。短暂单眼失明发作时无其他神经功能缺损。患者就医前 RTIA 发作的次数和时间变化很大，从几天到 1 年，从几次到 100 次不等。RTIA 的预后较好，发作后出现偏瘫性中风和网膜性中风的危险性每年为 2%～4%，较偏瘫性 TIA 的危险率低（12%～13%）；当存在有轻度颈动脉狭窄时危险率为 2.3%；而存有严重颈动脉狭窄时前两年的危险率可高达 16.6%。

（二）颈动脉系统 TIA

亦称为短暂偏瘫发作（transient hemispheric attacks，THAs），最常见的症状群为偏侧肢体发作性瘫痪和感觉异常或单肢的发作性瘫痪，以面部和上肢受累严重；其次为对侧纯运动偏瘫、偏身纯感觉障碍，肢体远端受累较重，有时可是唯一表现。主侧颈动脉缺血可表现为失语，伴或不伴对侧偏瘫。偏盲也常发生于颈动脉缺血；认知功能障碍和行为障碍有时也可是其表现。THAs 的罕见形式是肢体摇摆（shaking），表现为反复发作的对侧上肢或腿的不自主和不规律的摇摆、颤抖、战栗、抽搐、拍打、摆动。这型 TIA 和癫痫发作难以鉴别。某些脑症状如"异己手综合征"，岛叶缺血的面部情感表情的丧失，顶叶的假性手足徐动症等，患者难以叙述，一般医生认识不足，多被忽略。

（三）椎 - 基底动脉系统 TIA（vertebral basel transient ischemic attacks，VBTIAs）

孤立的眩晕、头晕和恶心多不是 TIA 所造成，VBTIAs 可造成发作性眩晕，但同时或其他时间多伴有其他椎－基底动脉的症状和体征发作：包括前庭小脑症状，眼运动异常（如复视），单侧或双侧或交叉的运动和感觉症状、共济失调等。大脑后动脉缺血可表现为皮质性盲和视野缺损。另外，还可以出现猝倒症，常在迅速转头时突然出现双下肢无力而倒地，意识清楚，常在极短时间内自行起立，此发作可能是双侧脑干内网状结构缺血导致机体肌张力突然降低而发生。

六、影像学与 TIA

1. 头颅 MRI　TIA 发作后的 DWMRI 可以提示与临床症状相符脑区的高信号；症状持续时间越长，阳性率越高。

2. 经颅多普勒超声（TCD）　可以评价脑血管功能；可以发现颅外脑血管的狭窄或斑块。同时还可以根据血流检测过程中的异常信号血流，检测和监测有否栓子脱落及栓子的数量。对于颅内脑血管，多普勒超声检查仅仅可以间接反映颅内大血管的流速和流量，无法了解血管的狭窄，必须结合 MRA 或脑血管造影检查。

3. SPECT　TIA 发作间期由于神经元处于慢性低灌注状态，部分神经元的功能尚未完全恢复正常，SPECT 检查可以显示相应大脑区域放射性稀疏和（或）缺损。

4. 脑血管造影　MRA 和 CTA 可以发现颅内或颅外血管的狭窄。选择性动脉血管造影是评估颅内外血管病最准确的方法，可以鉴别颅内血管炎、颈或椎动脉内膜分层等疾病。

七、诊断和鉴别诊断

TIA 发作的特征为：①好发于 60 岁以上的老年人，男性多于女性。②突然发病，发作持续时间小于 1h。③多有反复发作的病史。④神经功能缺损不呈进展性和扩展性（march of symptoms）。见表 8-1。

表 8-1　TIAS 的特征

持续时间（数分钟到数小时）
发作性（突然/逐渐进展/顿挫）
局灶性症状（正性症状/负性症状）
全脑症状（意识障碍）
单一症状，多发症状
刻板的，多变的
血管支配区域
伴随症状

若身体不同部分按顺序先后受累时，应考虑为偏头痛和癫痫发作。

鉴别诊断："类 TIA"的病因：①颅内出血：小的脑实质血肿或硬膜下血肿。②蛛网膜下隙出血（SAH）：预兆性发作，可能是由于小的，所谓"前哨"警兆渗漏（sentinel warning leaks）所致，如动脉瘤扩展，压迫附近的神经、脑组织或动脉内栓子脱离至动脉。③代谢异常：特别是高血糖和低血糖，药物效应。④脑微出血。⑤先兆性偏头痛。⑥部分性癫痫发作并发 Todd's 瘫痪。⑦躯体病样精神障碍。⑧其他：前庭病变、晕厥、周围神经病或神经根病变、眼球病变、周围血管病、动脉炎、中枢神经系统肿瘤等。

八、治疗

TIA 是卒中的高危因素，需对其积极进行治疗，整个治疗应尽可能个体化。治疗的目的是推迟或预防梗死（包括脑梗死和心肌梗死）的发生，治疗脑缺血和保护缺血后的细胞功能。

主要治疗措施：①控制危险因素。②药物治疗：抗血小板聚集、抗凝、降纤。③外科治疗，同时改善脑血流和保护脑细胞。

（一）危险因素的处理

寻找病因和相关的危险因子，同时进行积极治疗。其危险因素与脑卒中相同。

AHA 提出的 TIA 后危险因素干预方案：

合并糖尿病，血压小于 130/85mmHg（17.3kPa/11.3kPa）；LDL＜100mg/dl；fBG＜126；戒烟和酒；控制高血压；治疗心脏病；适量体育运动，每周至少 3 ~ 4 次，每次 30 ~ 60min。鉴于流行病和实验研究资料关于绝经后雌激素对于血管性疾病影响的矛盾性，AHA 不建议有 TIA 发作的绝经期妇女终止雌激素替代治疗。

（二）药物治疗

抗血小板聚集药物治疗：已证实对有卒中危险因素的患者行抗血小板治疗能有效预防中风。对 TIA 尤其是反复发生 TIA 的患者应首先考虑选用抗血小板药物。

《中国脑血管病防治指南》建议：

（1）大多数 TIA 患者首选阿司匹林治疗，推荐剂量为 50 ~ 150mg/d。

（2）有条件时，也可选用阿司匹林 25mg 和潘生丁缓释剂 200mg 的复合制剂，每天 2 次，或氯吡格雷 75mg/d。

（3）如使用噻氯匹定，在治疗过程中应注意检测血常规。

（4）频繁发作 TIA 时，可选用静脉滴注抗血小板聚集药物。

AHA Stroke Council's Ad Hoc Committee 推荐：

（1）阿司匹林是一线药物，推荐剂量 50 ~ 325mg/d。

（2）氯吡格雷、阿司匹林 25mg 和双嘧达莫缓释剂 200mg 的复合制剂以及噻氯匹定也是可接受的一线治疗。

与 Ticlid（噻氯匹定）相比，更推荐 Plavix（氯吡格雷），因为不良反应少，Aggrenox（小剂量阿司匹林＋潘生丁缓释剂）比 Plavix 效果更好，两者不良反应发生率相似。

（3）重申心房颤动患者 TIA 后抗凝预防心源性栓塞的重要性和有效性，建议 INR 在 2.5。

（4）非心源性栓塞卒中的预防，抗凝和抗血小板之间无法肯定：最近发表的 WARSS 结果表明，华法林（INR 1.4 ~ 2.8）与 Aspirin（325mg/d）预防卒中再发和降低死亡上效果无统计学差异，但是因为不良反应轻、方便、经济，所以 Aspirin 在以后的治疗指南中似乎有更好的趋势。

（三）抗凝治疗

目前尚无有力的临床试验证据来支持抗凝治疗作为 TIA 的常规治疗。但临床上对心房颤动、频繁发作 TIA 或椎 – 基底动脉 TIA 患者可考虑选用抗凝治疗。

《中国脑血管病防治指南》建议：

（1）抗凝治疗不作为常规治疗。

（2）对于伴发心房颤动和冠心病的 TIA 患者，推荐使用抗凝治疗（感染性心内膜炎除外）。

（3）TIA 患者经抗血小板治疗，症状仍频繁发作，可考虑选用抗凝治疗。

（4）降纤治疗。

《中国脑血管病防治指南》建议 TIA 患者有时存在血液成分的改变，如纤维蛋白原含量明显增高，或频繁发作患者可考虑选用巴曲酶或降纤酶治疗。

（四）TIA（特别是频发 TIA）后立即发生的急性脑卒中的处理

溶栓是首选（NIH 标准）：

（1）适用范围：①发病小于 1h。②脑 CT 示无出血或清晰的梗死。③实验室检查示血球容积、血小板、PT/PTT 均正常。

（2）操作：①静脉给予 tPA 0.9mg/kg，10% 于 1min 内给予，其余量于 60min 内给予；同时应用神经保护剂，以减少血管再通 – 再灌注损伤造成近一步的脑损伤。②每小时神经系统检查 1 次，共 6 次，以后每 2h 检查 1 次，共 12 次（24h）。③第二天复查 CT 和血液检查。

（3）注意事项：区别 TIA 发作和早期急性梗死的时间界线是 1~2h。

（五）外科治疗

1. 颈动脉内膜剥脱术（carotid endarterectomy，CEA） 1951 年美国的 Spence 率先开展了颈动脉内膜切除术。1991 年北美有症状颈动脉内膜切除实验协作组（NASCET）和欧洲颈动脉外科实验协作组（ECST）等多中心大规模地随机试验结果公布以后，使得动脉内膜切除术对颈动脉粥样硬化性狭窄的治疗作用得到了肯定。

（1）适应证：①规范内科治疗无效。②反复发作（在 4 个月内）TIA。③颈动脉狭窄程度大于 70% 者。④双侧颈动脉狭窄者。⑤有症状的一侧先手术。⑥症状严重的一侧伴发明显血流动力学改变先手术。

（2）禁忌证：①小于 50% 症状性狭窄。②小于 60% 无症状性狭窄。③不稳定的内科和神经科状态（不稳定的心绞痛、新近的心梗、未控制的充血性心力衰竭、高血压或糖尿病）。④最近大的脑梗死、出血性梗死、进行性中风。⑤意识障碍。⑥外科不能达到的狭窄。

（3）CEA 的危险或合并症：CEA 的合并症降低至小于等于 3%，才能保证 CEA 优于内科治疗。

CEA 的并发症包括围手术期和术后两部分并发症。围手术期并发症有脑卒中、心肌梗死和死亡；术后并发症有颅神经损伤、伤口血肿、高血压、低血压、高灌注综合征（hyperperfusion syndrome）、脑出血、癫痫发作和再狭窄。①颅神经损伤：舌下神经、迷走神经、面神经、副神经。②颈动脉内膜剥脱术后高灌注综合征（postendarterectomy hyperperfusion syndrome）：在高度狭窄和长期低灌注的患者，狭窄远端的低灌注区的脑血管自我调节功能严重受损或麻痹，此处的小血管处于极度扩张状态，以保证适当的血流供应。当正常灌注压或高灌注压再建后，由于血管自我调节的麻痹，自我血管收缩以保护毛血管床的功能丧失，可造成脑水肿和出血。脑血流的突然增加最常见的临床表现是严重的单侧头痛，特征是直立位时头痛改善。这些头痛患者的脑血流从术前的平均（43±16）mL/（100g·min）到术后的（83±39）mL/（100g·min）。③脑实质内出血：是继发于高灌注的最坏的情况，术后 2 周发生率为 0.6%。出血量大，后果严重，死亡率高（60%）和预后不良（25%）。④癫痫发作：发生率为 3%，高灌注综合征造成的脑水肿是重要的原因，或为高血压脑病造成。

根据 NASCFT 结果，ICA 狭窄大于等于 70% 手术可以长久获益；ICA 狭窄 50%~69% 有症状的患者可从手术获益，但是益处较少。NASCET 和其他研究还发现男性患者、中风过的患者，症状为半球的患者分别与女性患者、TIA 患者和视网膜缺血的患者相比，手术获益大，内科治疗中风的危险大；同时提出糖尿病患者、血压偏高的患者、对侧血管有闭塞或者影像学已有明确病灶的患者手术期间发生中风的危险大。因此 AHA Stroke Council's Ad Hoc Committee 推荐如果考虑给存在 ICA 中度狭窄并发生过 TIA 或卒中的患者手术，需要认真评估患者的所有危险因子，比较一般内科治疗 2~3 年和手术后 2~3 年的中风危险性。

（4）血管介入治疗：相对于外科手术治疗而言，血管介入在缺血性脑血管病的应用历史较短。自 1974 年问世以来，经皮血管成形术（percutaneous transluminal angioplasty，PTA）成为一种比较成熟的血管再通技术被广泛应用于冠状动脉、肾动脉以及髂动脉等全身血管狭窄性病变。PTA 成功运用于颈动脉狭窄的最早报道见于 1980 年。1986 年作为 PTA 技术的进一步发展的经皮血管内支架成形术（percutaneous transluminal angioplasty and stenting，PTAS）正式运用于临床，脑血管病的血管介入治疗开始了迅速的发展。

颅内段颈内动脉以及分支的狭窄，手术困难，药物疗效差，介入治疗可能是较好的选择。但是由于颅内血管细小迂曲，分支较多，且血管壁的弹力层和肌层较薄，周围又缺乏软组织，故而手术操作困难，风险大，相关报道少。

大多数学者认为颅外段颈动脉狭窄患者符合下列条件可考虑实施 PTA 或 PTAS：①狭窄大于等于 70%。②病变表面光滑，无溃疡、血栓或明显钙化。③狭窄较局限并成环行。④无肿瘤、疤痕等血管外狭窄因素。⑤无严重动脉迂曲。⑥手术难以抵达部位（如颈总动脉近端、颈内动脉颅内段）的狭窄。⑦非动脉粥样硬化性狭窄（如动脉肌纤维发育不良、动脉炎或放射性损伤）。⑧复发性颈动脉狭窄。⑨

年迈体弱，不能承受或拒绝手术。

禁忌证：①病变严重钙化或有血栓形成。②颈动脉迂曲。③狭窄严重，进入导丝或球囊困难，或进入过程中脑电图监测改变明显。④狭窄小于70％。

椎动脉系统 TIA，应慎重选择适应证。

其他还有颈外－颈内动脉搭桥治疗初步研究患者可以获益，但仍需更多的随机临床研究证实，同时评价其远期疗效。

九、预防及预后

TIA 后第一个月内发生脑梗死者4％～8％；3月内为10％～20％；50％的脑梗死发生于 TIA 后24～48h。1年内12％～13％，较一般人群高13～16倍，5年内增至24％～29％。故应予积极处理，以减少发生脑梗死的概率。频发性 TIA 更需要急诊处理。积极寻找病因，控制相关危险因素。使用抗血小板聚集药物治疗，必要时抗凝治疗。见表8－2。

表8－2　TIA 预后

高危险因素	低危险因素
CA 狭窄＞70％～99％	CA 狭窄＜50％
同侧有溃疡样斑块	同侧无溃疡样斑块
高危心源性栓子	无或低心源性栓子来源
半球 TIA	TMB，非半球 TIA
年龄＞65岁	年龄＜65岁
男性	女性
上一次 TIA 发作时间＜24h	上一次 TIA 发作时间＞6个月
其他的危险因子	少或无危险因子

注：CA：颈内动脉；TMB：短暂的单眼失明。

（张海娜）

第二节　脑梗死

一、脑血栓形成概述

脑血栓形成（CI）又称缺血性卒中（CIS），是指在脑动脉本身病变基础上，继发血液有形成分凝集于血管腔内，造成管腔狭窄或闭塞，在无足够侧支循环供血的情况下，该动脉所供应的脑组织发生缺血变性坏死，出现相应的神经系统受损表现或影像学上显示出软化灶，称为脑血栓形成。90％的脑血栓形成是在脑动脉粥样硬化的基础上发生的。脑梗死约占全部脑卒中的80％。

脑梗死包括：①大面积脑梗死：通常是颈内动脉主干、大脑中动脉主干或皮质支的完全性卒中，患者表现为病灶对侧完全性偏瘫、偏身感觉障碍及向病灶对侧的凝视麻痹，可有头痛和意识障碍，并呈进行性加重。②分水岭性脑梗死（CWSI）：是指相邻血管供血区之间分水岭区或边缘带的局部缺血。多由于血流动力学障碍所致。结合 CT 可分为皮质前型，为大脑前与大脑中动脉供血区的分水岭脑梗死；皮质后型，为大脑中动脉与大脑后动脉，或大脑前、中、后动脉皮质支间的分水岭区；皮质下型，为大脑前、中、后动脉皮质支与深穿支间或大脑前动脉回返支与大脑中动脉的豆纹动脉间的分水岭区梗死。③出血性脑梗死：是由于脑梗死供血区内动脉坏死后血液漏出继发出血，常见于大面积脑梗死后。④多发性脑梗死：是指两个或两个以上不同的供血系统脑管闭塞引起的梗死，多为反复发生脑梗死的后果。

（一）临床表现

本病好发于中年以后，60岁以后动脉硬化性脑梗死发病率增高。男性较女性为多。起病前多有前驱症状，表现为头痛、眩晕、短暂性肢体麻木、无力，约25%的患者有短暂性脑缺血发作史。起病较缓慢。患者多在安静和睡眠中起病。

动脉硬化性脑梗死发病后意识常清醒，如果大脑半球较大面积梗死、缺血、水肿可影响间脑和脑干的功能，起病后不久出现意识障碍。如果发病后即有意识不清，要考虑椎－基底动脉系统梗死。动脉硬化性脑梗死可发生于脑动脉的任何一分支，不同的分支可有不同的临床特征，常见的有如下几种。

（1）颈内动脉闭塞：临床主要表现病灶侧单眼失明（一过性黑矇，偶可为永久性视力障碍），或病灶侧Horner征，对侧肢体运动或感觉障碍及对侧同向偏盲，主侧半球受累可有运动性失语。颈内动脉闭塞也可不出现局灶症状，这取决于前、后交通动脉，眼动脉、脑浅表动脉等侧支循环的代偿功能。

（2）大脑中动脉闭塞：大脑中动脉是颈内动脉的延续，是最容易发生闭塞的血管。①主干闭塞时引起对侧偏瘫、偏身感觉障碍和偏盲，主侧半球主干闭塞可有失语、失写、失读症状。②大脑中动脉深支或豆纹动脉闭塞可引起对侧偏瘫，一般无感觉障碍或同向偏盲。③大脑中动脉各皮质支闭塞可分别引起运动性失语，感觉性失语、失读、失写、失用，偏瘫以面部及上肢为重。

（3）大脑前动脉闭塞：①皮质支闭塞时产生对侧下肢的感觉及运动障碍，伴有尿潴留。②深穿支闭塞可致对侧中枢性面瘫、舌瘫及上肢瘫痪，亦可发生情感淡漠、欣快等精神障碍及强握反射。

（4）大脑后动脉闭塞：大脑后动脉大多由基底动脉的终末支分出，但有5%～30%的人，其中一侧起源于颈内动脉。①皮质支闭塞：主要为视觉通路缺血引起的视觉障碍，对侧同向偏盲或上象限盲。②深穿支闭塞：出现典型的丘脑综合征，对侧半身感觉减退伴丘脑性疼痛，对侧肢体舞蹈样徐动症等。

（5）基底动脉闭塞：该动脉发生闭塞的临床症状较复杂，亦较少见。常见症状为眩晕、眼球震颤、复视、交叉性瘫痪或交叉性感觉障碍，肢体共济失调，若主干闭塞则出现四肢瘫痪、眼肌麻痹、瞳孔缩小，常伴有面神经、展神经、三叉神经、迷走神经及舌下神经的麻痹及小脑症状等，严重者可迅速昏迷，发热达41～42℃，以至死亡。基底动脉因部分阻塞引起脑桥腹侧广泛软化，则临床上可产生闭锁综合征，患者四肢瘫痪，不能讲话，但神志清楚，面无表情，缄默无声，仅能以眼球垂直活动示意。

在椎－基底动脉系统血栓形成中，小脑后下动脉血栓形成是最常见的，称延髓外侧部综合征，表现为眩晕、恶心、呕吐、眼震、同侧面部感觉缺失、同侧霍纳综合征、吞咽困难、声音嘶哑、同侧肢体共济失调及对侧面部以下痛觉、温觉缺失。

小脑后下动脉的变异性较大，故小脑后下动脉闭塞所引起的临床症状较为复杂和多变，但必须具备两条基本症状即一侧后组脑神经麻痹，对侧痛觉、温觉消失或减退，才可诊断。

根据缺血性卒中病程分为：①进展型：指缺血发作6h后，病情仍在进行性加重。此类患者约占40%以上，造成进展的原因很多，如血栓的扩展，其他血管或侧支血管阻塞、脑水肿、高血糖、高温、感染、心肺功能不全，多数是由于前两种原因引起的。据报道，进展型颈内动脉系统占28%，椎－基底动脉系统占54%。②稳定型：发病后病情无明显变化者，倾向于稳定型卒中，一般认为颈内动脉系统缺血发作24h以上，椎－基底动脉系统缺血发作72h以上者，病情稳定，可考虑稳定型卒中。此类型卒中，CT所见与临床表现相符的梗死灶机会多，提示脑组织已经有了不可逆的病损。③完全性卒中：指发病后神经功能缺失症状较重较完全，常于数小时内（小于6h）达到高峰。④可逆性缺血性神经功能缺损（RIND）：指缺血性局灶性神经障碍在3周之内完全恢复者。

（二）辅助检查

1. CT扫描　发病24～48h后可见相应部位的低密度灶，边界欠清晰，并有一定的占位效应。早期CT扫描阴性不能排除本病。

2. MRI　可较早期发现脑梗死，特别是脑干和小脑的病灶。T_1和T_2弛豫时间延长，加权图像上T_1在病灶区呈低信号强度，T_2呈高信号强度，也可发现脑移位受压。与CT相比，MRI显示病灶早，能早期发现大面积脑梗死，清晰显示小病灶及颅后窝的梗死灶，病灶检出率达95%，功能性MRI如弥散加权MRI可于缺血早期发现病变，发病半小时即可显示长T_1、长T_2梗死灶。

3. 血管造影　DSA或MRA可发现血管狭窄和闭塞的部位，可显示动脉炎、Moyamoya病、动脉瘤和血管畸形等。

4. 脑脊液检查　通常脑脊液压力、常规及生化检查正常，大面积脑梗死者脑脊液压力可增高，出血性脑梗死脑脊液中可见红细胞。

5. 其他　彩色多普勒超声检查（TCD）可发现颈动脉及颈内动脉的狭窄、动脉粥样硬化斑或血栓形成。超声心动图检查有助于发现心脏附壁血栓、心房黏液瘤和二尖瓣脱垂。PET 能显示脑梗死灶的局部脑血流、氧代谢及葡萄糖代谢，并监测缺血半暗带及对远隔部位代谢的影响。

（三）诊断与鉴别诊断

1. 脑血栓形成的诊断　主要有以下几点：

（1）多发生于中老年人。

（2）静态下发病多见，不少患者在睡眠中发病。

（3）病后几小时或几天内病情达高峰。

（4）出现面、舌及肢体瘫痪，共济失调，感觉障碍等定位症状和体征。

（5）脑 CT 提示症状相应的部位有低密度影或脑 MRI 显示长 T_1 和长 T_2 异常信号。

（6）多数患者腰椎穿刺检查提示颅内压、脑脊液常规和生化检查正常。

（7）有高血压、糖尿病、高血脂、心脏病及脑卒中史。

（8）病前有过短暂性脑缺血发作者。

2. 鉴别诊断　脑血栓形成应注意与下列疾病相鉴别。

（1）脑出血：有 10%～20% 脑出血患者由于出血量不多，在发病时意识清楚及脑脊液正常，不易与脑血栓形成区别。必须行脑 CT 扫描才能鉴别。

（2）脑肿瘤：有部分脑血栓形成患者由于发展至高峰的时间较慢，单从临床表现方面不易与脑肿瘤区别。脑肿瘤患者腰椎穿刺发现颅内压高，脑脊液中蛋白增高。脑 CT 或 MRI 提示脑肿瘤周围水肿显著，瘤体有增强效应，严重者有明显的占位效应。但是，有时做了脑 CT 和 MRI 也仍无法鉴别。此时，可做脑活检或按脑血栓进行治疗，定期复查 CT 或 MRI 以便区别。

（3）颅内硬膜下血肿：可以表现为进行性肢体偏瘫、感觉障碍、失语等，而没有明确的外伤史。主要鉴别依靠脑 CT 扫描发现颅骨旁有月牙状的高、低或等密度影，伴占位效应如脑室受压和中线移位，增强扫描后可见硬脑膜强化影。

（4）炎性占位性病变：细菌性脑脓肿、阿米巴性脑脓肿等炎性占位性病变可表现在短时间内逐渐出现肢体瘫痪、感觉障碍、失语、意识障碍等临床表现，尤其在无明显的炎症性表现时，难与脑血栓形成区别。但是，腰椎穿刺检查、脑 CT 和 MRI 检查有助于鉴别。

（5）癔症：对于以单个症状出现的脑血栓形成如突然失语、单肢瘫痪、意识障碍等，需要与癔症相鉴别。癔症可询问出明显的诱因，检查无定位体征及脑影像学检查正常。

（6）脑栓塞：临床表现与脑血栓形成相类似，但脑栓塞在动态下突然发病，有明确的栓子来源。

（7）偏侧性帕金森病：有的帕金森病患者表现为单侧肢体肌张力增高，而无震颤时，往往被误认为脑血栓形成。通过体格检查可发现该侧肢体有明显的强直性肌张力增高，无锥体束征及影像学上的异常，即可区别。

（8）颅脑外伤：临床表现可与脑血栓形成相似，但通过询问出外伤史，则可鉴别。但部分外伤患者可合并或并发脑血栓形成。

（9）高血压脑病：椎－基底动脉系统的血栓形成表现为眩晕、恶心、呕吐，甚至意识障碍时，在原有高血压的基础上，血压又急剧升高，此时应注意与高血压脑病鉴别。高血压脑病可以表现为突然头痛、眩晕、恶心、呕吐，严重者意识障碍。后者的舒张压均在 16kPa（120mmHg）以上，脑 CT 或 MRI 检查呈阴性时，则不易区别。有效鉴别方法是先进行降血压治疗，如血压下降后病情迅速好转者为高血压脑病，如无明显改善者，则为椎－基动脉血栓形成。复查 CT 或 MRI 有助于两者的鉴别。脑血栓形成的治疗原则是尽量解除血栓及增加侧支循环，改善缺血梗死区的血液循环；积极消除脑水肿，减轻脑组织损伤；尽早进行神经功能锻炼，促进康复，防止复发。

（四）治疗

治疗脑血栓形成的药物和方法有上百种，各家医院的用法大同小异。脑血栓形成的恢复程度取决于梗死的部位及大小、侧支循环代偿能力和神经功能障碍的康复效果。一般来讲，在进行性卒中即脑血栓形成在不断地加重时，应尽早进行抗凝治疗；在脑血栓形成的早期，有条件时，应尽早进行溶栓治疗；如果丧失上述机会或病情不允许，则进行一般性治疗。在药物治疗中，如果病情已经稳定，应尽早进行早期康复治疗。不论是完全恢复正常或留有后遗症者，应长期进行综合性预防，以防止脑血栓的复发。

急性期的治疗原则：①超早期治疗：提高全民的急救意识，为获得最佳疗效力争超早期溶栓治疗。②针对脑梗死后的缺血瀑布及再灌注损伤进行综合保护治疗。③采取个性化治疗原则。④整体化观念：脑部病变是整体的一部分，要考虑脑与心脏及其他器官功能的相互影响，如脑心综合征、多脏器功能衰竭，积极预防并发症，采取对症支持疗法，并进行早期康复治疗。⑤对卒中的危险因素及时给予预防性干预措施。最终达到挽救生命、降低病残及预防复发的目的。

1. **超早期溶栓治疗** 如下所述：

（1）溶栓治疗急性脑梗死的目的：在缺血脑组织出现坏死之前，溶解血栓、再通闭塞的脑血管，及时恢复供血，从而挽救缺血脑组织，避免缺血脑组织发生坏死。在缺血脑组织出现坏死之前进行溶栓治疗，这是溶栓治疗的前提。只有在缺血脑组织出现坏死之前进行溶栓治疗，溶栓治疗才有意义。

（2）溶栓治疗时间窗：脑组织对缺血耐受性特别差。脑供血一旦发生障碍，很快就会出现神经功能异常；缺血达一定程度后，脑细胞就不可避免地发生缺血坏死。脑组织对局部缺血较全脑缺血的耐受时间要长。实际上，局部脑缺血中心缺血区很快发生坏死，只是缺血周边半暗带区对缺血的耐受时间较长。溶栓治疗的主要目的是挽救那些尚没有坏死的缺血周边半暗带脑组织。缺血性脑卒中可进行有效治疗的时间称为治疗时间窗。不同个体的溶栓治疗时间窗存在较大的个体差异。根据现有的研究资料，总的来看，急性脑梗死发病 3h 内绝大多数患者采用溶栓治疗是有效的；发病 3～6h 大部分溶栓治疗可能有效；发病 6～12h 小部分溶栓治疗可能有效，但急性脑梗死溶栓治疗时间窗的最后确定有待于目前正在进行的大规模、多中心、随机、双盲、安慰剂对照临床试验结果。

（3）影响溶栓治疗时间窗的因素：①种属：不同种属存在较大的差异。如小鼠局部脑梗死的治疗时间窗小于 2～3h，而猴和人一般认为至少有 6h。②临床病情：当脑梗死患者出现昏睡、昏迷等严重意识障碍，眼球凝视麻痹，肢体近端和远端均完全瘫痪，以及脑 CT 已显示低密度改变时，均表明有较短的治疗时间窗，临床上几乎无机会可溶栓。而肢体瘫痪等临床病情较轻时，一般溶栓治疗的治疗时间窗较长。③脑梗死类型：房颤所致的心源性脑栓塞患者，栓子常较大，多堵塞颈内动脉和大脑中动脉主干，迅速造成严重的脑缺血，若此时患者上下肢体瘫痪均较完全，治疗时间窗通常在 3～4h 之内。而对于血管闭塞不全的脑血栓形成患者，由于局部脑缺血相对较轻，溶栓治疗时间窗常较长。④侧支循环状态：如大脑中动脉深穿支堵塞，因为是终末动脉，故发生缺血时侧支循环很差，其供血区脑组织的治疗时间窗常在 3h 之内；而大脑中动脉 M_2 或 M_3 段堵塞时，由于大脑皮质有较好的侧支循环，因而不少患者的治疗时间窗可以超过 6h。⑤体温和脑组织的代谢率：低温和降低脑组织的代谢可提高脑组织对缺血的耐受性，可延长治疗时间窗，而高温可增加脑组织的代谢，治疗时间窗缩短。⑥神经保护药应用：许多神经保护药可以明显地延长试验动物缺血治疗的时间窗，并可减少短暂性局部缺血造成的脑梗死体积。因而，溶栓治疗联合神经保护药治疗有广阔的应用前景，但目前缺少有效的神经保护药。⑦脑细胞内外环境：脑细胞内外环境状态与脑组织对缺血的耐受性密切相关，当患者有水、电解质及酸碱代谢紊乱等表现时，治疗时间窗明显缩短。

（4）临床上常用的溶栓药物：尿激酶（UK）、链激酶（SK）、重组的组织型纤溶酶原激活药（rt-PA）。尿激酶在我国应用最多，常用量 25 万～100 万 U，加入 5% 葡萄糖溶液或生理盐水中静脉滴注，30min～2h 滴完，剂量应根据患者的具体情况来确定，也可采用 DSA 监测下选择性介入动脉溶栓；rt-PA 是选择纤维蛋白溶解药，与血栓中纤维蛋白形成复合体后增强了与纤溶酶原的亲和力，使纤溶作用局限于血栓形成的部位，每次用量为 0.9mg/kg 体重，总量小于 90mg；有较高的安全性和有效性，rt-PA 溶栓治疗宜在发病后 3h 进行。

（5）适应证：凡年龄小于 70 岁；无意识障碍；发病在 6h 内，进展性卒中可延迟到 12h；治疗前收缩压小于 26.7kPa（200mmHg）或舒张压小于 16kPa（120mmHg）；CT 排除颅内出血；排除 TIA；无出血性疾病及出血素质；患者或家属同意，都可进行溶栓治疗。

（6）溶栓方法：上述溶栓药的给药途径有 2 种。①静脉滴注：应用静脉滴注 UK 和 SK 治疗诊断非常明确的早期或超早期的缺血性脑血管病，也获得一定的疗效。②选择性动脉注射：属血管介入性治疗，用于治疗缺血性脑血管病，并获得较好的疗效。选择性动脉注射有 2 种途径：选择性脑动脉注射法：即经股动脉或肘动脉穿刺后，先进行脑血管造影，明确血栓所在的部位，再将导管插至颈动脉或椎 - 基底动脉的分支，直接将溶栓药注入血栓所在的动脉或直接注入血栓处，达到较准确的选择性溶栓作用。且在注入溶栓药后，还可立即再进行血管造影了解溶栓的效果。颈动脉注射法：适用于治疗颈动脉系统的血栓形成。用常规注射器穿刺后，将溶栓药物注入发生血栓侧的颈动脉，达到溶栓作用。但是，动脉内溶栓有一定的出血并发症，因此，动脉内溶栓的条件是：明确为较大的动脉闭塞；脑 CT 扫描呈阴性，无出血的证据；允许有小范围的轻度脑沟回改变，但无明显的大片低密度梗死灶；血管造影证实有与症状和体征相一致的动脉闭塞改变；收缩压在 24kPa（180mmHg）以下，舒张压在 14.6kPa（110mmHg）以下；无意识障碍，提示病情尚未发展至高峰者。值得注意的是，在进行动脉溶栓之前一定要明确是椎 - 基底动脉系统还是颈动脉系统的血栓形成，否则，误做溶栓，延误治疗。

局部动脉灌注溶栓剂较全身静脉用药剂量小，血栓局部药物浓度高，并可根据 DSA 观察血栓溶解情况以决定是否继续用药。但 DSA 及选择性插管，治疗时间将延迟 45min ~ 3h。目前文献报道的局部动脉内溶栓治疗脑梗死血管再通率为 58% ~ 100%，临床好转率为 53% ~ 94%，均高于静脉内用药（36% ~ 89%，26% ~ 85%）。但因患者入选标准、溶栓剂种类、剂量、观察时间不一，比较缺乏可比性，故哪种用药途径疗效较好仍不清楚。故有人建议，先尽早静脉应用溶栓剂，短期无效者再进行局部动脉内溶栓。

应用溶栓药物治疗目前尚无统一标准，由于个体差异，剂量波动范围也大。不同的溶栓药物和不同的给药途径，用药的剂量也不同。①尿激酶：静脉注射的剂量分为 2 种：大剂量：100 万 ~ 200 万 U 溶于生理盐水 500 ~ 1 000ml 中，静脉滴注，仅用 1 次。小剂量：20 万 ~ 50 万 U 溶于生理盐水 500ml 中，静脉滴注，1 次/d，可连用 3 ~ 5 次。动脉内注射的剂量为 10 万 ~ 30 万 U。②rt - PA：美国国立卫生院的试验结果认为，rt - PA 治疗剂量 40.85mg/kg 体重、总剂量小于 90mg 是安全的。其中 10% 可静脉推注，剩余 90% 的剂量在 24h 内静脉滴注。

（7）溶栓并发症：脑梗死病灶继发出血，致命的再灌流损伤及脑组织水肿是溶栓治疗的潜在危险；再闭塞率可达 10% ~ 20%。

所有溶栓药在临床应用中均有可能产生颅内出血的并发症，包括脑内和脑外出血。影响溶栓药物疗效与安全性的主要并发症是脑内出血。脑内出血分脑出血及梗死性出血。前者指 CT 检查显示在非梗死区出现高密度的血肿，多数伴有相应的临床症状和体征，少数可以没有任何临床表现：后者指梗死区的脑血管在阻塞后再通，血液外渗所致，CT 扫描显示出梗死灶周围有单独或融合的斑片状出血，一般不形成血肿。出血并发症可导致病情加重，但有的可能没有任何表现。溶栓后的脑内出血在尸检的发现率为 17% ~ 65%，远低于临床上的表现率。溶栓导致脑内出血的原因可能系：①缺血后血管壁受损，易破裂。②继发性纤溶及凝血障碍。③动脉再通后灌注压增高。④软化脑组织对血管的支持作用减弱。脑外出血主要见于胃肠道及泌尿系。

迄今为止，仍无大宗随机双盲对比性的临床应用研究结果，大多为个案病例或开放性临床应用研究，尤其是对选择病例方面，有较多的差别，因此，溶栓治疗的确切效果各家报道不一样，差别较大。但较为肯定的是溶栓后的出血并发症较高。Grond 等、Chiu 等、Trouillas 等及 Tanne 等分别对 60、30、100 及 75 例动脉血栓形成的患者行 rt - PA 静脉溶栓治疗，症状性脑出血的发生率为 6.6%、7%、7% 和 7%。rt - PA 静脉溶栓会增加脑出血的危险和脑出血死亡的机会。如果其他条件确实完全相同，治疗组的病死率只可能高于对照组。目前，溶栓治疗还只能作为研究课题，不能常规应用。因此，溶栓治疗的有效性和安全性必须依靠临床对照试验来进行回答。

2. 抗凝治疗 如下所述：

（1）抗凝治疗的目的：目的在于防止血栓扩展和新血栓形成。高凝状态是缺血性脑血管病发生和发展的重要环节，主要与凝血因子，尤其是第Ⅷ因子和纤维蛋白原增多及其活性增高有关。所以，抗凝治疗主要通过抗凝血，阻止血栓发展和防止血栓形成，达到治疗或预防脑血栓形成的目的。

（2）常用药物有肝素、低分子肝素及华法林等：低分子肝素与内皮细胞和血浆蛋白的亲和力低，其经肾排泄时更多的是不饱和机制起作用，所以，低分子肝素的清除与剂量无关，而其半衰期比普通肝素长2~4倍。用药时不必行试验室监测，低分子肝素对患者的血小板减少和肝素诱导的抗血小板抗体发生率下降。硫酸鱼精蛋白可100%中和低分子肝素的抗凝血因子活性，可以中和60%~70%的抗凝血因子活性。急性缺血性脑卒中的治疗，可用低分子肝素钙4 100U（单位）皮下注射，2次/d，共10d。口服抗凝药物：①双香豆素及其衍生物：能阻碍血液中凝血因子的形成，使其含量降低，其抗凝作用显效较慢（用药后24~48h，甚至72h），持续时间长，单独应用仅适用于发展较缓慢的患者或用于心房颤动患者脑卒中的预防。口服抗凝剂中，华法林和新抗凝片的开始剂量分别为4~6mg和1~2mg，开始治疗的10d内测定凝血因子时间和活动度应每日1次，以后每周3次，待凝血因子活动度稳定于治疗所需的指标时，则7~10d测定1次，同时应检测国际规格化比值（INF）。②藻酸双酯钠：又称多糖硫酸酯（多糖硫酸盐，PSS）。系从海洋生长的褐藻中提取的一种类肝素药物。但作用强度是肝素的1/3，而抗凝时间与肝素相同。主要作用是抗凝血、降低血液黏稠度、降低血脂及改善脑微循环。用法：按2~4mg/kg体重加入5%葡萄糖溶液500ml，静脉滴注，30滴/min，1次/d，10d为1个疗程。或口服，每次0.1g，1次/d，可长期使用。个别患者可能出现皮疹、头痛、恶心、皮下出血点。

（3）抗凝治疗的适应证：①短暂性脑缺血发作。②进行性缺血性脑卒中。③椎-基底动脉系统血栓形成。④反复发作的脑栓塞。⑤应用于心房颤动患者的卒中预防。

（4）抗凝治疗的禁忌证：①有消化道溃疡病史者。②有出血倾向者、血液病患者。③高血压[血压24/13.3kPa（180/100mmHg）以上]。④有严重肝、肾疾病者。⑤临床不能除外颅内出血者。

（5）抗凝治疗的注意事项：①抗凝治疗前应进行脑部CT检查，以除外脑出血病变，高龄、较重的脑动脉硬化和高血压患者采用抗凝治疗应慎重。②抗凝治疗对凝血因子活动度应维持在15%~25%，部分凝血活酶时间应维持在1.5倍之内。③肝素抗凝治疗维持在7~10d，口服抗凝剂维持2~6个月，也可维持在1年以上。④口服抗凝药的用量较国外文献所报道的剂量为小，其1/3~1/2的剂量就可以达到有效的凝血因子活动度的指标。⑤抗凝治疗过程中应经常注意皮肤、黏膜是否有出血点，小便检查是否有红细胞，大便潜血试验是否阳性，若发现异常应及时停用抗凝药物。⑥抗凝治疗过程应避免针灸、外科小手术等，以免引起出血。

3. 降纤治疗 可以降解血栓蛋白质、增加纤溶系统活性、抑制血栓形成或促进血栓溶解。此类药物亦应早期应用（发病6h以内），特别适用于合并高纤维蛋白原血症者。降纤酶、东菱克栓酶、安克洛酶和蚓激酶均属这一类药物。但降纤至何种程度，如何减少出血并发症等问题尚待解决。有报道，发病后3h给予Ancrod可改善患者的预后。

4. 扩容治疗 主要是通过增加血容量，降低血液黏稠度，起到改善脑微循环作用。

（1）右旋糖酐-40：主要作用为阻止红细胞和血小板聚集，降低血液黏稠度，以改善循环。用法：10%右旋糖酐-40，500mL，静脉滴注，1次/d，10d为1个疗程。可在间隔10~20d后，再重复使用1个疗程。有过敏体质者，应做过敏皮试阴性后方可使用。心功能不全者应使用半量，并慢滴。患有糖尿病者，应同时加用相应胰岛素治疗。高血压患者慎用。有意识障碍或提示脑水肿明显者禁用。无论有无高血压，均需要观察血压情况。

（2）706代血浆（6%羟乙基淀粉）：作用和用法与右旋糖酐-40相同，只是不需要做过敏试验。

5. 扩血管治疗 血管扩张药过去曾被广泛应用，此法在脑梗死急性期不宜使用。原因为缺血区的血管因缺血、缺氧及组织中的乳酸聚集已造成病理性的血管扩张，此时应用血管扩张药，则造成脑内正常血管扩张，也波及全身血管，以至于使病变区的血管局部血流下降，加重脑水肿，即所谓"盗血"现象。如有出血性梗死时可能会加重出血，因此，只在病变轻、无水肿的小梗死灶或脑梗死发病3周后无脑水肿者可酌情使用，且应注意有无低血压。

（1）罂粟碱：具有非特异性血管平滑肌的松弛作用，直接扩张脑血管，降低脑血管阻力，增加脑局部血流量。用法：60mg加入5%葡萄糖液500ml中，静脉滴注，1次/d，可连用3~5d；或20~30mg，肌内注射，1次/d，可连用5~7d；或每次30~60mg口服，3次/d，连用7~10d。注意本药每日用量不应超过300mg，不宜长期使用，以免成瘾。在用药时可能因血管明显扩张导致明显头痛。

（2）己酮可可碱：直接抑制血管平滑肌的磷酸二酯酶，达到扩张血管的作用；还能抑制血小板和红细胞的聚集。用法：100~200mg加入5%葡萄糖液500mL中，静脉滴注，1次/d，连用7~10d。或口服每次100~300mg，3次/d，连用7~10d。本药禁用于刚患心肌梗死、严重冠状动脉硬化、高血压者及孕妇。输液过快者可出现呕吐及腹泻。

（3）环扁桃酯：又名三甲基环己扁桃酸或抗栓丸。能持续性松弛血管平滑肌，增加脑血流量，但作用较罂粟碱弱。用法：每次0.2~0.4g口服，3次/d，连用10~15d。也可长期应用。

（4）氢化麦角碱：又称喜得镇或海得琴，系麦角碱的衍生物。其直接激活多巴胺和5-HT受体，也阻断去甲肾上腺素对血管受体的作用，使脑血管扩张，改善脑微循环，增加脑血流量。用法：每次口服1~2mg，3次/d，1~3个月为1个疗程，或长期使用。本药易引起直立性低血压，因此，低血压患者禁用。

6. 钙离子拮抗药　其通过阻断钙离子的跨膜内流而起作用，从而缓解平滑肌的收缩、保护脑细胞、抗动脉粥样硬化、维持红细胞变形能力及抑制血小板聚集。

（1）尼莫地平：又称硝苯甲氧乙基异丙啶。为选择性地作用于脑血管平滑肌的钙离子拮抗药，对脑以外的血管作用较小，因此，不起降血压作用。主要缓解血管痉挛，抑制肾上腺素能介导的血管收缩，增加脑组织葡萄糖利用率，重新分布缺血区血流量。用法：每次口服20~40mg，3次/d，可经常使用。

（2）尼莫通：为尼莫地平的同类药物，只是水溶性较高。每次口服30~60mg，3次/d，可经常使用。

（3）尼卡地平：又称硝苯苄胺啶。系作用较强的钙离子通道拮抗药。选择性作用于脑动脉、冠状动脉及外周血管，增加心脑血流量和改善循环，同时有明显的降血压作用。用法：每次口服20~40mg，3次/d，可经常使用。

（4）桂利嗪（脑益嗪、肉桂苯哌嗪、桂益嗪）：为哌嗪类钙离子拮抗药，扩张血管平滑肌，能改善心脑循环。还有防止血管脆化作用。用法：每次口服25~50mg，3次/d，可经常使用。

（5）盐酸氟桂利嗪：与脑益嗪为同一类药物。用法：每次口服5~10mg，1次/d，连用10~15d。因本药可增加脑脊液，故颅内压增高者不用。

7. 抗血小板药　主要通过失活脂肪酸环化酶，阻止血小板合成TXA$_2$，并抑制血小板释放ADP、5-HT、肾上腺素、组胺等活性物质，以抑制血小板聚集，达到改善微循环及抗凝作用。

（1）阿司匹林（阿斯匹林）：阿司匹林也称乙酰水杨酸，有抑制环氧化酶，使血小板膜蛋白乙酰化，并能抑制血小板膜上的胶原糖基转移酶的作用。由于环氧化酶受到抑制，使血小板膜上的花生四烯酸不能被合成内过氧化物PGG$_2$和TXA$_2$，因而能阻止血小板的聚集和释放反应。在体外，阿司匹林可抑制肾上腺素、胶原、抗原-抗体复合物、低浓度凝血酶所引起的血小板释放反应。具有较强而持久的抗血小板聚集作用。成人口服0.1~0.3g即可抑制TXA$_2$的形成，其作用可持续7~10d之久，这一作用在阻止血栓形成，特别在防治心脑血管血栓性疾病中具有重要意义。

由于血管壁的内皮细胞存在前列环素合成酶，能促进前列环素（PGI$_2$）的合成，PGI$_2$为一种强大的抗血小板聚集物质。试验证明，不同剂量的阿司匹林对血小板TXA$_2$与血管壁内皮细胞PGI$_2$形成有不同的影响。小剂量（2mg/kg体重）即可完全抑制人的血小板TXA$_2$的合成，但不抑制血管壁内皮细胞PGI$_2$的合成，产生较强的抗血小板聚集作用，但大剂量（100~200mg/kg体重）时血小板TXA$_2$和血管壁内皮细胞PGI$_2$的合成均被抑制，故抗血小板聚集作用减弱，有促进血栓形成的可能性。但大剂量长期服用阿司匹林的临床试验表明无血栓形成的增加。小剂量（3~6mg/kg体重）或大剂量（25~

80mg/kg 体重）都能延长出血时间，说明阿司匹林对血小板环氧化酶的作用较对血管壁内皮细胞前列环素合成酶作用占优势。因此，一般认为小剂量（160～325mg/d）对多数人有抗血栓作用，中剂量（500～1 500mg/d）对某些人有效，大剂量（1 500mg/d 以上）才可促进血栓形成。1994 年抗血小板治疗协作组统计了 145 个研究中心 20 000 例症状性动脉硬化病变的高危人群，服用阿司匹林后的预防效果，与安慰剂比较，阿司匹林可降低非致命或致命血管事件发生率 27%，降低心血管病死率 18%。不同剂量的阿司匹林预防作用相同。国际卒中试验（1997 年）在 36 个国家 467 所医院的 19 435 例急性缺血性卒中患者中应用或不应用阿司匹林和皮下注射肝素的随机对照研究，患者入组后给予治疗持续 14d 或直到出院，统计 2 周病死率、6 个月病死率及生活自理情况。研究结果表明，急性缺血性卒中采用肝素治疗未显示任何临床疗效，而应用阿司匹林，病死率及非致命性卒中复发率明显降低。认为如无明确的禁忌证，急性缺血性卒中后应立即给予阿司匹林，初始剂量为 300mg/d，小剂量长期应用有助于改善预后，1998 年 5 月在英国爱丁堡举行的第七届欧洲卒中年会认为，阿司匹林在缺血性卒中的急性期使用和二级预防疗效肯定，只要无禁忌证在卒中发生后尽快使用。急性发病者可首次口服 300mg，而后每日 1 次口服 100mg；1 周后，改为每日晚饭后口服 50mg 或每次 25mg，1 次/d，可以达到长期预防脑血栓复发的效果。至今认为本药是较好的预防性药物，且较经济、安全、方便。阿司匹林的应用剂量一直是阿司匹林疗法的争论点之一，山东大学齐鲁医院神经内科通过观察不同剂量（25～100mg/d）对血小板积聚率、TXA_2 和血管内皮细胞 PGI_2 合成的影响，认为 50mg/d 为国人最佳剂量，并在多中心长期随访研究中证实了它的疗效。但长期使用即使小剂量阿司匹林也有一定的不良反应，长期服用对消化道有刺激性，发生食欲缺乏、恶心，严重时可致消化道出血。据统计，大约 17.5% 的患者有恶心等消化道反应，2.6% 的患者有消化道出血，3.4% 的患者有变态反应，因此，对有溃疡病者应注意慎用。

（2）噻氯匹定：噻氯匹定商品名 Ticnd，也称力抗栓，能抑制纤维蛋白原与血小板受体之间的附着，致使纤维蛋白原在血小板相互聚集中不能发挥桥联作用；刺激血小板腺苷酸环化酶，使血小板内 cAMP 增高，抑制血小板聚集；减少 TXA_2 的合成；稳定血小板膜，抑制 ADP、胶原诱导的血小板聚集。因此，噻氯匹定药理作用是对血小板聚集的各个阶段都有抑制作用，即减少血小板的黏附，抑制血小板的聚集，增强血小板的解聚作用，以上特性表现为出血时间延长，对凝血试验无影响。服药后 24～48h 才开始起抗血小板作用，3～5d 后作用达高峰，停药后其作用仍可维持 3d。口服每次 125～250mg，每日 1 或 2 次，进餐时服用。可随患者具体情况而调整剂量。噻氯匹定对椎－基底动脉系统缺血性卒中的预防作用优于颈内动脉系统，并且效果优于阿司匹林，它同样可以预防卒中的复发。

噻氯匹定的不良反应有粒细胞减少，发生率约为 0.8%，常发生在服药后最初 3 周，其他尚有腹泻、皮疹（约 2%）等，停药后不良反应一般可消失。极个别患者有胆汁淤积性黄疸和（或）转氨酶升高。不宜与阿司匹林、非类固醇抗炎药和口服抗凝药合用。由于可产生粒细胞减少，服药后前 3 个月内每 2 周做白细胞数监测。由于延长出血时间，对有出血倾向的器质性病变如活动性溃疡或急性出血性卒中、白细胞减少症、血小板减少症等患者禁用。

（3）氯吡格雷：氯吡格雷的化学结构与噻氯匹定相近。活性高于噻氯匹定。氯吡格雷通过选择性不可逆地和血小板 ADP 受体结合，抑制血小板聚集防止血栓形成和减轻动脉粥样硬化。氯吡格雷 75mg/d 与噻氯匹定 250mg 2 次/d 抑制效率相同。不良反应有皮疹、腹泻、消化不良，消化道出血等。

（4）双嘧达莫：又名双嘧达莫、双嘧哌胺醇。通过抑制血小板中磷酸二酯酶的活性，也有可能刺激腺苷酸环化酶，使血小板内环磷酸腺苷（cAMP）增高。从而抑制 ADP 所诱导的初发和次发血小板聚集反应。在高浓度下可抑制血小板对胶原、肾上腺素和凝血酶的释放反应。双嘧达莫可能还有增强动脉壁合成前列环素、抑制血小板生成 TXA_2 的作用。口服每次 50～100mg，3 次/d，可长期服用。合用阿司匹林更有效。不良反应有恶心、头痛、眩晕、面部潮红等。

8. 防治脑水肿 一旦发生脑血栓形成，很快出现缺血性脑水肿，其包括细胞毒性水肿和血管源性水肿。脑水肿进一步加剧神经细胞的坏死，严重大块梗死者，还可引起颅内压增高，发生脑疝致死。所以，缺血性脑水肿不仅加重脑梗死的病理生理过程，影响神经功能障碍的恢复，还可导致死亡。因此，脑血栓形成后，尤其梗死面积大、病情重或进展型卒中、意识障碍的患者应及时积极治疗脑水肿。防治脑水肿的方法包括使用高渗脱水药、利尿药和清蛋白，控制入水量等。

（1）高渗性脱水治疗：通过提高血浆渗透压，造成血液与脑之间的渗透压梯度加大，脑组织内水分向血液移动，达到脑组织脱水作用；高渗性血液通过反射机制抑制脉络丛分泌脑脊液，使脑脊液生成减少；由于高渗性脱水最终通过增加排尿量的同时，也加速排泄梗死区代谢产物。最后减轻梗死区及半暗带水肿，挽救神经细胞，防止脑疝发生危及生命。

缺血性脑水肿的发生和发展尽管是一个严重的并发症，但也是一个自然过程。在脑血栓形成后的10d以内脑水肿最重，只要在此期间在药物的协助下，加强脱水，经过一段时间后，缺血性脑水肿会自然消退。

甘露醇：是一种己六醇。至今仍为最好、最强的脱水药。其主要有以下作用：快速注入静脉后，因它不易从毛细血管外渗入组织，而迅速提高血浆渗透压，使组织间液水分向血管内转移，产生脱水作用；同时增加尿量及尿 Na^+、K^+ 的排出；还有清除各种自由基、减轻组织损害的作用。静脉应用后在10min开始发生作用，2～3h达高峰。用法：根据脑梗死的大小和心。肾功能状态决定用量和次数。一般认为最佳有效量是每次0.5～1.0g/kg体重，即每次20%甘露醇125～250ml静脉快速滴注，每日2～4次，直至脑水肿减轻。但是，小灶梗死者，可每日1次；或心功能不全者，每次125mL，每日2或3次。肾功能不好者尽量减少用量，并配合其他利尿药治疗。

甘油：甘油为丙三醇，其相对分子质量为92，有人认为甘油优于甘露醇，由于甘油可提供热量，仅10%～20%无变化地从尿中排出，可减少导致水、电解质紊乱与反跳现象，可溶于水和乙醇中，为正常人的代谢产物，大部分在肝脏内代谢，转变为葡萄糖、糖原和其他糖类，小部分构成其他酯类。甘油无毒性，是目前最常用的口服脱水药。其治疗脑水肿的机制可能是通过提高血浆渗透压，使组织水分（尤其是含水多的组织）转移到血浆内，因而引起脑组织脱水。最初曾用于静脉注射以降低颅压。现认为口服同样有效。用药后30～60min起作用，治疗作用时间较甘露醇稍晚，维持时间短，疗效不如前者。因此，有时插在上述脱水药2次用药之间给予，以防止"反跳现象"。口服甘油无毒，在体内能产生比等量葡萄糖稍高的热量，因此，尚有补充热量的作用，且无"反跳现象"。Contoce认为，甘油比其他高渗药更为理想，其优点有：迅速而显著地降低颅内压；长期重复用药无反跳现象；无毒性。甘油的不良反应轻微，可有头痛、头晕、咽部不适、口渴、恶心、呕吐、上腹部不适及血压轻度下降等。由于甘油可引起高血糖和糖尿，故糖尿病患者不宜使用。甘油过大剂量应用或浓度大于10%时，可产生注射部位的静脉炎，或引起溶血、血红蛋白尿，甚至急性肾衰竭等不良反应。甘油自胃肠道吸收，临床上多口服，昏迷患者则用鼻饲，配制时将甘油溶于生理盐水内稀释成50%溶液，剂量每次0.5～2.0g/kg体重，每日总量可达5g/kg体重以上。一般开始剂量1.5g/kg体重，以后每3h 0.5～0.7g/kg体重，一连数天。静脉注射为10%甘油溶液500ml，成人每日10%甘油500ml，共使用5～6次。

（2）利尿药：主要通过增加肾小球滤过，减少肾小管再吸收和抑制。肾小管的分泌，增加尿量，造成机体脱水，最后使脑组织脱水。同时还可控制钠离子进入脑组织减轻水肿，控制钠离子进入脑脊液，以降低脑脊液生成率的50%左右。但是，上述作用必须以肾功能正常为前提。

呋塞米：又称利尿磺酸、呋喃苯胺酸、呋塞米灵、利尿灵等。是作用快、时间短和最强的利尿药，主要通过抑制髓襻升支 Cl^- 的主动再吸收而起作用。注射后5min起效，1h达高峰，并维持达3h。对合并有高血压、心功能不全者疗效更佳。如患者有肾功能障碍或用较大剂量甘露醇治疗后效果仍不佳时，可单独或与甘露醇交替应用本药。用法：每次20～80mg，肌内注射或静脉推注，4次/d。口服者每次20～80mg，每日2或3次。其不良反应为电解质紊乱、过度脱水、血压下降、血小板减少、粒细胞减少、贫血、皮疹等。

依他尼酸：又称利尿酸、Edecrin。作用类似于呋塞米。应用指征同呋塞米。用法：每次25～50mg加入5%葡萄糖溶液或生理盐水100ml中，缓慢滴注。3～5d为1个疗程。所配溶液在24h内用完。可出现血栓性静脉炎、电解质紊乱、过度脱水、神经性耳聋、高尿酸血症、高血糖、出血倾向、肝肾功能损害等不良反应。

清蛋白：对于严重的大面积脑梗死引起的脑水肿，加用清蛋白，有明显的脱水效果。用法：每次

10 ~ 15g，静脉滴注，每日或隔日 1 次，连用 5 ~ 7d。本药价格较贵，个别患者有变态反应，或造成医源性肝炎。

9. 神经细胞活化药 至今有不少这类药物试验报道有一定的营养神经细胞和促进神经细胞活化的作用，主要对于不完全受损的细胞起作用，个别报道甚至认为有极佳效果。但是，在临床实践中，并没有明显效果，而且价格较贵。

（1）脑活素：主要成分为动物脑（猪脑）水解后精制的必需和非必需氨基酸、单胺类神经介质、肽类激素和酶前体。据认为该药能通过血脑屏障，直接进入神经细胞，影响细胞呼吸链，调节细胞神经递质，激活腺苷酸环化酶，参与细胞内蛋白质合成等。用法：20 ~ 50ml 加入生理盐水 500ml 中，静脉滴注，1 次/d，10 ~ 15d 为 1 个疗程。

（2）胞磷胆碱：在生物学上，胞磷胆碱是合成磷脂胆碱的前体，胆碱在磷脂酰胆碱的生物合成中具有重要作用，而磷脂酰胆碱是神经细胞膜的重要组成部分。胞磷胆碱还参与细胞核酸、蛋白质和糖的代谢，促使葡萄糖合成乙酰胆碱，防止脑水肿。用法：500 ~ 1 000mg 加入 5% 葡萄糖液 500mL 中，静脉滴注，1 次/d，10 ~ 15d 为 1 个疗程。250mg，肌内注射，1 次/d，每个疗程为 2 ~ 4 周。少数患者用药后出现兴奋性症状，诱发癫痫或精神症状。

（3）丁咯地尔（活脑灵）：主要成分为 Buflomedil hydrochloride。主要作用：①阻断 α - 肾上腺素能受体。②抑制血小板聚集。③提高及改善红细胞变形能力。④有较弱的非特异性钙拮抗作用。用法：200mg 加入生理盐水或 5% 葡萄糖液 500mL 中，静脉缓慢滴注，1 次/d，10d 为 1 个疗程。也可肌内注射，每次 50ml，2 次/d，10d 为 1 个疗程。但是，产妇和正在发生出血性疾病的患者禁用。少数患者可有肠胃不适、头痛、眩晕及肢体烧灼痛感。

10. 血塞通软胶囊治疗脑梗死患者脑卒中的临床效果观察 血塞通软胶囊的主要成分是从中药三七中提取的三七总皂苷，实验以及临床研究表明该药有众多的心脑血管药理作用，可直接扩张脑血管，增加脑血流量，改善脑部血液循环，减轻脑水肿，提高脑细胞能量代谢，降低缺血脑组织含钙量，对脑缺血后海马区 CAI 的迟发性神经元损伤有明显的保护作用。该药可抑制细胞及血小板聚集，降低血液黏度，改善血液循环，提高缺血部位血氧供应，促进神经细胞功能恢复，多个环节对抗脑缺血及其继发损伤，以达到治疗脑梗死目的。银杏叶内主要药用成分为黄酮类和内酯类，银杏酮酯能有效清除氧自由基，抑制脂质过氧化，保护细胞膜，防止脑细胞和脑功能受到损害，银杏内有一种天然血小板活化因子（PAF）受体拮抗剂，可以抑制血小板聚集而防止血栓形成，银杏叶胶囊促进血液循环，改善脑缺血，治疗脑梗死。

（1）一般资料：选取河北联合大学附属医院 2010 年 1 ~ 9 月就诊于神经内科门诊的缺血性脑卒中患者 112 例，男 62 例，女 50 例；年龄 39 ~ 76 岁，平均 64.5 岁，病程 2 ~ 24 周。采用随机双盲方法分为试验组 84 例和对照组 28 例。均符合 1995 年中华医学会第四次全国脑血管病学术会议修订的《各类脑血管病诊断要点》西医诊断标准及《中药新药临床研究指导原则》中医诊断标准。纳入标准：①符合中风病中经络恢复期瘀血阻滞证辩证标准。②符合动脉粥样硬化血栓性脑梗死诊断标准。③病程属恢复期（2 ~ 24 周），神经功能缺损程度积分大于 6 分且小于 23 分的轻、中型患者。④年龄 18 ~ 75 岁，男女均可。⑤本研究经医院伦理委员会通过，患者或家属均知情同意并签署知情同意书。排除标准：①短暂性脑缺血发作或脑出血者、腔隙性脑梗死、脑栓塞者。②合并造血系统等严重原发性疾病，精神病患者。③有出血倾向且凝血指标异常者。④严重肝肾功能不全者［ALT 或 AST ≥ 正常值上限的 2 倍，或尿素氮（BUN）≥ 正常值上限 1.5 倍，或肌酐（Cr）异常］。⑤妊娠或哺乳期妇女；过敏体质者，或对多种药物过敏者。⑥近 4 周内使用过已知对主要脏器有损害的药物者。⑦近 1 个月内参加过或正在参加其他药物临床试验者。

（2）治疗方法：采用随机双盲、双模拟的方法，试验组口服血塞通软胶囊（昆明制药集团股份有限公司生产，100mg/粒，批号：081209 - 01）每次 2 粒，3 次/d；同时口服银杏叶胶囊模拟剂（昆明制药集团股份有限公司生产，0.2g/粒，批号：20090204）每次 2 粒，3 次/d。对照组口服银杏叶胶囊（杭州康恩贝制药有限公司生产，0.2g/粒，批号：20081102）每次 2 粒，3 次/d，同时口服血塞通软胶囊模拟剂（昆明制药集团股份有限公司生产，100mg/粒，批号：20090115）每次2粒，3次/d，两组服药疗程均为28d。以符合方案数据集（PPS）和全数据分析集（FAS）分析和比较两组患者治疗0d、14d、28d时NIHSS脑卒中量表总分实测值历时性变化以及治疗前后的差值变化。

（3）观察指标：美国国立卫生研究院脑卒中评定量表（NIHSS）脑卒中量表总分实测值变化。在用药前、用药第14d、28d各观察记录1次。

（4）神经功能缺损程度评分评定标准：临床神经功能缺损程度评分标准：参照人民卫生出版社2008年出版《神经康复学》翻译的美国国立卫生研究院脑卒中评定量表（NIHSS）。

（5）统计学分析：以Excle 2007建立数据表，采用SPSS13.5软件包进行统计分析。计量资料采用$\bar{x} \pm s$进行统计描述，两组间比较采用t检验，不同治疗时间点的疗效比较采用方差分析方法。计数资料的统计分析采用X^2检验。$p < 0.05$为差异有统计学意义。

（6）结论：在治疗前，脑卒中评定量表基线得分（量表总体得分、总体生活能力得分、日常生活自理能力得分）比较差异均无统计学意义（$p > 0.05$），提示基线均衡，具有可比性。试验组和对照组在治疗的各个时间段随着治疗时间的延长，NIHSS脑卒中量表评分均有不同程度下降，疗效增加比较明显，NIHSS脑卒中量表总分实测值组间比较，差异均无统计学意义（p均> 0.05），说明血塞通软胶囊临床疗效肯定；而重复测量数据的方差分析结果表明：组内的NIHSS脑卒中量表总分实测变化值随着治疗时间的延长，评分显著下降，总体变化明显，差异均有统计学意义（$p < 0.05$）。这与祁素英研究结论一致。

在临床试验中，FAS方法虽然比较保守，但其分析结果更接近药物上市后的疗效。而应用PPS则可以显示试验药物按规定的方案使用的效果，但可能较以后实践中的疗效偏大。本研究通过两种分析方法来比较血塞通软胶囊和银杏叶胶囊的疗效，能更加全面地验证血塞通软胶囊治疗脑梗死的临床疗效，实验结果中PPS分析和FAS分析结论一致，说明血塞通软胶囊在改善脑梗死患者总体生活能力方面疗效确切。

本实验通过以银杏叶胶囊为对照药来验证血塞通软胶囊治疗脑梗死患者的临床疗效，为临床用药提供理论依据。实验证实，血塞通软胶囊能使患者运动能力和生活自理能力明显提高，疗效确切，可用于脑梗死的治疗，值得临床和社区推广使用。

11. 其他内科治疗　由于脑血栓形成的主要原因系高血压、高血脂、糖尿病、心脏病等内科疾病，或发生脑血栓形成时，大多合并许多内科疾病。但是，并发严重的内科疾病多见于脑干梗死和较大范围的大脑半球梗死。有时，患者由于严重的内科合并证如心力衰竭、肺水肿及感染、肾衰竭等致死。因此，除针对性治疗脑血栓形成外，还应治疗合并的内科疾病。

（1）调整血压：急性脑梗死患者一过性血压增高常见，因此，降血压药应慎用。国外平均血压[MBP =（收缩压 + 舒张压 × 2）÷ 3]> 17.3kPa（130mmHg）或收缩压（SBP）大于29.3kPa（220mmHg），可谨慎应用降压药。一般不主张使用降压药以免减少脑血流灌注，加重脑梗死。如血压低，应查明原因是否为血容量减少，补液纠正血容量，必要时应用升压药。对分水岭梗死，则应对其病因进行治疗，如纠正低血压、治疗休克、补充血容量、对心脏病进行治疗等。

（2）控制血糖：临床和实验病理研究证实，高血糖加重急性脑梗死及局灶性缺血再灌注损伤，故急性缺血性脑血管病在发病24h内不宜输入高糖，以免加重酸中毒。有高血糖者要纠正，低血糖亦要注意，一旦出现要控制。

（3）心脏疾病的预防：积极治疗原发心脏疾病。但严重的脑血栓形成可合并心肌缺血或心律失常，严重者出现心力衰竭者，除了积极治疗外，补液应限制速度和量，甘露醇应半量应用，加用利尿药。

（4）保证营养与防治水、电解质及酸碱平衡紊乱：出现球麻痹或意识障碍的患者主要靠静脉输液和胃管鼻饲或经皮胃管补充营养。应该保证每日的水、电解质和能量的补给。在应用葡萄糖的问题上，尽管国内外的动物试验研究认为高血糖和低血糖对脑梗死有加重作用，但是，也应保证每日的需要量，如有糖尿病或反应性高血糖者，在应用相应剂量的胰岛素下补给葡萄糖。对于不能进食和长期大量使用脱水药者，每天检测血生化，如有异常，及时纠正。

（5）防治感染：对于严重瘫痪、球麻痹、意识障碍者，容易并发肺部感染，可常规使用青霉素320万 U 加入生理盐水 100ml 中，静脉滴注，2 次/d。如果效果不理想，应根据痰培养结果及时改换抗生素。对于严重的球麻痹和意识障碍者，由于自己不能咳嗽排痰，应尽早做气管切开，以利于吸痰，这是防治肺部感染的最好办法。

（6）加强护理：由于脑血栓形成患者在急性期大多数不能自理生活，应每2h翻身1次，加拍背部协助排痰，防止褥疮和肺部感染的发生。

12. 外科治疗　颈内动脉和大脑中动脉血栓形成者，可出现大片脑梗死，且在发病后3～7d 期间，可因缺血性脑水肿，导致脑室受压、中线移位及脑疝发生，危及生命。此时，应积极进行颞下减压和清除梗死组织，以挽救生命。

13. 康复治疗　主张早期进行康复治疗，即使在急性期也应注意到瘫痪肢体的位置。病情稳定者，可以尽早开始肢体功能锻炼和语言训练。这既可明显地降低脑血栓形成患者的致残率，也可减少并发症和后遗症如肩周炎、肢体挛缩、失用性肌萎缩、痴呆等的发生。

二、脑栓塞概述

脑栓塞是指脑动脉被异常的栓子（血液中异常的固体、液体、气体）阻塞，使其远端脑组织发生缺血性坏死，出现相应的神经功能障碍。栓子以血液栓子为主，占所有栓子的90%；其次还有脂肪、空气、癌栓、医源物体等。脑栓塞发生率占急性脑血管病的15%～20%，占全身动脉栓塞的50%。

（一）临床表现

1. 发病年龄　本病起病年龄不一，若因风湿性心脏病所致，患者以中青年为主；若因冠心病、心肌梗死、心律失常所致者，患者以中老年人居多。

2. 起病急骤　大多数患者无任何前驱症状，多在活动中起病，局限性神经缺损症状常于数秒或数分钟发展到高峰，是发展最急的脑卒中，且多表现为完全性卒中，少数患者在数日内呈阶梯样或进行性恶化。50%～60%的患者起病时有意识障碍，但持续时间短暂。

3. 局灶神经症状　栓塞引起的神经功能障碍取决于栓子的数目、栓塞范围和部位。栓塞发生在颈内动脉系统特别是大脑中动脉最常见，临床表现突起的偏瘫、偏身感觉障碍和偏盲，在主侧半球可有失语，也可出现单瘫、运动性或感觉性失语等。9%～18%的患者出现局灶性癫痫发作。本病约10%的栓子达椎－基底动脉系统，临床表现为眩晕、呕吐、复视、眼震、共济失调、交叉性瘫痪、构音障碍及吞咽困难等。若累及网状结构则出现昏迷与高热，若阻塞了基底动脉主干可突然出现昏迷和四肢瘫痪，预后极差。

4. 其他症状　本病以心源性脑栓塞最常见，故有风湿性心脏病或冠心病、严重心律失常的症状和体征；部分患者有心脏手术、长骨骨折、血管内治疗史；部分患者有脑外多处栓塞证据，如皮肤、球结膜、肺、肾、脾和肠系膜等栓塞和相应的临床症状和体征。

（二）辅助检查

目的：明确脑栓塞的部位和病因（如心源性、血管源性及其他栓子来源的检查）。

1. 心电图或24h 动态心电图观察　可了解有无心律失常、心肌梗死等。
2. 超声心动图检查　有助于显示瓣膜疾患、二尖瓣脱垂、心内膜病变等。
3. 颈动脉超声检查　可显示颈动脉及颈内外动脉分叉处的血管情况，有无管壁粥样硬化斑及管腔狭窄等。
4. 腰椎穿刺脑脊液检查　可以正常，若红细胞增多可考虑出血性梗死，若白细胞增多考虑有感染性栓塞的可能，有大血管阻塞、有广泛性脑水肿者脑脊液压力增高。
5. 脑血管造影　颅外颈动脉造影可显示动脉壁病变，数字减影血管造影（DSA）能提高血管病变诊断的准确性，有否血管腔狭窄、动脉粥样硬化溃疡、血管内膜粗糙等情况。新一代的 MRA 能显示血管及血流情况，且为无创伤性检查。

6. 头颅 CT 扫描　发病后 24～48h 后可见低密度梗死灶，若为出血性梗死则在低密度灶内可见高密度影。

7. MRI　能更早发现梗死灶，对脑干及小脑扫描明显优于 CT。

（三）诊断及鉴别诊断

1. 诊断　如下所述。

（1）起病急骤，起病后常于数秒内病情达高峰。

（2）主要表现为偏瘫、偏身感觉障碍和偏盲，在主侧半球则有运动性失语或感觉性失语。少数患者为眩晕、呕吐、眼震及共济失调。

（3）多数患者为心源性脑栓塞，故有风心病或冠心病、心律失常的症状和体征。

（4）头颅 CT 或 MRI 检查可明确诊断。

2. 鉴别诊断　在无前驱症状下，动态中突然发病并迅速达高峰，有明确的定位症状和体征；如询查出心脏病、动脉粥样硬化、骨折、心脏手术、大血管穿刺术等原因可确诊。头颅 CT 和 MRI 能协助明确脑栓塞的部位和大小。腰椎穿刺检查有助于了解颅内压、炎性栓塞及出血性梗死。脑栓塞应注意与其他类型的急性脑血管病区别。尤其是出血性脑血管病，主要靠头颅 CT 和 MRI 检查加以区别。

（四）治疗

积极改善侧支循环、减轻脑水肿、防治出血和治疗原发病。

1. 脑栓塞治疗　其治疗原则与脑血栓形成相同。但应注意：

（1）由于容易合并出血性梗死或出现大片缺血性水肿，所以，在急性期不主张应用较强的抗凝和溶栓药物如肝素、双香豆素类药、尿激酶；t – PA、噻氯匹定等。

（2）发生在颈内动脉末端或大脑中动脉主干的大面积脑栓塞，以及小脑梗死可发生严重的脑水肿，继发脑疝，应积极进行脱水、降颅压治疗，必要时需要进行颅骨骨瓣切除减压，以挽救生命。由心源性所致者，有些伴有心功能不全。在用脱水药时应酌情减量，甘露醇与呋塞米交替使用。

（3）其他原因引起的脑栓塞，要有相应的治疗：如空气栓塞者，可应用高压氧治疗。脂肪栓塞者，加用 5% 碳酸氢钠 250ml，静脉滴注，每日 2 次；也可用小剂量肝素 10～50mg，每 6h 1 次；或 10% 乙醇溶液 500ml，静脉滴注，以求溶解脂肪。

（4）部分心源性脑栓塞患者发病后 2～3h 内，用较强的血管扩张药如罂粟碱静脉滴注，可收到意想不到的满意疗效。

2. 原发病治疗　针对性治疗原发病有利于脑栓塞的恢复和防止复发。如先天性心脏病或风湿性心脏病患者，有手术适应证者，应积极手术治疗；有亚急性细菌性心内膜炎者，应彻底治疗；有心律失常者，努力纠正；骨折患者，减少活动，稳定骨折部位。急性期过后，针对血栓栓塞容易复发，可长期使用小剂量的阿司匹林、双香豆素类药物或噻氯匹定，也可经常检查心脏超声，监测血栓块大小，以调整抗血小板药物或抗凝药物。

（五）预后与防治

脑栓塞的病死率为 20%，主要是由于大块梗死和出血性梗死引起大片脑水肿、高颅压而致死；或脑干梗死直接致死；也可因合并严重心功能不全、肺部感染、多部位栓塞等导致死亡。多数患者有不同程度的神经功能障碍。有 20% 的患者可再次复发。近年内国外有报道通过介入的办法在心耳置入保护器（过滤器）可以减少心源性栓塞的发生。

三、分水岭脑梗死

分水岭脑梗死（CWSI）是指脑内相邻血管供血区之间分水岭区或边缘带的局部缺血。一般认为，CWSI 多由于血流动力学障碍所致；典型者发生于颈内动脉严重狭窄或闭塞伴全身血压降低时，亦可由心源性或动脉源性栓塞引起。约占脑梗死的 10%。临床常呈卒中样发病，多无意识障碍，症状较轻，恢复较快。根据梗死部位的不同，重要的分水岭区包括：①大脑前动脉和大脑中动脉皮质支的边缘区，梗死位于大脑凸面旁矢状带，称为前分水岭区梗死。②大脑中动脉和大脑后动脉皮质支的边缘区，梗死位于侧脑室体后端的扇形区，称为后上分水岭梗死。③大脑前、中、后动脉共同供血的顶、颞、枕叶三角区，梗死位于侧脑室三角部外缘，称为后下分水岭梗死。④大脑中动脉皮质支与深穿支交界的弯曲地带，称为皮质下分水岭脑梗死。⑤大脑主要动脉末端的边缘区，称为幕下性分水岭梗死。这种分型准确地表达了 CWSI 在脑部的空间位置。

（一）临床表现

分水岭梗死临床表现较复杂，因其梗死部位不同而各异，最终确诊仍需要影像学证实。

根据临床和 CT 表现，各型临床特征如下：

1. 皮质前型　该病变主要位于大脑前、中动脉交界处，相当于额中回前部，相当于 Brodmann 8、9、10、45、46 区，向上向后累及 4 区上部。主要表现为以上肢为主的中枢性肢体瘫痪，舌面瘫少见，半数伴有感觉异常。病变在优势半球者伴皮质运动性失语。可有情感障碍、强握反射和局灶性癫痫；双侧病变出现四肢瘫、智能减退。

2. 皮质后型　病变位于大脑中、后动脉交界处，即顶枕颞交界区。此部位梗死常表现为偏盲，多以下象限盲为主，伴黄斑回避现象，此外，常见皮质性感觉障碍，偏瘫较轻或无，约 1/2 的患者有情感淡漠，可有记忆力减退和 Gerstmann 综合征（角回受损），优势半球受累表现为皮质型感觉性失语，偶见失用症，非主侧偶见体象障碍。

3. 皮质下型　病变位于大脑中动脉皮质支与穿通支的分水岭区。梗死位于侧脑室旁及基底节区的白质，基底节区的纤维走行较集中，此处梗死常出现偏瘫和偏身感觉障碍。

除前型有对侧轻瘫，或有类帕金森综合征外，其余各型之间在临床症状及体征上无明显特征性，诊断需要依靠影像学检查。

分水岭梗死以老年人多见，其特点为呈多灶型者多，常见单侧多灶或双侧梗死。合并其他缺血病变者多，如腔隙梗死、皮质或深部梗死、皮质下动脉硬化性脑病等，并发痴呆多见，复发性脑血管病多见，发病时血压偏低者多见。

（二）辅助检查

1. CT 扫描　脑分水岭梗死的 CT 征象与一般脑梗死相同，位于大脑主要动脉的边缘交界区，呈楔形，宽边向外、尖角向内的低密度灶。

2. MRI 表现　对病灶显示较 CT 清晰，新一代 MRI 可显示血管及血液流动情况，可部分代替脑血管造影。病灶区呈长 T_1 与长 T_2。

（三）诊断与鉴别诊断

诊断主要依靠临床表现及影像学检查。头颅 CT 或 MRI 可发现典型的梗死病灶。

（四）治疗

（1）病因治疗：对可能引起脑血栓形成病因的处理，积极治疗颈动脉疾病和心脏病，注意医源性低血压的纠正，注意水与电解质紊乱的调整等。

（2）CWSI 的治疗与脑血栓形成相同：可应用扩血管、改善脑微循环、抗血小板凝聚的药物和钙拮抗药。对于严重颈动脉狭窄、闭塞的患者可考虑做颈动脉内膜切除术或颈动脉成形术。

（3）注意防止医源性的分水岭脑梗死：如过度的降压治疗、脱水治疗等。尤其是卒中的患者，急性期血压的管理特别重要。现在有很多卒中以后血压管理的指南。尽管这些指南各异，但是基本的观点是相同的，主要的内容有：①卒中后血压的增高常常是一种脑血管供血调节性的，是一种保护性的调节，不可盲目地进行干预。②除非收缩压 > 29.3 ~ 30.1kPa（220 ~ 230mmHg），或舒张压 > 16 ~ 17.3kPa（120 ~ 130mmHg），或者患者的平均动脉压 > 17.3kPa（130mmHg），才考虑降压治疗，降压治疗通常不选用长效的、快速的降压制剂。③降压治疗过程中要密切观测患者神经系统的症状及体征变化。

四、腔隙性脑梗死

腔隙性脑梗死占所有卒中病例的 15% ~20%，是指发生在大脑半球深部白质及脑干的缺血性脑梗死，多因动脉的深穿支闭塞致脑组织缺血、坏死、液化并由吞噬细胞移走而形成腔隙，其形状与大小不等，直径多在 0.05~1.50cm。腔隙主要位于基底节，特别是壳核、丘脑、内囊及脑桥，偶尔也可位于脑回的白质。病灶极少见于脑表面灰质、胼胝体、视辐射、大脑半球的半卵圆中心、延髓、小脑及脊髓。大多数腔隙梗死发生在大脑前、中动脉的豆纹动脉分支、大脑后动脉的丘脑穿通动脉及基底动脉的旁正中分支的支配区。是最常见的一种高血压性脑血管病变。病变血管可见透明变性、玻璃样脂肪变、玻璃样小动脉坏死、血管壁坏死和小动脉硬化。

（一）临床表现

本病起病突然，也可渐进性亚急性起病，出现偏身感觉或运动障碍等局限症状，多数无意识障碍，症状在 12h~3d 发展至高峰，少数临床无局灶体征或仅表现有头痛、头晕、呃逆、不自主运动或心情不稳定。1/5~1/3 的患者病前有 TIA 表现，说明本病与 TIA 有一定关系，临床表现呈多种多样，但总的来说，相对的单一性和不累及大脑的高级功能例如语言、行为，非优势半球控制的动作、记忆和视觉。症状轻而局限，预后也佳。

1. 腔隙综合征　腔隙性脑梗死的临床表现取决于腔隙的独特位置，Fisher 等将它分为 21 种综合征。①纯运动性轻偏瘫（PMH）。②纯感觉卒中或 TIA。③共济失调性轻偏瘫。④构音障碍手笨拙综合征。⑤伴运动性失语的 PMH。⑥无面瘫型 PMH。⑦中脑丘脑综合征。⑧丘脑性痴呆。⑨伴水平凝视麻痹的 PMH。⑩伴眼神经瘫的交叉 PMH。⑪伴展神经麻痹的 PMH。⑫伴精神紊乱的 PMH。⑬伴动眼神经麻痹的交叉小脑共济失调。⑭感觉运动性卒中。⑮半身投掷症。⑯基底动脉下部分支综合征。⑰延髓外侧综合征。⑱脑桥外侧综合征。⑲记忆丧失综合征。⑳闭锁综合征（双侧 PMH）。㉑其他包括下肢无力易于跌倒、纯构音障碍、急性丘脑肌张力障碍。临床上以 1~（5、10）较多，占腔隙性梗死的 80%。

其中较常见的有以下几种：

（1）纯运动性轻偏瘫（PMH）：病变损伤皮质脊髓束脑中任何一处，即病灶可位于放射冠、内囊、脑桥或延髓。本型最常见，约占 61%。其主要表现为轻偏瘫，对侧面、上下肢同等程度的轻偏瘫，有的则表现为脸、臂无力，有的仅有小腿乏力。可有主观感觉异常，但无客观感觉障碍。

（2）纯感觉卒中或 TIA：病变多位于丘脑腹后外侧核，感觉障碍严格按正中线分开两半。主要表现是仅有偏身感觉障碍，如对侧面部及肢体有麻木、发热、烧灼、针刺与沉重等感觉，检查时多为主观感觉体验，极少客观感觉缺失，无运动、偏盲或失语等症状。一般可数周内恢复，但有些症状可持续存在。

（3）共济失调性轻偏瘫：病变在脑桥基底部上、中 1/3 交界处与内囊。主要表现为对侧肢体共济失调与偏轻瘫，下肢重于上肢。

（4）构音障碍手笨拙综合征：脑桥基底部上、中 1/3 交界处与内囊膝部病灶均可引起本征。表现为严重的构音障碍，可伴吞咽困难、对侧偏身共济失调，上肢重于下肢，无力与笨拙，可伴中枢性面瘫与舌瘫与锥体束征。

（5）运动性失语的 PMH：系豆纹动脉血栓形成而引起。病灶位于内囊膝部和前肢及邻近的放射冠白质。表现对侧偏轻瘫伴运动性失语。

（6）感觉运动性卒中：病变在丘脑腹后外侧核与内囊后肢。主要临床表现对侧肢体感觉障碍及偏轻瘫，无意识障碍、记忆力障碍、失语、失用及失认。除以上所述之外，近年来有学者发现 11% ~70% 属于无症状脑梗死，因病灶位于脑部的"静区"或病灶极小，因而症状不明显。CT 或 MRI 发现多是腔隙性梗死。MRI 扫描：MRI 对腔隙梗死检出率优于 CT，特别是早期，脑干、小脑部位的腔隙，早期 CT 显示不清的病灶 MRI 可分辨出长 T_1 与 T_2 的腔隙灶，T_2 加权像尤为敏感。

2. 腔隙状态　多发性腔隙脑梗死可广泛损害中枢神经，累及双侧锥体束，出现严重的精神障碍、痴呆、假性球麻痹、双侧锥体束征、类帕金森综合征和尿、便失禁等，病情呈阶梯状恶化，最终表现如下结果：

（1）多发梗死性痴呆。

（2）假性球麻痹。

（3）不自主舞蹈样动作。

（4）步态异常。

（5）腔隙预警综合征，即多次反复发作的 TIA 是发生腔隙性梗死的警号。

（二）辅助检查

1. CT 扫描　CT 诊断阳性率介于 49% ~ 92%。CT 扫描诊断腔隙的最佳时期是在发病后的 1 ~ 2 周内。CT 扫描腔隙灶多为低密度，边界清晰，形态为圆形、椭圆形或楔形，直径平均 3 ~ 13mm。由于体积小，脑干部位不易检出。卒中后首次 CT 扫描的阳性率为 39%，复查 CT 有助于提高阳性率。绝大多数病灶位于内囊后肢和放射冠区。纯运动、感觉运动综合征病灶大于共济失调轻偏瘫、构音障碍 – 手笨拙综合征及纯感觉性腔隙性梗死。对于纯运动性卒中，病灶在内囊的越低下部分则瘫痪越重，与病灶大小无关。增强 CT 对提高阳性率似乎作用不大。

2. MRI 扫描　对新、旧梗死的鉴别有意义。增强后能提高阳性率。MRI 对腔隙梗死检出率优于 CT，特别是早期，脑干、小脑部位的腔隙，早期 CT 显示不清的病灶 MRI 可分辨出长 T_1 与 T_2 的腔隙灶，T_2 加权像尤为敏感。

3. 血管造影　因为引起腔梗的血管分支口径极小，普通造影意义不大，有可能检出一些血管畸形或动脉瘤。

4. EEG　腔梗对大脑功能的影响小，故 EEG 异常的发生率低，资料表明 CT 阳性的患者 EEG 无明显异常，对诊断或判断预后无价值。

5. 诱发电位　取决于梗死的部位，一般情况下只有 CT 显示梗死灶较大伴有运动障碍时才可能有异常。

6. 血液流变学　多为高凝状态。

（三）治疗

20% 的腔隙性梗死患者发病前出现短暂性脑缺血发作，30% 起病后病情缓慢进展。对于小的深部梗死的坏死组织无特殊治疗。主要还应从病因及危险因素着手。动脉粥样硬化是最主要的病因。目前治疗的方向为纠正脑血管病的危险因素，如高血压、糖尿病和吸烟。抗血小板药如阿司匹林、噻氯匹定可以应用，但尚未证实有效，抗凝治疗也未被证实有效。颅外颈动脉狭窄只能被认为是无症状性的，除非它是唯一病因。

高血压的处理同其他类型的脑梗死，在急性期的头几天，收缩压大于 25.3 ~ 26.6kPa（190 ~ 200mmHg），舒张压大于 14.6 ~ 15.3kPa（110 ~ 115mmHg）才需要处理，急性期过后血压须很好控制。心脏疾病（缺血性心脏病、房颤、瓣膜病）和糖尿病作为危险因素必须得到诊断和治疗。当动脉炎是腔隙性脑梗死病因时，不同的动脉炎分别用青霉素、吡喹酮、抗结核药、糖皮质激素治疗。不同症状的腔梗有其特殊的治疗方法，有运动损害的所有患者，用低分子肝素预防深静脉血栓是其原则。运动康复尽可能越早越好。感觉性卒中出现痛觉过敏时，可用阿米替林、卡马西平、氯硝西泮治疗。有偏侧舞蹈征或肌张力不全时予氟哌啶醇 1 ~ 5mg，3 次/d，可以减轻症状，但不是都有效。总之，重在预防。

（四）预后

该病预后良好，病死率及致残率较低，但易复发。

五、无症状脑梗死

无症状脑梗死是脑梗死的一种特殊类型，一般认为高龄患者既往无脑卒中病史，临床上无自觉症状，无神经系统局灶体征，通过 CT、MRI 检查发现了梗死灶，称无症状脑梗死。

（一）发生率

无症状脑梗死的发生率与检测设置种类及敏感度明显相关，确切发生率不详，文献报道在11%～70%，公认的发生率为10%～21%。

（二）病因及发病机制

无症状脑梗死确有脑血管病发病的危险因素如高血压、糖尿病、高脂血症、房颤、TIA、颈动脉狭窄、吸烟等。可以说大部分无症状脑梗死都可找到卒中的危险因素。无症状脑梗死的发病机制与动脉硬化性脑梗死相同。之所以无症状，是因为梗死灶位于脑的静区或非优势半球，梗死造成的损伤缓慢发展，而产生了侧支循环代偿机制。此外，症状可能在患者睡眠时发生，而在患者清醒后又缓解或梗死灶小，为腔隙性梗死。

（三）辅助检查

CT发现率为10%～38%，MRI发现率可高达47%。无症状脑梗死首次CT或MRI检查发现有腔隙性梗死或脑室周围白质病变。主要病变部位在皮质下，而且在基底节附近，一般范围较小，在0.5～1.5cm，大多数无症状脑梗死是单个病灶（80%）。

电生理方面揭示了无症状脑梗死患者事件相关电位P300，潜伏期延长。

（四）鉴别诊断

1. 血管周围腔隙与无症状脑梗死在MRI上的脑鉴别　如下所述：

（1）大小：前者一般直径在1mm左右，小于等于3mm。

（2）形态：前者为圆形或者线形，后者多为条状、片状或不规则形。

（3）小灶性脑梗死在T_1加权为低信号；T_2加权为高信号，而血管周围腔隙在T_1加权常无变化，T_2加权为高信号。

（4）部位：血管周围腔隙多分布于大脑凸面及侧脑室后角周围，小灶死以基底节、丘脑、半卵圆为中心等。

2. 多发性硬化　多发生于中壮年，病程中缓解与复发交替进行，CT扫描在脑的白质、视神经、脑干、小脑及脑室周围可见多处低密度斑，除急性期外，增强时无强化。而无症状梗死多见于老年人，有高血压病史，CT发现脑血管的深穿支分布区的小梗死，增强时有强化反应。

（五）防治

无症状脑梗死是有症状卒中的先兆，需要引起重视，治疗的重点是预防。

1. 针对危险因素进行干预　如下所述：

（1）高血压患者，积极控制血压，治疗动脉硬化。

（2）常规进行心脏方面的检查并予以纠正。

（3）积极治疗糖尿病。

（4）尽量戒酒、烟。

（5）高黏滞血症者，应定期输入右旋糖酐-40。

2. 药物预防　阿司匹林50mg每晚服用。如合并溃疡病，则可服用噻氯匹定每日250mg。

六、出血性脑梗死

在脑梗死特别是脑栓塞引起的缺血区内常伴有自发性出血性改变（HT），表现为出血性梗死（HI）或脑实质内血肿（PH），PH进一步又可分为梗死区内的PH和远离梗死区的PH。临床上CT检出HI的频率为7.5%～43.0%，MRI的检出率为69%。尸检中证实的为71%，多为脑栓塞，尤其是心源性栓塞。近年来，由于抗凝与溶栓治疗的广泛应用，HI引起了临床上的重视。

出血性梗死与缺血性梗死相比，在坏死组织中可发现许多红细胞。在一些病例中，红细胞浓度足够高，以至于在CT或MRI扫描上出现与出血相一致的高密度表现。同时，尸检标本显示出血灶的范围从散布于梗死之中的瘀斑到几乎与血肿有相同表现的一个由许多瘀斑融合而成片的大的病灶。出血性梗死发生的时间变化很大，早至动脉闭塞后几小时，迟至 2 周或更晚。

出血性梗死的解释长期以来被认为是由于闭塞缓解后梗死血管床再灌注所致。例如可能发生于栓子破碎或向远处移行后或在已经形成的大面积梗死的背景下闭塞大血管早期再通所致。这可能是动脉血进入毛细血管重新形成的血压导致红细胞从缺氧的血管壁渗出。再灌注越强烈，毛细血管壁损伤越严重，出血性梗死融合得越多。假设缺血性梗死反映了可恢复的未闭腔隙，那么它可能是栓塞性闭塞后自发性或机化所致的结果，而血栓形成所造成的闭塞很难缓解。在心源性栓塞所致的梗死中有很小的出血发生率支持这个假说。

最近，这个关于出血性梗死的解释受到第三代 CT 和 MRI 扫描所见的挑战。这些研究发现出血性梗死常常在位于动脉床处的持续梗死的远端发展，这些动脉床只暴露于逆行的侧支循环处。出血性病灶的严重程度由于所观察到的大动脉再通所造成的血肿扩展的大小而不同。在那些以前的病例，瘀斑及散在性的出血性梗死的发生可能与动脉血压的急剧上升和梗死的突发程度、严重程度及大小有关。推测血肿最初可能围绕在大的梗死周围并压迫软膜血管，当血肿消退时，逆流的血液通过软膜的侧支循环再灌注并导致瘀斑性出血性梗死。

（一）临床表现

1. 按 HI 的发生时间分为　如下所述：

（1）早发型：即缺血性卒中后 3d 内发生的。缺血性卒中后早期发生 HI 常与栓子迁移有关，早发型 HI 常有临床症状突然加重而持续不缓解，甚至出现意识障碍、瞳孔改变。多为重型。CT 以血肿型多，预后差，病死率高。

（2）晚发型：多在缺血性卒中 8d 后发生，此型发病常与梗死区侧支循环的建立有关，晚发型的 HI 临床症状加重不明显，甚至好转。多为轻、中型。预后好，CT 多为非血肿型。在临床上易被忽视漏诊。

2. 根据临床症状演变将 HI 分 3 型　如下所述：

（1）轻型：HI 发病时间晚，多在卒中多于 1 周后发生，甚至在神经症状好转时发生，发病后原有症状、体征不加重，预后好。

（2）中型：HI 发病时间多在卒中 4 ~ 7d，发病后原有的神经症状、体征不缓解或加重，表现为头痛、肢瘫加重，但无瞳孔改变及意识障碍，预后较好。

（3）重型：HI 发病多在卒中少于 3d 内，表现原有神经症状、体征突然加重，有瞳孔改变及意识障碍，预后差。

脑梗死的患者在病情稳定或好转中，突然出现新的症状和体征，要考虑到有 HI 的可能。HI 有诊断价值的临床表现有头痛、呕吐、意识障碍、脑膜刺激征、偏瘫、失语、瞳孔改变、眼底视盘水肿等。有条件者尽快做 CT 扫描以确诊。

（二）辅助检查

1. 腰椎穿刺及脑脊液检查　脑脊液压力常增高，镜检可查到红细胞，蛋白含量也升高。

2. 脑血管造影检查　可发现原闭塞血管重新开通及造影剂外渗现象。

3. 头颅 CT 扫描　如下所述：

（1）平扫：在原有低密度梗死灶内出现点状、斑片状、环状、条索状混杂密度影或团块状的高密度影。出血量大时，在低密度区内有高密度血肿图像，且常有占位效应，病灶周围呈明显水肿。此时若无出血前的 CT 对比，有时很难与原发性脑出血鉴别。HI 的急性期及亚急性期 CT 呈高密度影，慢性期则呈等密度或低密度影，且可被增强 CT 扫描发现。因脑梗死患者临床上多不行强化 CT 扫描，故易被漏诊。

（2）增强扫描：在低密度区内有脑回状或斑片状或团块状强化影。有人统计，86% 的继发性出血有强化反应。

4. MRI 检查　如下所述：

（1）急性期：T_1 加权像为高信号与正常信号相间；T_2 加权像为轻微低信号改变。

（2）亚急性期：T_1 及 T_2 加权像均为高信号改变。

（3）慢性期：T_2 加权像为低信号改变。

（三）诊断

（1）具有典型的临床特点：①有脑梗死，特别是心源性、大面积脑梗死的可靠依据。②神经功能障碍一般较重，或呈进行性加重；或在病情稳定、好转后突然恶化。③在应用抗凝剂、溶栓药或进行扩容、扩血管治疗期间，出现症状严重恶化及神经功能障碍加重。

（2）腰椎穿刺及脑脊液检测，有颅内压升高；脑脊液中有红细胞发现。

（3）影像学检查提示为典型的出血性梗死图像。

（4）排除了原发性脑出血、脑瘤性出血及其他颅内出血性疾病。

诊断主要依靠临床表现和影像学检查。HI 多发生在梗死后 1～2 周，如患者症状明显加重，出现意识障碍、颅高压症状等，尤其是在溶栓、抗凝治疗后加重者，应及时复查 CT，避免延误诊治。

（四）治疗和预后

发生 HI 后应按脑出血的治疗原则进行治疗，停溶栓、抗凝、扩容等治疗，给予脱水、降颅压治疗。对于 HI 则应视具体病情做不同处理。本病不良预后与梗死面积、实质内出血面积有关。不同类型的 HI 有着不同的临床预后，HT 一般对预后无影响，而大面积脑梗死、颅内大血肿、出现脑疝形成征象、高血糖等与预后不良有关。

七、大面积脑梗死

尚无明确定义，有称梗死面积直径大于 4.0cm，或梗死面波及两个脑叶以上者，也有称梗死范围大于同侧大脑半球 1/2 或 2/3 的面积。CT 或 MRI 检查显示梗死灶以大脑中动脉供血区为多见，其他还有 MCA（大脑中动脉）+ ACA（大脑前动脉），MCA + PCA（大脑后动脉）等。大面积脑梗死是脑梗死中较严重的一类，由于脑梗死的面积大，往往引起脑水肿、颅内高压，患者出现意识障碍，病情凶险，与脑出血难以区别。此病约占脑梗死的 10%。

（一）诊断及鉴别诊断

依靠临床表现及影像学检查。头颅 CT 或 MRI 检查能早期明确诊断。CT 扫描可提供某些大梗死的早期征象：脑实质密度减低、脑回消失、脑沟模糊、脑室受压，MRI 较 CT 优越，常规 MRI 最早可在发病后 5～6h 显示异常改变，弥散加权 MRI（DWI）在起病后 1～2h 即可显示出缺血病灶。因其病情严重，易误诊为脑出血，必要时应及时复查头颅 CT 或 MRI。

（二）治疗

1. 积极控制脑水肿，降低颅内压　大面积脑梗死后最重要的病理机制是不同程度的脑水肿，早期死亡的原因主要是继发于脑水肿的脑疝形成。发病 12h CT 有 ICA（颈内动脉）远端或 MCA 近端闭塞所致大片脑梗死征象时，24～72h 将发生严重半球水肿，最早在发病后 20h 即可出现脑疝，故大面积脑梗死时应积极控制脑水肿，降低颅内压。除常规应用脱水降颅压药物以外，如果以提高存活率为治疗目的，应早期考虑外科手术减压，尤其对身体健康的年轻患者。关于手术的最佳时机，一直是悬而未决的问题。以往的减压手术多是在那些被认为不进行手术治疗可能近期将会死亡的患者中进行，现在认为对于药物难以控制的颅高压者应立即手术，尤其是对 50 岁以下的患者。早期的减压手术对控制梗死灶的扩大、防止继发性脑疝、争取较好的预后至关重要。老年患者由于存在脑萎缩，增加了对脑梗死后脑水肿的代偿，临床上脑疝症状不明显或中线移位不明显，则也可先给予药物降颅压。

2. 溶栓与抗凝　Bollaert 应用尿激酶早期局部动脉内溶栓治疗严重大脑中动脉卒中显示有积极的治疗效果，如能部分或完全再通或出现侧支循环则梗死体积明显缩小，预后较好，未再通或无侧支循环者均出现大块梗死灶，预后较差。但 CT 扫描呈现大面积脑梗死的早期征象时则不宜进行溶栓治疗。有报道认为，尼莫地平和肝素联合治疗大面积脑梗死具有良好的协同作用，较单用尼莫地平有更加显著的临床效果。

3. 防治并发症 大面积脑梗死急性期并发症多，对神经功能缺损和预后将产生不利影响。因此，早期发现和处理并发症是急性期处理的重要环节。主要有：

（1）癫痫：大面积脑梗死后易发生癫痫，其中，脑栓塞要比脑血栓形成发生率高。发作类型以单纯部分性发作居多，其次为全身性强直－阵挛发作、强直性发作、癫痫持续状态等。对此类患者应尽可能及早控制癫痫发作，对首次发作者应给予抗癫痫治疗1个月，频繁抽搐或抽搐时间较长者应按癫痫长期用药。但无论接受抗癫痫治疗与否，仍有可能出现迟发性癫痫发作，故有人提出对首次发作者暂不予抗癫痫治疗，如发作频繁或呈持续状态者才给予抗癫痫治疗。

（2）心脏并发症：可以引起心肌缺血、心律失常、心力衰竭等。心律失常有房颤、心动过速或过缓、Q－T间期延长等，常为一过性，随着颅内病变的好转和经过抗心律失常治疗后可在短期内消失。

（3）肺部感染：是常见的并发症之一。大面积脑梗死后由于昏迷、卧床、误吸、全身抵抗力低下等综合原因，易并发肺部感染。呼吸道管理是预防肺部感染的关键，如发生感染宜早期、联合、大剂量应用抗生素，根据痰培养调整抗生素种类。

（4）上消化道出血：是卒中严重并发症之一。呕血、黑便是上消化道出血的重要征象，应尽早检查大便隐血或抽取胃液做隐血试验以早期诊断和处理。急性期可给予预防性用药，一旦发生出血应积极予 H_2 受体拮抗药、止血药、输血治疗等。

大面积脑梗死后颅内出血转化多见，尤其是心源性栓塞者，溶栓和抗凝治疗增加继发出血的危险性，出血多发生于脑梗死后1~2周内，常使临床症状加重，脑CT检查是最常用和可靠的检查手段，病情恶化时应及时复查。治疗上按脑出血处理。

八、复发性脑梗死的危险因素及临床特点

目前，脑梗死的死亡率随着现代医学技术的发展而明显降低，而复发率却呈逐年上升的迅猛趋势。其脑梗死复发所导致的致残率和死亡率则显著增加。随之而产生的巨额医疗费用以及沉重的家庭负担和社会负担也给患者及其家属带来了困扰，并迅速引起了医学界和众多心脑血管患者的高度重视和广泛关注。因此，如何有效分析复发性脑梗死的危险因素和临床特点已成为进一步减少复发性脑梗死的发生的关键。

引起复发性脑梗死的危险素较多，其中不良嗜好和伴发病以及家族史则已成为重中之重。酗酒作为一种不良嗜好和不健康的生活习性是造成高血压显著的危险因素，而高血压则是最重要的脑血管病的危险因素。从而在一定程度上间接地导致了复发性脑梗死的发生。伴发病中的糖尿病已被列为脑血管病的危险因素，糖尿病患者的血液黏稠度增加红细胞积聚速度加快，血小板在血管壁上的黏着功能和相互间的凝集功能增强，血液凝血因子Ⅰ、Ⅴ、Ⅶ、Ⅷ增加，纤维蛋白原增高等，这些都容易引起脑梗死。房颤作为伴发病也是临床上引起脑梗死的致命杀手，房颤可使心房无规则颤动而失去收缩能力，导致左心房内血流不畅而淤滞，在凝血子的活化下红细胞易于聚集，并与血浆中的纤维蛋白相结合易形成血栓。脱落的栓子可进入体循环动脉，随血液到处流窜，如堵塞脑部血管或外周血管则引起栓塞性疾病。现代医学研究表明，血栓栓塞是房颤的严重并发症，房颤是缺血性脑卒中的独立危险因素，尤其是风心病等有心脏瓣膜病者，因房颤导致栓子脱落更易诱发脑梗死。临床上许多人即使具备上述脑血管病危险因素却没有发生脑血管病，而另外一些不具备上述脑血管病危险因素的人却患了脑血管病，说明脑血管病的发生还与其他因素有关尤其是遗传因素有关。脑血管病家族史可能是脑血管病的危险因素。

九、急性脑梗死后并发情感障碍的相关因素

急性脑梗死后并发的情感障碍可明显影响患者的神经功能恢复及生活质量，因此越来越为神经内科医师所重视。

躯体因素：由于不同疾病受累的脏器不同，所涉及的临床表现、症状、体征和预后不同，以及病变的阶段不同，患者的心理状况也不一样。神经内科大部分患者存在有躯体功能方面的异常，表现为肢体活动受限、语言障碍、吞咽困难、饮水呛咳等，因为不同程度的神经功能障碍，给生活和心理带来很大

的影响。

日常生活活动能力：大多数研究表明日常生活活动能力低下，脑卒中后情感障碍的发生率高，相反脑卒中后情感障碍发生率降低。多数研究认为肢体功能差会增加脑卒中后情感障碍的发生率，然而亦有少数研究认为肢体功能与脑卒中后情感障碍的发生率无显著关系者。

神经功能缺损：大多数认为神经功能缺损严重与脑卒中后情感障碍的发生率增高明显相关。

通过研究可见神经内科住院患者心理状态的变化与躯体、社会及人格因素有关，在从事临床实践中，除了对患者的躯体障碍进行诊治外，还应对其进行心理测试，使其在疾病的不同时期从不同的角度得到相应的干预，心身互动，促其尽快得到整体康复。

（张海娜）

第三节　自发性脑出血

自发性脑出血（spontaneous intracerebral haemorrhage，ICH）是指非外伤情况下各种原因引起的脑大、小动脉，静脉和毛细血管自发性破裂引起的脑内出血。

一、流行病学

在欧美国家，脑出血患者占全部卒中患者的 10%～20%，病死率和致残率都很高，有资料显示病死率达 23%～52%。在我国，根据 2005 年中国脑血管病防治指南，脑出血发病率为（60～80）/10 万人口/年，占全部卒中病例的 30% 左右，急性期病死率为 30%～40%。大脑半球出血约占 80%，脑干和小脑出血约占 20%。至于复发性脑出血的发生率，根据国外资料，亚洲国家为 1.8%～11.0%，欧洲国家为 6%～24%，拉丁美洲为 6%～30%。

二、病因和发病机制

（一）病因

脑出血是一种多因素疾病，受环境和遗传因素共同作用。自发性脑出血的最常见原因是高血压，另一些多见的病因为淀粉样变性血管病、先天性血管瘤、动静脉畸形、凝血障碍和各种原因的占位。其他还有 moyamoya 病、结节性多动脉炎、抗凝剂和抗血小板聚集剂的应用和某些药物的使用等。

（二）发病机制

高血压病导致的脑出血多发生在脑内大动脉直接分出的穿通小动脉，如大脑中动脉的豆纹动脉、丘脑穿通动脉等。这些小动脉是管壁薄弱的终末支，承受较多的血流和较大的压力。长期的血压增高和动脉粥样硬化使血管壁血脂沉积，结缔组织透明变性，弹力纤维断裂，纤维蛋白坏死，脆性增加，血管壁变薄，还会使血管壁上形成一些微小动脉瘤，这些因素都易引起出血。高血压性脑出血通常位于基底节区、脑桥和小脑。

先天性血管瘤和动静脉畸形在破裂前许多患者是无症状的，当血管壁的变性达到一定程度破裂时，可引起脑出血或蛛网膜下隙出血。有时动脉瘤一次性完全破裂而血管造影可为阴性。

脑淀粉样血管病（cerebral amyloid angiopathy，CAA）引起的脑出血占 5%～10%，随着年龄增大而发生率增加，在 80 岁时。约 40% 的人脑血管有淀粉样变性，其引起的脑出血多发生于脑叶，以额叶、顶叶为最多见，为多灶出血，易反复发作，而患者无高血压。载脂蛋白 E 基因多态性是其重要的危险因素，e4 和 e2 是与脑叶出血密切相关的基因型。淀粉样物质沉积在脑血管内，特别是皮质和脑膜中小动脉。淀粉样变性严重的血管呈动脉瘤样扩张，中、外膜几乎完全被淀粉样蛋白取代，弹力膜和中膜平滑肌变性消失，这是产生微血管瘤出血的原因。CAA 的确诊依靠活检或尸检的病理检查。

结节性多动脉炎和一些细菌性、病毒性和立克次体病导致血管壁的炎性改变和坏死，引起脑出血。

占位性病变引起脑出血的主要是脑瘤或脑转移瘤，主要是因为新生的肿瘤血管的破裂。

药物因素有抗血小板聚集的阿司匹林和抗凝剂华法林，联合应用时出血危险性增大。

（三）危险因素

目前已肯定的与脑出血相关的危险因素有高血压、年龄、人种、吸烟、酗酒及华法林治疗。

三、临床表现

自发性脑出血通常发生于 50~75 岁，男性略多于女性，多在活动中急性发病，突然出现局灶性神经功能缺损症状，如偏瘫、偏身麻木，常伴头痛、呕吐、意识障碍，绝大多数患者脑出血时血压升高。有的患者有先兆症状，如头痛、失忆、思维混乱、短暂的肢体乏力或麻木，一般持续数小时。按出血部位的不同，脑出血一般分为壳核、丘脑、尾状核、皮质下（脑叶）、小脑和脑干出血等。

（一）大脑半球深部出血

（1）丘脑出血：是一种严重的脑出血，约占 20%。最初表现为对侧偏身深浅感觉障碍，如果累及内囊，出现对侧偏瘫，下肢重于上肢。出血向中线扩散时，可破入脑室系统，血块阻塞中脑导水管时，引起阻塞性脑积水。出血量大时，患者出现昏迷。出血如果向前侵入，可累及下丘脑和中脑背侧，出现瞳孔缩小、光反应迟钝、眼球上视障碍。主侧丘脑出血时，出现丘脑性失语，表现为言语缓慢不清、发音困难、重复语言、复述差而朗读正常。预后与出血量密切相关，直径大于 3cm 的出血通常是致命的。

（2）壳核出血：是最常见的脑出血，占 50%~60%，同时影响相邻的内囊，临床表现重。头痛、呕吐的同时，出现对侧偏瘫、偏身感觉障碍、偏盲、双眼向病灶侧凝视。优势半球出血常致失语。尚可出现失用、记忆力和计算力障碍等。出血量大时有昏迷。

（3）尾状核出血：尾状核头部出血占自发性脑出血的 5%。出血扩展到周围脑组织时，出现对侧偏瘫、偏身感觉障碍、凝视障碍和认知异常。该部位出血的原因除了高血压外，动脉瘤和动静脉畸形也有可能，应常规做脑血管造影。该型预后良好。

（二）脑干出血

（1）中脑出血：比较少见。表现为病灶侧动眼神经麻痹，对侧偏瘫，即 Weber 综合征。如果出血量大，则出现双侧体征，严重者很快出现昏迷，去大脑强直。

（2）脑桥出血：突然出现头痛、呕吐、眩晕、复视、交叉性瘫痪、偏瘫或四肢瘫等。通常出血从脑桥中段的被盖开始，出血量大的患者很快陷入昏迷，有双侧的锥体束征和去大脑强直，表现为四联征：发热、四肢瘫痪、针尖样瞳孔和呼吸不规则，重症患者可在数小时内死亡。出血量小的患者有脑干的交叉体征，即一侧的面瘫或其他颅神经麻痹，对侧肢体偏瘫和眼球凝视障碍。与大脑半球的出血不同，脑桥出血的凝视障碍常是永久性的。

（3）延髓出血：非常罕见。轻者表现为头痛、眩晕、口齿不清和吞咽困难，重者突发意识障碍，呼吸不规则，血压下降，继而死亡。

（4）小脑出血：占自发性脑出血的 10% 左右，50~80 岁的人群易发。大多数小脑出血的原因是高血压，其他还有占位性病变、血管畸形、凝血障碍和淀粉样变性。临床表现为后枕部头痛、眩晕、反复呕吐、步态不稳，体检有眼震，肢体或躯干共济失调，但无偏瘫，可出现同侧凝视障碍和面神经麻痹。小脑出血常破入第四脑室和后颅窝，引起颈项强直。如果水肿严重，可压迫脑干，甚至导致小脑扁桃体疝而死亡。大于 10ml 的小脑出血是神经外科手术的指征。

（5）脑叶出血：占 5%~10%。高血压常常不是主要原因。主要的病因为脑淀粉样血管病变，动静脉畸形和凝血障碍。患者有时有癫痫发作，与其他部位的脑出血相比较，预后较好。

a. 额叶出血：表现为前额部疼痛和对侧偏瘫，偏瘫程度不等，与血肿的大小和部位有关。优势半球出血时有运动性失语。常见局灶性癫痫发作。体检时可见额叶释放征，如吸吮和强握反射。

b. 顶叶出血：同侧颞顶部疼痛，对侧肢体感觉障碍和轻偏瘫。优势半球顶叶出血时，出现 Gerstmann 综合征，表现为手指认识不能、计算不能、身体左右辨别不能和书写不能。非优势半球出血时，有偏侧忽视、失用等表现。

c. 颞叶出血：表现为对侧中枢性面舌瘫和以上肢为主的瘫痪，常伴性格和情绪改变，主侧受损时有感觉性失语。因为出血可侵及视放射，可有偏盲或象限盲。

d. 枕叶出血：同侧后枕部疼痛，对侧同向偏盲或象限盲，并有黄斑回避现象，可有视物变形。一般无肢体瘫痪和锥体束征。

（6）脑室出血：约占脑出血的3%。常见的病因有血管畸形、动脉瘤、占位病变和高血压。临床表现为急性头痛、呕吐伴昏迷；常出现丘脑下部受损的症状，如上消化道出血、中枢性高热、尿崩症等；体检示双侧瞳孔缩小，四肢肌张力增高，病理反射阳性，脑膜刺激征阳性。轻者仅有头痛和呕吐，而无其他表现，轻症患者预后良好。

四、实验室检查及特殊检查

头颅 CT 是脑出血首选的检查，出血后 CT 能立即显示病灶，怀疑为脑出血的患者应尽早进行 CT 检查。出血灶在 CT 上显示为高密度灶，边界清楚，CT 值为 75~80Hu，数小时后周边出现低密度的水肿带。高血压性脑出血常见于壳核、丘脑、脑桥或小脑。淀粉样变性和血管畸形引起的出血大多位于脑叶。脑出血急性期，头颅 CT 优于 MRI，但 MRI 检查能更准确地显示血肿演变过程，对某些脑出血患者的病因探讨会有帮助，如能较好地发现脑瘤卒中，动脉瘤和动静脉畸形等。在脑出血后的 3~10d，大的出血灶的占位效应明显，幕上病灶引起中线向健侧偏移，水肿带增宽。随着出血的吸收，病灶的密度和信号降低。当出血完全吸收时，CT 上留下低密度的软化灶。对于怀疑为动脉瘤和动静脉畸形的患者，应行脑血管造影检查。

五、诊断和鉴别诊断

脑出血一般在活动中，情绪激动时发病，有局灶性神经功能受损的体征，结合典型的头颅 CT 表现，诊断不难。高血压性脑出血一般发生于50岁以上，有高血压病史，发病时血压很高，常见的出血部位是壳核、丘脑、脑桥和小脑。动静脉畸形引起的出血多在40岁以下，出血常见于脑叶，影像学检查可有血管异常表现。年龄较大，又无高血压病的多发性脑叶出血的患者常为淀粉样血管病，这种出血可反复发作。脑瘤卒中的患者发病前常常已有神经科局灶症状，头颅 CT 上血肿周围早期出现明显的水肿带。溶栓和抗凝治疗引起的脑出血多见于脑叶或原发病灶附近。

脑出血需与蛛网膜下隙出血、脑梗死、高血压脑病鉴别，有时亦需与脑膜炎等感染性疾病鉴别。头颅 CT 和 MRI 能提供可靠的结果。

六、治疗

（一）急性期治疗

自发性脑出血的治疗还没有国际统一的标准。目前普遍认同的观点是，脑出血急性期治疗的基本原则为控制颅内压增高，减轻脑水肿，调整血压，防止再出血，减少并发症，减轻血肿造成的继发性损害，促进神经功能恢复。

（1）基础护理和支持治疗：很重要。保持患者平静，卧床休息，头部少动，确保呼吸道通畅，昏迷患者应将头偏向一侧，以利于分泌物及呕吐物流出，并可防止舌根后坠阻塞呼吸道。吸氧，必要时气管插管或切开，予以机械通气。严密观察患者的生命体征，重症患者用心电监护仪。不能进食的患者予以胃管鼻饲，防止和治疗感染、压疮和其他并发症，如上消化道出血，高血糖等。

（2）降低颅内压，减轻脑水肿：渗透性脱水剂是治疗的首选。常用的药物为 20% 甘露醇、甘油果糖和呋塞米，根据出血量、部位和患者的临床表现，决定用药的剂量和频率。甘露醇应用最广泛，其渗透压约为血浆的 4 倍，用药后血浆渗透压明显升高，使脑组织脱水，其降颅压作用确定可靠，可用 20% 甘露醇 125~250mL 快速静脉滴注，6~8h 1 次，一般用5~7d 为宜，但应注意患者肾功能。肾功能不全的患者，可用甘油果糖代替甘露醇，其起作用的时间较慢，脱水作用温和，但持续时间长，可维持 6~12h，用法为 250~500mL 静脉滴注，每日 1~2 次。呋塞米主要辅助高渗性脱水剂的降颅压作用，在心功能或肾功能不全的患者中应用可减轻心脏负荷，促进体液排泄，一般建议与甘露醇交替使用。有条件的患者，可酌情使用清蛋白，清蛋白提高血浆胶体渗透压，使红细胞压积明显降低，产生血液稀释效应，从而减轻脑水肿。对皮质类固醇激素的使用尚有争议。

（3）调控血压：治疗高血压会降低颅内压，并减低再出血的危险性，但应缓慢平稳降压。如血压大于 26.7kPa/14.7kPa（200/110mmHg）时，在降颅压的同时给予降血压治疗，使血压稳定在略高于病前水平或 24.0kPa/14.0kPa（180/105mmHg）左右；收缩压在 22.7～26.7kPa（170～200mmHg）或舒张压在 13.3～14.7kPa（100～110mmHg），先脱水降颅压，必要时再用降压药；收缩压小于 22.0kPa（165mmHg）或舒张压小于 13.1kPa（95mmHg），不需降血压治疗。

（4）止血药的应用：对于稳定的脑内出血，周围的脑组织通过提高组织内压，压迫出血区域而止血，止血药无明确疗效。但少数患者出血早期（24h 内）有可能继续出血或患者有凝血功能障碍时，可用止血药，时间不超过 1 周。

（5）并发症的治疗：脑出血患者也可有深静脉血栓形成和肺栓塞，这时抗凝剂的应用应该权衡利弊，根据具体情况而定。上消化道出血可用质子泵抑制剂和 H_2 受体拮抗剂。出现肺部和泌尿系统感染应选用敏感的抗生素。血糖的一过性升高可能是脑出血的应激反应，可适当应用胰岛素。

（6）外科手术的指征和禁忌证：手术的目的是尽可能迅速和彻底地清除血肿，最大限度地减少脑损伤，挽救患者生命，降低神经功能缺失的程度。应遵循个体化的治疗原则，权衡出血量和出血部位及患者的整体情况来决定是否手术。大脑半球出血大于 30mL，小脑出血大于 10mL 需要考虑手术。手术禁忌证为深昏迷或去大脑强直；生命体征不稳定；脑干出血；基底节或丘脑出血影响到脑干；病情发展急骤，数小时即深昏迷者。

（二）恢复期治疗

在脑出血恢复期，患者除了药物治疗外，还应该接受肢体功能、语言和心理方面的康复治疗和健康教育，康复治疗应尽早进行，最大可能地降低神经功能损伤，减少并发症，改善生活质量，提高患者及家属对脑出血的危险因素、预防和疗效的认识，理解脑出血后的康复治疗是一个长期持续的过程。在有条件的医院，应将患者收入康复卒中单元。也可进行社区康复，提高患者运动功能和日常生活能力。

七、预防

目前没有一种药物对脑出血明确有效，因此预防尤其重要，防治高血压是降低脑出血发病率、致残率和死亡率的最有效措施。

（1）一级预防：相当重要，强化健康教育，使居民提高对高血压危害性的认识。用药物治疗和控制高血压是预防脑出血最主要的方法，使血压低于 18.7kPa/12.0kPa（140/90mmHg）。同时，中老年人应有健康的生活方式，避免过度劳累、过重的体力工作和情绪激动，多食蔬菜、水果和低脂类食品，增加及保持适当的体力活动，适当减肥，戒烟限酒，保持乐观的生活态度。

（2）二级预防：脑出血后遗症患者除了积极控制高血压外，应适当进行体育锻炼，加强肢体的功能训练。

八、预后

脑出血的预后由出血部位和出血量决定。一般来说，脑干、丘脑、内囊出血和脑出血破入脑室的患者预后较差，出血量越大死亡率越高，存活的也有严重的后遗症，首次哥拉斯哥昏迷量表（GCS）评分越低，预后越差。少量的、位于脑功能静区的脑出血预后可以相当好，可完全恢复。脑出血可复发，如高血压性和淀粉样变性的患者，出血灶可在相同或不同部位。根据两次出血部位的关系可分为脑叶－脑叶型、基底节－基底节型、脑叶－基底节型、基底节－脑叶型和幕上－幕下型等，以前两型为多见。脑出血以后发生脑梗死也很常见。

（侯秀伟）

第四节　蛛网膜下隙出血

一、临床表现、病因及其临床特点

（一）概述

脑表面血管破裂后大量血液直接流入蛛网膜下隙，又称原发性蛛网膜下隙出血。不同于脑实质出血破入蛛网膜下隙引起的继发性蛛网膜下隙出血。蛛网膜下隙出血均有急性起病，剧烈头痛，呕吐、颈强、克氏征阳性等脑膜刺激征，血性脑脊液等共同的较典型的临床特点。部分患者可出现意识障碍、精神症状、偏瘫、失语、感觉障碍等。

（二）病因及临床特点

原发性蛛网膜下隙出血的原因很多，其中除动脉瘤、高血压动脉硬化、动静脉畸形三个主要原因外，还可由血液病、颅内肿瘤、动脉炎、静脉血栓等多种原因引起，此外，尚有 15% ~20% 原因不明者。确定蛛网膜下隙出血的病因对治疗有重大意义。

1. 颅内动脉瘤　占蛛网膜下隙出血的 50% ~70% 。虽可发生于任何年龄，但 80% 发病年龄在 30 ~60 岁最多见。可有动脉瘤的局灶症状，如动眼神经麻痹、眼球突出、视野缺损、三叉神经痛等，出血量一般较其他病因的为多，脑血管痉挛亦较多见，脑血管造影即可明确诊断。但在少数情况下脑血管造影亦可显示不出动脉瘤，这是由于瘤颈部有痉挛或瘤颈过于狭小或血块阻塞瘤腔，使造影剂充盈困难所致。

2. 高血压脑动脉粥样硬化　占 SAH 的 5% ~24% 。老年人多见，意识障碍多见，而脑膜刺激征轻，多有高血压史，伴发糖尿病、冠心病者较多。

3. 脑血管畸形　占 SAH 的 5% ~10% 。属先天性畸形，包括动静脉畸形、海绵状血管瘤、毛细血管扩张症和静脉血管瘤，以动静脉畸形（或动静脉瘤）最常见，好发于青年，93% 位于幕上、7% 位于幕下，以大脑前和大脑中动脉供血区多见。常并发偏瘫等局灶体征和癫痫发作。确诊靠血管造影。

4. 颅底异常血管网症（Moyamoya 病、烟雾病）　是由多种原因引起的颅底动脉慢性进行性加重的狭窄闭塞，伴有脑底双侧异常血管网形成特点的脑血管病。SAH 是其常见症状之一，可单独发生，亦可与偏瘫（出血或梗死）、癫痫并发。需靠脑血管造影确诊。

5. 其他原因　占 SAH 的 5% ~10% 。①出血性疾病如血友病（Ⅷ因子缺乏）、Ⅵ因子缺乏、血小板减少症、抗凝治疗不当等。②白血病和再生障碍性贫血。③各种动脉炎。④静脉血栓形成等。均可通过病史、病前原发病表现与相应实验室检查确诊。

6. 原因不明　占 SAH 的 15% ~20% 。系指通过临床和脑血管造影找不到原因的一组 SAH，有人将其称为"非动脉瘤性蛛网膜下隙出血"，并认为其在急性期几乎不发生再出血和脑血管痉挛，呈良性经过，预后较好，CT 仅在中脑环池有少量积血，有时亦可波及脚间池或四叠体池，而其他脑池无积血。

（三）老年人蛛网膜下隙出血的特点

（1）老年人蛛网膜下隙出血发病率高。

（2）意识障碍发生率高（40% ~80%）：因老年人脑细胞功能脆弱，对缺血缺氧较敏感，易发生障碍。

（3）头痛、呕吐发生率低，程度较轻：因为老年人痛觉阈值高；意识障碍多，易将头痛掩盖；有不同程度脑萎缩，颅腔缓冲余地较大；出血速度常较慢且量较少。

（4）脑膜刺激征出现率低、程度轻，出现时间晚。这是因为老年人生理功能衰退、反应迟钝、脑萎缩，出血慢且量较少。

（5）发病时血压高较明显：因老年人基础血压较高，加上蛛网膜下隙出血后颅压增高，故血压更高。

（6）并发症多、死亡率高：老年人各脏器功能较差，并发肺部感染、心脏病、糖尿病、消化道出血、肾功能不全、水电解质紊乱者多，死亡率亦较高。

（7）发病原因高血压、动脉粥样硬化占多数（90%左右）。

（8）发病无明显诱因者多（55%～60%），症状不典型误诊率高（40%～50%）。并发脑血管痉挛较少。

二、并发症

蛛网膜下隙出血常见的并发症有：再出血、脑血管痉挛、脑积水、脑室积血、颅内血肿、脑梗死、癫痫和丘脑下部损害等。

1. 再出血　再出血可发生于第一次出血后的任何时间，再出血的原因多为动脉瘤、动静脉畸形、大脑基底异常血管网症的患者。精神紧张、情绪波动、用力排便、剧烈咳嗽、坐起活动、血压过高为常见诱发因素。其临床表现特点为：首次出血后病情稳定或好转情况下，突然再次出现剧烈头痛、呕吐、抽搐发作、昏迷，甚至脑脊液再次呈新鲜红色，脑脊液再次出现大量新鲜红细胞伴中性粒细胞。

2. 脑血管痉挛　发生率为16%～66%。按发生时间分为早发与晚发性，早发性发生于出血后数十分钟至数小时内，晚发性发生于病程4～16d，7～10d达高峰，平均持续2周。按累及血管范围分为局限性和弥散性多节段性，常涉及大脑前动脉，大脑中动脉、颈内动脉，也可发生于椎－基底动脉系统，病灶侧多于病灶对侧。早发性CVS多发生于破裂动脉瘤所在动脉，多为单侧局限性CVS，故有载瘤动脉定位意义；而晚发性CVS多为弥散性多节段性，可为单侧或双侧，对破裂动脉瘤载瘤动脉无定位价值。

3. 脑积水　SAH引起的脑积水分近期与远期脑积水，以远期并发的正常颅压脑积水较多见，但近期并发的急性脑积水也是不可忽视的并发症。SAH后急性脑积水是指发病后1周内发生的脑积水，发生率为9%～27%，无特异性临床症状和体征，通常表现为剧烈头痛、呕吐、脑膜刺激征，并可有意识障碍。而正常颅压脑积水则为SAH的远期并发症，系脑池蛛网膜粘连致脑脊液循环受阻及蛛网膜颗粒回收脑脊液减少所致，发生率为35%左右，临床表现为进行性智能衰退，步态不稳，锥体束征或锥体外系症状，尿急甚至尿失禁。

4. 丘脑下部损害　SAH后继发脑水肿、脑血管痉挛、再出血、脑室积血等均可引起丘脑下部不同程度的损害，导致自主神经、内脏功能及代谢紊乱，临床上出现呕吐、呕血、黑便、急性肺水肿、中枢性神经障碍（潮式呼吸）、心电图改变、心律失常、血压变化、高热或大汗、高血糖、尿崩症等，使临床症状更复杂化，病情更加重。

5. 脑梗死　SAH并发脑梗死见于SAH后迟发性CVS时，CVS程度重引起局部血流量小于18～20mL/100g脑组织，且持续时间过长时可导致脑梗死，个别尚可并发出血性梗死。故对SAH患者伴有偏瘫等病灶体征或意识障碍者，应及早做CT检查。

6. 癫痫　SAH并发癫痫发生率10%～20%，大发作多见，少数不局限性或精神运动性发作。其发生原因与SAH后弥散性脑血管痉挛、脑血流降低、脑缺氧、脑血肿及病变血管的直接刺激等有关。癫痫发作可作为SAH首发症状，应引起注意。

三、辅助检查

蛛网膜下隙出血（SAH）时，电子计算机断层扫描（CT）、数字减影脑血管造影（DSA）、磁共振成像（MRI）、磁共振血管造影（MRA）、经颅多普勒超声（TCD）、局部脑血流测定（CBF）、正电子发射断层扫描（PET）、单光子核素断层显像（SPECT）及腰穿刺脑脊液检查等，从各自不同角度对SAH及其并发症的诊断有帮助。

1. CT　是诊断SAH快速、安全和阳性率较高的检测方法，目前已成为诊断SAH的首选辅助检查。SAH时CT可显示脑池、脑裂、脑沟局部或广泛性高密度。出血量大则在脑池形成高密度铸型。对SAH合并脑内血肿、脑室积血、脑积水、硬膜下血肿等并发症均能清晰显示，此外，CT增强扫描有可能显示大的动脉瘤和脑血管畸形。

2. MRI 目前已成为诊断 SAH 的重要检测方法。与 CT 相比,其优缺点是:①MRI（MRA）可直接显示动脉瘤影像,尤其对于造影剂难以充盈的血栓性动脉瘤。②对脑血管畸形在显示血管结构方面亦优于 CT。③在显示脑血管造影不能发现的隐匿性脑血管畸形方面,明显优于 CT。但在显示并发的颅内血肿方面,CT 优于 MRI。此外在价格方面 MRI 明显高于 CT。

3. 脑血管造影、DSA 与 MRA 脑血管造影特别是全脑血管造影是显示颅内动脉瘤、脑血管畸形最好的方法。它可将动脉瘤的大小、数量、形态、痉挛及出血等情况都显示出来;对血管畸形亦能清晰显示,但由于脑血管畸形血循环快,常规的脑血管造影方法有时捕捉不到良好的摄片,不如 DSA 图像清楚。但 DSA 对颅内动脉瘤由于受颅骨的干扰及血管口径细小,其分辨力不如通常脑血管造影灵敏,然而对术后的动脉瘤和血管畸形检查血管分布情况、通畅情况及手术是否彻底等有独特的优点。MRA 是直接显示脑血管的一种无创性检测方法,对直径 0.3 ~ 1.5cm 动脉瘤的检出率可达 84% ~ 100%。但目前 MRA 尚不能取代脑血管造影,其主要原因是空间分辨率较差。

4. 腰椎穿刺 长期以来腰椎穿刺是诊断 SAH 的主要手段,但此法容易造成误伤的混淆和偶发脑疝的危险。如今已逐渐被 CT 取代,但尚不能完全取代,因为尚有小部分 SAH 患者,CT 及 MRI 在发病后可无阳性所见,对 CT 阴性的可疑病例,腰椎穿刺仍是重要的补充检查手段;50% 的 SAH 在发病 1 周后 CT 亦可无阳性所见,而 MRI 价格昂贵且不普及,对发病 1 周后的 SAH,腰椎穿刺仍是诊断的重要手段。

5. 局部脑血流测定（CBF） 可做手术后预后判定指标;SAH 时 CBF 大多下降,如降低明显,则手术宜延期。

6. 正电子发射断层扫描（PET）、单光子核素断层显像（SPECT）及脑血管多普勒超声（TCD）可用于 SAH 并发血管痉挛的诊断和预后判断。

四、诊断、鉴别诊断要点

1. 诊断要点 不论何种年龄,突然出现剧烈头痛、呕吐和脑膜刺激征,应高度拟诊蛛网膜下隙出血。腰穿脑脊液呈均匀一致血性、CT 扫描发现蛛网膜下隙有出血高密度影,则可确诊。对于老年人症状不典型时,应及时进行 CT 扫描和腰穿检查,及早确诊。

2. 临床上需要鉴别的疾病有 如下所述。

（1）脑出血:往往也可出现头痛、呕吐,但神经系统局灶征更为明显,脑膜刺激征则较轻。

（2）偏头痛:也可出现剧烈头痛、呕吐,甚至可有轻偏瘫,但一般情况较好,病情很快恢复。

（3）颅内感染:各种类型的脑炎和脑膜炎,可出现类似蛛网膜下隙出血的症状、体征,如头痛和脑膜刺激征等,但有引起感染的病史和体征。

五、治疗

急性期的治疗原则是积极防止继续出血,降低颅内压,防止继发性脑血管痉挛,减少并发症,寻找出血原因,治疗原发病,防止复发。

1. 一般处理 绝对卧床休息至少四周,避免搬动和过早离床。避免用力大小便,必要时可给以通便剂或留置导尿,防止剧烈咳嗽。头痛、兴奋或情绪激动时给予镇静止痛剂。维持血压稳定,有癫痫发作者应给予抗癫痫药物。长期卧床者,应预防压疮和深静脉血栓的发生。

2. 脱水治疗 常用甘露醇、呋塞米等。

3. 止血及防止再出血 常用药物:①氨甲苯酸:能直接抑制纤维蛋白溶酶。每次 100 ~ 200mg 加入 5% 葡萄糖液或生理盐水中静脉滴注,每日 2 ~ 3 次,依病情决定用药时程。②6 - 氨基己酸（EACA）:4 ~ 6g 溶于 100mL 生理盐水或 5% ~ 10% 葡萄糖液中静脉滴注,15 ~ 30min 滴完,维持量为每小时 1g,1 日量不超过 20g,可连续用 3 ~ 4d。③酚磺乙胺:能增加血小板数量,促使其释放凝血活性物质。每次 250 ~ 500mg 加入 5% 葡萄糖液或生理盐水中静脉滴注,也可肌内注射,每日 1 ~ 3 次依病情决定用药时程。④巴曲酶：具有凝血酶及类凝血酶作用。急性出血时，可静脉注射，每次 2 克氏单位（KU），5 ~ 10min 生效，持续 24h。非急性出血或防止出血时，可肌肉或皮下注射，一次 1 ~ 2KU，20 ~ 30min 生效，持续 48h。用药次数视情况而定，1 日总量不超过 8KU。⑤卡巴克洛：能增加毛细血管对损伤的抵抗力，降低毛细血管的通透性。每次 5 ~ 10mg，肌内注射或静脉注射，每日 2 ~ 4 次。依病情决定用药时程。

4. 防止脑动脉痉挛　早期应用钙离子拮抗剂尼莫地平 20 ~ 40mg，每日 3 次，连用 3 周以上。

5. 治疗脑积水　发生急性阻塞性脑积水者，应积极进行脑室穿刺引流和冲洗，清除凝血块。同时应用脱水剂。

6. 病因治疗　是防止再出血的有效措施。蛛网膜下隙出血病因明确后，应进行针对性处理。动脉瘤或脑血管畸形者，可视具体情况行介入或手术治疗。

（侯秀伟）

第五节　高血压脑病

高血压脑病是一种暂时性急性脑功能障碍综合征。各种原因所致的动脉性高血压，均可引起高血压脑病。目前仍公认高血压脑病是急性脑血管病的一个类型。近年来由于对高血压的诊断越来越重视和抗高血压药物的不断发展，这一综合征已日益少见。

一、概述

高血压脑病常见于原发性恶性高血压、急性或慢性肾小球肾炎、妊娠期高血压疾病，也可见于嗜铬细胞瘤、库欣综合征、长期服用降血压药突然停药后、长期服用单胺氧化酶抑制剂（抗抑郁剂）同时服用酪胺（奶油和各种乳酪）等引起的血压增高。发病前有过度劳累、神经紧张或情绪激动的诱发因素。

高血压脑病的发病机制尚未完全清楚。可以肯定的是与动脉血压增高有关，当血压急剧升高时，脑的小动脉发生痉挛、造成血液循环障碍，组织缺血缺氧。而后通过自动调节机制，使脑的血液供应在一定范围内得到纠正。当血压继续恶性升高时，自动调节机制破坏，脑血管完全扩张，血流量增加，造成过度灌注，血管内液体外渗，迅速出现脑水肿和颅内压增高，毛细血管壁变性坏死，点状出血及微梗死，而产生脑功能全面障碍的症状。

二、病理

高血压脑病脑实质最具特征性的变化是表面或切面可见瘀点样或裂隙状出血及微梗死灶。脑血管特征性改变是脑内细小动脉节段性、局限性纤维性样坏死；非特征性的改变有脑内细小动脉透明样变性、中层肥厚，大中动脉粥样硬化等，还可见小动脉及毛细血管内微血栓形成。高血压脑病时，脑组织水分增加，冠状切面上见有水肿表现，白质常为淡黄色。显微镜下可见神经组织水肿明显，并有大片脱髓鞘改变。可见神经胶质瘢痕形成。

三、临床表现

临床多见于既往有血高压病史者，可有如下症状和体征：①发病年龄较宽，小儿到老年均可罹患本病。根据年龄的不同而见于不同的原发病，小儿多有急性肾炎，青年孕妇多有子痫，恶性高血压多见于30 ~ 50 岁壮年。②急性起病，病情在 12 ~ 48h 达高峰，发病时常有血压急剧升高。以往血压相对正常者，血压突升至 24.0kPa/16.0kPa（180/120mmHg）时即可发病。慢性高血压者，可能在 [（30.7 ~ 33.3）/（16.0 ~ 20.0）kPa] [（230 ~ 250）/（120 ~ 150）mmHg] 以上才会发病。③全脑症状以剧烈头痛、抽搐和意识障碍三联征为主要表现，常伴有恶心、呕吐、烦躁不安或意识模糊、定向障碍、反应迟钝等症状。局灶症状可有短暂视力障碍、偏瘫、偏身感觉障碍和失语等。严重者可死亡。④可有原发病症状，肾炎者常有水肿、血尿、少尿和无尿，子痫者常伴有水肿和高血压等。⑤眼底检查可见视盘水肿，视网膜上有焰状出血及渗出，动脉痉挛变细等。

四、辅助检查

1. 腰穿 可见脑脊液压力升高或正常，蛋白轻度增高，偶有白细胞增多或有少量红细胞。

2. TCD 检查 可因血管痉挛而检测到血流速度改变。

3. CT 检查 可见脑水肿，双侧半球的密度减低，脑室变小，其他结构和位置正常。

4. MRI 可见半球有 T_2 高信号。CT 和 MRI 的改变于几周内完全恢复正常，可与脑梗死和脱髓鞘鉴别。

五、诊断

中青年患者，有高血压或能引起血压增高的其他疾病病史，血压急剧增高以舒张压增高为主，突发剧烈头痛、抽搐和意识障碍，心率慢及心绞痛、心力衰竭。并能通过 CT 或 MRI 除外其他脑血管病，应考虑本病。

六、鉴别诊断

本病需与脑出血、脑梗死及蛛网膜下隙出血鉴别。高血压脑病患者若及时降低血压，症状和体征很快恢复正常。而脑出血、脑梗死及蛛网膜下隙出血除症状不能很快恢复外，还有其特异的影像学或腰椎穿刺的改变。此外，既往有肾性高血压患者应与尿毒症脑病鉴别，有糖尿的患者应与糖尿病昏迷或低血糖（及胰岛素后）昏迷鉴别。

七、治疗

本病发病急、变化快，易发生脑疝、颅内出血或持续抽搐而死亡，需尽快采取以下治疗措施。

（一）迅速控制血压

应使血压尽快降至 160/100mmHg（21.28/13.3kPa）左右或接近患者平时血压水平。但血压不宜降的太低，以免脑、心供血障碍而发生梗死。

1. 硝普钠 直接松弛周围血管，降低外周阻力。常用 50mg 加入 5% 葡萄糖 500mL 中静滴，初速在 50μg/min，逐步加量致血压降至需要水平，最大量为 400μg/min。此药作用快，维持时间短暂，须在监护下缓慢静脉滴注，根据血压情况调整用量。

2. 利舍平 1~2mg 肌内注射，每日 1~3 次。注射后 1.5~3.0h 才显示降压效果。重症患者不应作为首选。

3. 硫酸镁 常用 25% 硫酸镁 10mL 深部肌内注射，6~12h 可重复肌内注射 1 次。重症患者不应作为首选。

4. 压宁定 将 12.5~25.0mg 注射剂加入 10mL 生理盐水或葡萄糖溶液中静脉注射，观察血压变化，15min 后如必要可重复注射 12.5mg。为了维持疗效或缓慢降压的需要，可将本药注射剂溶解在生理盐水或葡萄糖溶液中静脉点滴，滴速一般为 100~400μg/min。

当血压下降至需要水平后，可口服降压药物控制血压，以免血压再度升高。

（二）减轻脑水肿、降低颅内压

可用 20% 甘露醇 250mL 快速静脉滴注，每 6~8h 一次，也可用 10% 甘油 500mL 静脉滴注或肌内注射呋塞米等。

（三）制止抽搐

抽搐严重者首选安定 10mL 静脉缓慢注射。亦可使用苯巴比妥钠、副醛、苯妥英钠等。

（四）治疗原发病

对有心肾病变应者应予相应治疗。妊娠期高血压疾病应及早终止妊娠。

（侯秀伟）

第六节 脑动脉炎

一、钩端螺旋体脑动脉炎

钩端螺旋体（以下简称钩体）脑动脉炎（leptospiral cerebral arteritis）为钩体病感染最多见的一种严重后发脑血管疾病。钩体感染导致神经系统受累的发生率为 0.86%～20.0%，而钩体脑动脉炎占其中 10% 左右，可无明显、典型急性钩体感染病史，常于钩体病流行数月后发病。

（一）病因及病理生理

钩体脑动脉炎的病因无疑与钩体感染直接相关。其发病机制有钩体直接损害（动脉壁发现钩体及其 L 型）及免疫机制两种学说，或称二者共存。主要侵犯颈内动脉末端，大脑前、中、后动脉的起始端，椎－基底动脉颅内段及其分支的近心端。受累动脉内膜呈同心圆样增厚，外膜、中膜有少量炎细胞浸润，管壁尚可发现钩体及其 L 型，病变呈节段性损害，致管壁粗细不均、管腔狭窄不匀，甚而造成闭塞而导致脑缺血、脑梗死、脑软化、脑萎缩；病变附近毛细血管可代偿增生成异网状。

（二）诊断

1. 症状 如下所述：

1）多见于儿童及青少年患者，发病数占 80%～85%。患者来自钩体病疫区或有疫源接触史。

2）急性起病：常呈卒中样起病或呈进行性加重（2d 至 2 周）后达高峰，部分患者可呈 TIA 样发作，左右反复交替。

3）约 1/3 患者有前驱症状：头晕、头痛、乏力、低热、嗜睡、迟钝、性格改变、抽搐、发作性瘫痪等。

4）常见症状：与病损部位、程度、性质及侧支循环密切相关。主要有：

（1）瘫痪：可有单瘫、偏瘫、双偏瘫、双上肢或双下肢瘫，但以偏瘫及双偏瘫为多见，少数患者有假性前臂肌肉周围性瘫痪。

（2）失语：可出现运动性、感觉性及混合性失语，以运动性失语为多见。

（3）癫痫发作：1/3 患者呈现有多类型癫痫发作，如全身性、部分性发作及持续癫痫发作，部分患者呈间脑发作、肌强直性发作。

（4）多动症：10% 患者有一侧或双侧肢体呈舞蹈样或扭转指画样动作。

（5）精神症状：早期兴奋，烦躁不安，个别出现幻觉、妄想等类精神分裂症表现；晚期出现反应迟钝、情感淡漠、幼稚、人格改变。

（6）意识障碍：多数患者意识清楚，部分患者病程中可有嗜睡、昏睡、意识蒙眬，少数患者晚期呈去大脑皮质状态或昏迷。

（7）智能障碍：多为晚期表现，如记忆力、计算力、理解、判断、定向力等障碍。

（8）颅高压症状：头痛、呕吐、视物模糊等。

（9）椎－基底动脉病损症状：眩晕、眼震、吞咽困难、言语讷吃、构音不良、行动不稳、呛咳、反窜等症状。

2. 体征 如下所述：

（1）脑神经受损征：有眼球运动障碍。核间性或核上性眼肌麻痹、中枢或周围性面、舌瘫，真性或假性延髓麻痹征及偏盲、失明。

（2）运动障碍：可呈现偏瘫、单瘫、双偏瘫、交叉瘫征或假性周同性瘫痪征，共济失调、协同不能、多动或少动等锥体、锥体外系、小脑受损病征。

（3）感觉障碍：可出现偏身感觉障碍、交叉感觉障碍等。

（4）其他：颅高压症常见有眼底视盘水肿。脑出血型可现脑膜刺激征。

（三）实验室检查

1. 血液　可有中性粒细胞或嗜酸粒细胞增高，血沉呈轻度增快，血黏度及血小板聚集力增加，血清钩体免疫试验（补体结合、显凝试验）阳性，钩体 L 型培养可呈阳性。

2. 脑脊液　颅高压型有压力增高，1/3 患者白细胞轻度增高，出血型可含红细胞，糖、氯化物多正常。钩体免疫试验呈阳性，免疫球蛋白增高（IgM），钩体 L 型培养亦可呈阳性。

（四）特殊检查

1. TCD　提示病区血流量降低及血管狭窄、闭塞性异常血流。

2. SPECT、PET　可发现病损区脑血流、脑代谢密度改变。

3. 脑血管造影　可见脑底大动脉（C_1、C_2、C_3，M_1、M_2、A_1、A_2、P_1、P_2）及椎动脉、基底动脉颅内段与其分支起始部呈炎性改变，管腔狭窄，内膜粗糙，甚而闭塞不通，末梢不显影，附近可见异网血管呈烟雾状。

4. CT 及 MRI　可见有脑梗死灶、脑萎缩或蛛网膜下隙出血改变。

（五）鉴别诊断

1. 脑炎　常伴发热及意识障碍。流行性乙型脑炎有一定的季节性及特有的流行规律。病毒性脑炎以青壮年为多，发病前多有感染史，且精神症状、意识障碍明显，病情无起伏性，体征不符合血管病规律，脑血管造影无脑动脉炎改变，血清学特异性抗体检查可有助于鉴别。

2. 感染性脑动脉炎（结核、化脓菌、梅毒、真菌）　临床可查获相应的疾病特征，如结核、梅毒、化脓感染的病史及症候，且多伴相应脑膜及脑实质炎性改变，特异性血清免疫反应有助诊断。

（六）治疗

1）病因治疗

（1）青霉素治疗

A. 常规用量为 40 万 ~ 80 万 U，肌内注射，2 次/d，成人总量为 2 400 万 ~ 3 000 万 U，儿童为 1 500 万 ~ 2 000 万 U。从小剂量开始，以防赫氏反应发生，对青霉素过敏者可选用庆大霉素、金霉素或氯霉素。

B. 大剂量治疗：青霉素对 L 型钩体治疗无效，小剂量尚可诱导原型钩体成 L 型钩体而致病，如早期大剂量应用青霉素，并联合应用广谱作用于细胞质的抗生素，则可防止诱导成 L 型钩体。

（2）庆大霉素：0.2 万 ~ 0.5 万 U/kg，静脉滴注，1 次/d，共 10 ~ 20d。

（3）铋剂（次水杨酸铋）：2mL，肌内注射，每 5d 1 次，共 5 次。

（4）碘剂（10% 碘化钾）：5 ~ 10mL，3 次/d，共 1 个月。尚可用 12.5% 碘离子透入。

（5）甲硝唑：15 ~ 20mg/kg，静脉滴注，1 次/d，共 10 ~ 12d；再 7.5 ~ 12.5mg/（kg·d）分次口服，共 10d。本药可透过血 - 脑屏障，且对 L 型钩体亦有效。

2）激素治疗

（1）氢化可的松：100 ~ 200mg，置 5% ~ 10% 葡萄糖溶液中，静脉滴注，1 次/d。

（2）地塞米松：5 ~ 10mg，静脉滴注，1 次/d，共 20d。

（3）泼尼松：10 ~ 20mg，3 次/d。

3）扩血管药、抗血小板药、改善微循环药及脑代谢复活剂。

4）中医药治疗：中医药治疗依辨证论治给药，初期肝阳亢盛宜用天麻钩藤饮加减；风痰阻滞宜用涤痰汤加减。恢复期多为气虚血瘀，宜用补阳还五汤或十全大补丸。中医药治法甚多，但均以活血化瘀、通络为主。

5）对症治疗：脱水、止痛、抗抽搐、制动及抗精神症状疗法应依据病情选用。出血型按出血性脑血管病治疗。

6）其他：针灸、电针、头针、头部超声波、推拿、按摩、理疗、医疗体育、量子血、高压氧等治疗方法可酌情单独或联合选用。良好的护理及支持基础治疗甚为重要。

二、颞动脉炎

颞动脉炎（temporal arteritis）是一种亚急性炎症性血管病，为全身性全层性动脉炎症，好发于颅部动脉，故又称颅动脉炎。按解剖学分类而命名，因以表浅的颞动脉常见，故名颞动脉炎。其受累血管各层有肉芽肿及巨细胞反应，又称为 Horton 巨细胞性动脉炎。预后一般良好。

（一）病因及病理生理

病因尚不十分清楚，目前一般认为属结缔组织疾病，与自身免疫反应有关，好侵犯颞动脉，并常波及视网膜中心动脉、面动脉，动脉壁三层均受损；内膜损害较重，早期见淋巴细胞浸润，以后浆细胞、多核巨细胞浸润，内弹力层断裂，中膜被结缔组织替代，外膜有炎细胞浸润、神经纤维受损，致其受损动脉壁变硬、增粗，管腔狭窄或闭塞，脑动脉受累亦可发生脑梗死。并可伴多系统受损。

（二）诊断

1）症状

（1）好发于中老年人：绝大多数患者发生于 55 岁以上，65 岁以上更为常见，女性多于男性。

（2）起病：呈亚急性或急性发病。

（3）常见症状

A. 全身症状：低热、寒战、多汗、厌食、无力、贫血、恶心、呕吐、体重减轻、精神不佳等。

B. 系统症状：全身疼痛，呈胀痛、跳痛或烧灼样痛，头痛多位于颞额头皮，多发性肌肉及关节疼痛，以肩、颈、髋部为重，且夜间重，晨起发僵。

C. 眼症状：多因缺血性眼动脉炎及视网膜中心动脉炎所致，常表现为疼痛、畏光、复视、视物模糊，甚而呈一过性或持久性黑矇。

D. 神经症状：因患脑动脉炎所致，可表现为颈动脉系受侵犯的偏瘫、偏身感觉障碍或椎–基底动脉系的眩晕、复视、共济失调、行动不稳。

2）体征

（1）低热：体温常在 38℃左右。

（2）颞动脉变粗变硬，局部肿胀，血管迂曲，搏动减弱且有压痛。

（3）受累肌肉、关节有压痛及叩痛。

（4）眼、脑动脉受累可发现眼底及视力改变，偏瘫征、脑神经受损等缺血性脑梗死征。

（5）少数患者可伴有心、肾、肺等内脏受损征。

（三）实验室检查

1. 血常规　贫血，少数患者中性粒细胞增高。

2. 血生化检查　CRP 增高，γ 及 α 球蛋白升高，类风湿因子、抗核抗体呈阳性，碱性磷酸酶、AST 增高，肝功能异常。

3. 血沉增快　大于 50mm/h，常大于 75mm/h，CRP 升高较血沉更为敏感，尤其是当血沉正常或轻度增高时。

4. 脑脊液　蛋白、细胞轻度增加。

（四）特殊检查

1. 脑 CT、MRI 及 TCD 检查　有助于发现颅内缺血性脑血管病变。

2. 浅表闭塞血管活检　可获确诊。

（五）鉴别诊断

1. 偏头痛　偏头痛多见青年女性，头痛为发作性，历时数小时到 1d，间歇期正常，多有家族史，无颞动脉局部征象及全身多处疼痛征。

2. 三叉神经痛　三叉神经痛中老年女性多见，但疼痛剧烈，发作历时短暂，呈刀割样、闪电样疼痛，进食、饮水、说话可诱发，并有扳机点可发现，疼痛与三叉神经分布相符合，并无颞动脉局部损征。

3. 结节性多动脉炎　本病呈慢性进行性发展，受累血管以小动脉之肌层为主，内为白细胞浸润而非巨细胞浸润，可伴多脏器多发性微血管栓塞或微血管瘤病变。

4. 闭塞性血栓性脉管炎　本病多见于下肢，常伴血栓形成，静脉亦可受累，以青壮年男性好发，具四肢远端动脉缺血性症状、体征，如肢端麻木、疼痛、苍白、青紫、脉搏搏动变小或无脉。

（六）治疗

1. 肾上腺皮质激素治疗　本病为自限性疾病，一般预后良好，对皮质激素有良好反应，一般使用激素治疗 1~2d 后头痛出现改善，血沉、CRP 亦随之下降，如治疗反应不明显，需考虑其他疾病。常用：①地塞米松：10~20mg，置生理盐水 250~500mL 中，静脉滴注，1 次/D，共用 3~4 周，逐渐减至口服，维持 3~6 个月，视病情减量及停药。②泼尼松：10~20mg，3 次/d，如视力障碍明显，可按 40~50mg/（kg·d）用药，逐减至维持量，可持续用至 1.0~1.5 年。

2. 手术治疗　如下所述：

（1）手术切除病变动脉。

（2）血管周围交感神经封闭、切除术。

3. 对症处理——止痛疗法　如下所述：

（1）一般止痛剂：①颅痛定（罗通定，rotundine）30~60mg，3 次/d。②吲哚美辛（indomethacain）25mg，3 次/d。③强痛定（布桂嗪，AP-237）60mg，3 次/d；50mg，皮下注射。④布洛芬（ibprofen）0.2g，3 次/d。

（2）局部麻醉止痛剂：①普鲁卡因（procaine）用 0.5%~2.0% 溶液，5~10mL，局部注射。②利多卡因（lidocaine）0.5%~1.0% 溶液局部浸润。

4. 理疗　可选用一定能量和频谱的电磁波、超声波、激光，可达到抗炎、止痛作用。

5. 中医中药、针灸　可按辨证施治或活血化瘀、疏通经络进行治疗。针灸可选用太阳、阳白、合谷、外关等穴。

三、结节性多动脉炎

结节性多动脉炎（polyartertis nodosa，PAN）是一种累及多脏器的炎性血管病，主要侵犯中小动脉，多发生于 20~40 岁，男女之比为（2~4）：1。内脏、肌肉、神经内营养血管最易受损，其次为皮肤。

（一）病因及病理生理

本病病因目前认为可能为病毒感染激发的自身免疫性疾病或为一些药物及异体蛋白致使机体发生过敏反应、血液循环中免疫复合物沉积于血管壁中引起的一种血管炎。病理上为类纤维索性坏死性全层血管炎，内膜增生变厚，管腔变窄，中层玻璃样变；外层纤维组织结节状增生，并可形成微小血栓或微小动脉瘤，从而可导致脑梗死或脑、蛛网膜下隙出血。

（二）诊断

1. 症状　如下所述：

1）各年龄均可发病，高峰期为 30~40 岁，男性多于女性。

2）起病：常呈急性、亚急性或慢性起病，但均呈进行性发展。

3）全身症状：发热、头晕、头痛、无力、出汗、消瘦、心悸、关节肌肉疼痛、水肿、精神不振。

4）内脏损害症状：①肾脏：如腰痛、血尿。②呼吸系统：如哮喘、咯血。③消化系统：如恶心、呕吐、腹泻、呕血。④心血管系统：如高血压、心绞痛。

5）神经系统症状

（1）中枢神经症状

A. 脑部症状：有两种表现。弥散脑症状：为脑、脑膜血管广泛受累所致，常表现为头痛、视物模糊、癫痫发作、意识障碍等。局灶脑症状：为脑部部分血管受损，表现为偏瘫、失语、局限性癫痫等。此外，尚可出现精神症状。

B. 脊髓症状：可表现为双下肢或四肢感觉、运动障碍及大小便功能失控。

（2）周围神经症状：可呈单一或多发性周围神经病损症状，主要表现为四肢远端感觉、运动障碍。脑神经较少受累。

6）其他：眼部症状常有视物模糊、复视、失明。

2. 体征　如下所述：

（1）全身一般体征：贫血貌、精神萎靡、体温增高等。

（2）皮肤体征：可有紫癜、红斑、皮下结节、网状青斑、溃疡、坏疽等。

（3）关节肌肉：关节肌肉压痛，活动时加重，晚期可有肌肉萎缩。

（4）神经系统体征：可有偏瘫、截瘫、四肢瘫、单瘫征，颅内压增高征、脑膜刺激征及大小便障碍、周围神经受损征。

（5）眼部体征：视网膜血管受损表现为渗出、出血、中心动脉阻塞、视神经萎缩；脉络膜、虹膜炎以及因脑动脉受损所致的眼内外肌麻痹；视神经受损等所致的视力、视野、瞳孔舒缩异常。

（6）其他：内脏受损，如心、肺、肝、肾等受累的相应体征。

（三）实验室检查

1. 血液　贫血，白细胞增多，血小板数增高；血浆免疫球蛋白如 IgG 增高，部分患者血 HBsAg 呈阳性；肝、肾功能异常、血沉增快。

2. 尿　因肾受损而表现血尿、蛋白尿及管型尿。

3. 脑脊液　因病损性质而有脑压升高，蛋白升高，白细胞、红细胞增多。

（四）特殊检查

1. 电生理检查　视病情选行肌电图、脑电图、脑地形图、诱发电位、心电图等检查，可见相应阳性结果。

2. 血管造影、血流动力学检查　可查获脑、眼、肾等受累血管的形态及功能异常。

3. 影像学检查（X 线、CT、MRI）　可发现肺部病损征及脑部出血或梗死灶。

4. 活体组织检查　可选择病损组织，如皮下结节、肌肉、神经、肾、肝、脑等活检可以确诊。

（五）鉴别诊断

1. 结缔组织疾病　常有明显的风湿样结节、血清类风湿因子滴度增高及其临床特点可以区别。

2. 系统性红斑狼疮　活动期有血清免疫球蛋白增高或混合性冷凝球蛋白增高。此外，尚有抗糖脂抗体、抗心脂素抗体阳性。伴发肾病活动期，血清补体下降。

3. 巨细胞动脉炎　本病不出现肾小球炎、周围神经受损及皮肤结节。

4. 药物过敏性血管炎　有药物过敏史，常影响肺，少见胃肠症状，沿血管无结节。

（六）治疗

1. 肾上腺皮质激素治疗　本病为自限性疾病，一般预后良好，对皮质激素有良好反应，一般使用激素治疗 1～2d 后头痛出现改善，血沉、CRP 亦随之下降，如治疗反应不明显，需考虑其他疾病。常用：①地塞米松：10～20mg，置生理盐水 250～500mL 中，静脉滴注，1 次/d，共用 3～4 周，逐渐减至口服，维持 3～6 个月，视病情减量及停药。②泼尼松：10～20mg，3 次/d，如视力障碍明显，可按 40～50mg/（kg·d）用药，逐减至维持量，可持续用至 1.0～1.5 年。

2. 手术治疗　如下所述：

（1）手术切除病变动脉。

（2）血管周围交感神经封闭、切除术。

3. 对症处理——止痛疗法　如下所述：

（1）一般止痛剂：①颅痛定（罗通定，rotundine）30～60mg，3次/d。②吲哚美辛（indom-ethacain）25mg，3次/d。③强痛定（布桂嗪，AP－237）60mg，3次/d；50mg，皮下注射。④布洛芬（ibprofen）0.2g，3次/d。

（2）局部麻醉止痛剂：①普鲁卡因（procaine）用0.5%～2.0%溶液，5～10mL，局部注射。②利多卡因（lidocaine）0.5%～1.0%溶液局部浸润。

4. 理疗　可选用一定能量和频谱的电磁波、超声波、激光，可达到抗感染、止痛作用。

5. 中医中药、针灸　可按辨证施治或活血化瘀、疏通经络进行治疗。针灸可选用太阳、阳白、合谷、外关等穴。

（杨朝燕）

第七节　颅内动脉瘤

颅内动脉瘤是引起自发性蛛网膜腔出血最常见的原因。

一、临床表现

（一）发病年龄

多在40～60岁，女多于男，为3：2。

（二）症状

1. 动脉瘤破裂出血　主要表现为蛛网膜下隙出血，但少数出血可发生于脑内或积存于硬脑膜下，分别形成脑内血肿或硬膜下血肿，引起颅内压增高和局灶性脑损害的症状。颅内动脉瘤一旦出血以后将会反复出血，每出一次血，病情也加重一些，死亡率也相应增加。

2. 疼痛　常伴有不同程度的眶周疼痛，成为颅内动脉瘤最常见的首发症状；部分患者表现为三叉神经痛，偏头痛并不多见。

3. 抽搐　比较少见。

4. 下丘脑症状　如尿崩症、体温调节障碍及脂肪代谢紊乱。

（三）体征

1. 动眼神经麻痹　是颅内动脉瘤所引起的最常见的症状。可以是不完全的，以眼睑下垂的表现最为突出。

2. 三叉神经的部分麻痹　较常见于海绵窦后部及颈内动脉管内的动脉瘤。

3. 眼球突出　常见于海绵窦部位的颈内动脉瘤。

4. 视野缺损　是由于动脉瘤压迫视觉通路的结果。

5. 颅内血管杂音　不多见，一般都限于动脉瘤的同侧，声音很微弱，为收缩期吹风样杂音。

二、辅助检查

（一）腰穿

腰穿用于检查有潜在出血的患者，或临床怀疑出血而CT蛛网膜下隙未见高密度影患者。

（二）影像学检查

1. 头颅CT　在急性患者，CT平扫可诊断90%以上的出血，并可发现颅内血肿、水肿，脑积水。

2. 头颅 MRI 和 MRA   可提供动脉瘤更多的资料。可作为脑血管造影前的无创伤筛选方法。

（三）脑血管造影

脑血管造影在诊断动脉瘤上占据绝对优势，可明确动脉瘤的部位和形状，评价对侧循环情况，发现先天性异常以及诊断和治疗血管痉挛有重要价值。

三、诊断

既往无明确高血压病史，突然出现自发性蛛网膜下隙出血症状时，均应首先怀疑有颅内动脉瘤的可能，如患者还有下列情况时，则更应考虑颅内动脉瘤可能。

（1）有一侧动眼神经麻痹症状。

（2）有一侧海绵窦或眶上裂综合征（即有一侧 Ⅲ、Ⅳ、Ⅵ 等颅神经麻痹症状），并有反复大量鼻出血。

（3）有明显视野缺损，但又不属于垂体腺瘤中所见的典型的双颞侧偏盲，且蝶鞍的改变不明显者，应考虑颅内动脉瘤的可能，应积极行血管造影检查，以明确诊断。

四、鉴别诊断

（一）颅内动脉瘤与脑动静脉畸形的鉴别（表 8 - 3）

表 8 - 3   颅内动脉瘤与脑动静脉畸形的鉴别

	颅内动脉瘤	脑动静脉畸形
年龄	较大，20 岁以下，70 岁以上少见，发病高峰为 40 ~ 60 岁	较小，50 岁以上少见，发病高峰 20 ~ 30 岁
性别	女多于男，3：2	男多于女 2：1
出血症状	蛛网膜下隙出血为主，出血量多，症状较重，昏迷深、持续久，病死率高	蛛网膜下隙出血及脑内出血均较多，脑脊液含血量相对较少，症状稍轻，昏迷较浅而短，病死率稍低
癫痫发作	少见	多见
动眼神经麻痹	多见	少见或无
神经功能障碍	偏瘫、失语较少	偏瘫、失语较多
再出血	相对较多，间隔时间短	较少，间隔时间长
颅内杂音	少见	相对较多
CT 扫描	增强前后阴性者较多，只有在适当层面可见动脉瘤影	未增强时多数可见不规则低密度区，增强后可见不规则高密度区，伴粗大的引流静脉及供血动脉

（二）有动眼神经麻痹的颅内动脉瘤

应与糖尿病、重症肌无力、鼻咽癌、蝶窦炎或蝶窦囊肿、眼肌麻痹性偏头痛、蝶骨嵴内侧或鞍结节脑膜瘤及 Tolosa - Hunt 综合征鉴别。

（三）有视觉及视野缺损的颅内动脉瘤

应与垂体腺瘤、颅咽管瘤、鞍结节脑膜瘤和视神经胶质瘤鉴别。

（四）后循环上的颅内动脉瘤

应与桥、小脑角的肿瘤，小脑肿瘤及脑干肿瘤作鉴别。

五、治疗

颅内动脉瘤的非手术治疗适用于急性蛛网膜下隙出血早期，病情的趋向尚未能明确时；病情严重不允许做开颅手术，或手术需要延迟进行者；动脉瘤位于手术不能达到的部位；拒绝手术治疗或等待手术治疗的病例。

1. 一般治疗　卧床应持续 4 周。
2. 脱水药物　主要选择甘露醇、呋塞米等。
3. 降压治疗　药物降压须谨慎使用。
4. 抗纤溶治疗　可选择 6 – 氨基己酸（EACA），但对于卧床患者应注意深静脉栓塞的发生。

（杨朝燕）

第八节　脑动静脉畸形

脑动静脉畸形系指一种先天性脑血管发育异常。脑内血管呈集团状的迂回走行，动静脉之间直接沟通或吻合短路，两者之间正常的毛细血管联络结构阙如，又称脑动静脉瘘。

一、病因病理及发病机制

病因为胚胎发育异常的先天性畸形。在胚胎期脑血管胚芽演化过程中即在不同阶段发生病变。由于动脉压力大而静脉压力低，短路血流通畅，其通路日益扩大，畸形血管团的体积范围亦日增，有几条灌注动脉和引流静脉可增粗如索。畸形区的静脉压增高，远端静脉因血液回流不畅而怒张，病变区血管壁菲薄，极易破裂出血。瘘口大小不一，大型者血管畸形成团，通常有核桃大小，甚至拳头大小，可涉及 1～2 个脑叶，呈楔形或三角形。小型者肉眼难见，通常不超过 20～30mm，如米粒大小。绝大部分病变区位于幕上半球浅部，而于中线及深部较少。供血动脉以大脑中动脉为多，而颈外动脉的脑膜支及头皮动脉供血较少。

二、临床表现

1. 头痛　约 60% 的患者表现为长期慢性头痛或突发性加重，常呈搏动性，可伴有颅内杂音，低头时更明显。周期性头痛者可能与血管痉挛有关。
2. 癫痫　约 30% 的患者表现为癫痫大发作或颞叶性精神运动性发作形成。
3. 定位征　天幕上病变可进行性出现精神异常、偏瘫、失语、失读、失计算等局灶症状；天幕下病变可见眩晕、复视、眼球震颤、步态不稳及构音障碍等症状。
4. 脑水肿　约 25% 的患者出现视神经盘水肿，多继发于出血后导致的脑水肿。
5. 颅内出血　40%～60% 的患者为蛛网膜下隙出血，以 10～40 岁多发，其中约 65% 的患者发病于 20 岁以前。后颅凹动静脉畸形以蛛网膜下隙出血为首发症状者占 80% 以上。
6. 血管杂音　当病灶伸展于大脑表面时，相应头颅骨或眼眶部、颈部听诊可闻及血管杂音，压迫颈总动脉可使杂音减低或消失。
7. 单侧突眼　单侧突眼常是由于静脉压力增高，眼静脉回流不畅所致。
8. 并发症　常见的并发症有颅内动脉瘤、多囊肾、先天性心脏病、肝脏海绵样血管瘤等。

三、辅助检查

1. 头颅 X 线平片　头颅 X 线平片显示颅骨板障血管影明显，或颅骨内板局限被侵蚀而显示模糊影或骨质菲薄，脑膜中动脉沟迂曲变宽，少数病灶伴有病理性环形钙化影。
2. 脑脊液　血管未破裂前脑脊液正常，出血时脑脊液呈均匀血性。
3. 脑血管造影　依靠脑血管造影可发现畸形血管，扩张迂曲而成簇团，如有血肿则常见血管移位，有时显示来自颈外的供血动脉。
4. 脑电图　脑电图异常率占 61%。
5. CT 脑扫描　CT 脑扫描可显示大脑局限性或半球部位低密度影，必要时增强扫描。凡脑血管造影阴性而被 CT 扫描证实者，则称为隐匿性脑血管畸形。

四、诊断及鉴别诊断

（一）诊断

诊断主要依据：①青年人多发，有蛛网膜下隙出血和（或）脑出血史。②有癫痫发作史，特别是局限性癫痫，或偏头痛发作史。③有局限性神经定位征，头顶部血管杂音，单侧突眼等。④依靠脑血管造影或 CT 证实。

（二）鉴别诊断

本病主要应与偏头痛及其他病因所致的癫痫相鉴别。

五、治疗

（一）控制癫痫

选用镇静剂控制或减轻癫痫发作程度及次数，苯妥英钠 0.1g，3 次/d，或苯巴比妥 0.03g，3 次/d。

（二）出血期

出血期按急性出血性脑血管病内科治疗。

（三）病因治疗

病因治疗主要是手术治疗或血管内栓塞治疗。凡出血形成血肿者，应及时行血肿清除术，并争取同时将畸形血管切除。若仅为蛛网膜下隙出血，经内科治疗待病情稳定后，选择适当时机再施行畸形血管切除术，目的在于防止出血，控制癫痫，改善脑功能。脑动静脉畸形是由动脉与静脉构成，有的包含动脉瘤与静脉瘤，脑动静脉畸形有供血动脉与引流静脉，其大小与形态多种多样。一般部位的脑动静脉畸形，可采用手术切除病灶或微导管血管内栓塞治疗。位于重要功能区、位置特别深的脑内或巨大病灶，可采取在数字减影下动脉内栓塞的方法，以减少畸形血管病灶的血液供应，使病变减小或有利于进一步的手术切除或 γ 刀放射治疗。手术方法是先找到供应动脉，于靠近病变处夹闭切断。切勿远离病变以防阻断供应邻近脑组织的分支，然后分离畸形血管，完全分离后再夹闭引流静脉，将病变切除。对大的高血流病变应分期手术，先行人工栓塞或手术阻断供应动脉，使病变血流减低，改善周围脑血循环，1～2 周后再做病变切除。

（杨朝燕）

第九节　颅内静脉窦及静脉血栓形成

一、定义及解剖学基础

颅内静脉系统包括脑静脉和静脉窦。

（1）脑部主要的静脉分深、浅两组：以大脑外侧沟为界，大脑浅静脉分为上、中、下三组。外侧沟以上的静脉属大脑上静脉，外侧沟部位的静脉为大脑中浅静脉，外侧沟以下的静脉属大脑下静脉。浅静脉主要收集大脑半球皮质和皮质下髓质的静脉血，分别注入颅顶部上矢状窦和颅底部海绵窦、横窦、岩上窦和岩下窦等。大脑中浅静脉是最大的浅静脉，它借大交通静脉（trolard vein）与大脑上静脉吻合，通入上矢状窦；借枕交通静脉与横窦衔接。

大脑深静脉包括大脑内静脉、基底静脉等，主要收集大脑半球深部髓质、基底核、内囊、间脑、脑室脉络丛的静脉血，汇合成大脑大静脉（Galen's vein）。大脑大静脉位于胼胝体压部之下，血流注入直窦。

（2）大脑静脉窦为硬脑膜在某些部位两层分开形成的腔隙，是颅内静脉血的血流管道，又称硬脑膜窦：可分为甲、乙两组。甲组包括上矢状窦、下矢状窦、直窦、横窦、乙状窦。乙组包括海绵窦、岩上窦、岩下窦、基底静脉丛等。两组均引流入颈内静脉。颅内大的静脉窦主要如下：

上矢状窦位于大脑镰的上缘，前始自额骨的鸡冠，向后在枕骨内粗隆处与窦汇相沟通，再分流入左、右横窦。上矢状窦接受大脑上静脉分支来源的静脉血流，也与颅骨板障静脉以及属于颈外静脉系统的颅骨静脉相沟通。

下矢状窦位于大脑镰下缘的后半部，走向与上矢状窦相似，但比上矢状窦小而短，在小脑幕处直接与直窦相连。

直窦位于大脑镰与小脑幕连接处，接受来自下矢状窦、大脑大静脉的血液，向后与上矢状窦的后端融合称窦汇。

横窦是最大的静脉窦，位于枕骨内粗隆两侧，至小脑幕附着于颞骨岩部处即弯向下方。围绕颞骨乳突段呈乙字形，称乙状窦。它与颈内静脉沟通，向下通过两侧颈静脉孔出颅。乙状窦与乳突小房仅隔薄层骨板，因而在乳突炎症时可以波及乙状窦而引起血栓形成。

海绵窦位于颅中窝蝶鞍两侧，内部为小梁样结缔组织组成，形似海绵。海绵窦静脉交通广泛，它接受眼静脉、蝶顶窦、大脑中静脉和下静脉的血液，并通过岩上、下窦，与横窦、乙状窦相接，将血液导入颈内静脉。两侧海绵窦围绕垂体以环状海绵间窦相连。海绵窦外侧壁与颞叶相邻，外侧壁自上而下有动眼神经、滑车神经、眼神经和上颌神经通过。海绵窦内有颈内动脉与外展神经通过。海绵窦外下壁与三叉神经节和下颌神经相邻。面部静脉和眼静脉相交通，所以面部感染如疖可蔓延至海绵窦，引起海绵窦炎症和血栓形成，导致上述神经受压。

图8-1显示硬脑膜窦内静脉血流的方向：

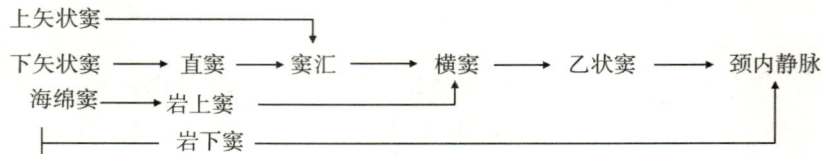

图8-1　硬脑膜窦内静脉血流的方向

颅内静脉窦及静脉血栓形成是由多种病因所导致的以脑静脉回流受阻、脑脊液吸收障碍为特征的一组特殊类型脑血管病。依病变的性质可分为感染性和非感染性，感染性静脉血栓形成又称为化脓性静脉血栓形成或血栓性静脉炎和静脉窦炎。根据血栓部位可区分为皮质静脉血栓形成、深静脉血栓形成和静脉窦血栓形成。

颅内静脉不与动脉伴行，但深浅静脉间存在广泛的吻合；局限性的或小静脉血栓形成，由于有丰富的侧支循环，临床体征可不明显，或仅有颅内压增高的表现。颅内静脉管壁薄、无弹性，静脉注入硬脑膜窦之间没有防止血液倒流的静脉瓣装置，仅在脑静脉开口于硬脑膜窦处有瓣膜起改变血流方向的作用。故当血栓使静脉窦堵塞，或影响大量侧支静脉，病因不能及时去除，病灶易于扩散，可导致一个至数个大静脉窦完全堵塞，并伴有大量侧支静脉堵塞。由于脑静脉血流回流受阻，导致脑组织瘀血、脑水肿、脑皮质和皮质下出现多发性点片状出血灶，还可出现静脉性脑梗死。

二、流行病学

既往认为颅内静脉窦及静脉血栓形成是极为罕见的重症疾病，死亡率极高。随着神经影像学的发展，尤其是 CT、MRI 和 MRV 的临床应用，为及时正确诊断提供了无创且可靠的检查手段，可早期诊断该病，现在的发病率较以前有所提高。由于颅内静脉窦及静脉血栓形成的临床表现差异很大，容易漏诊、误诊，真正的发病率还没有明确的流行病学资料。有学者估计该病占所有脑血管病的 1% ～2%。颅内静脉窦及静脉血栓形成可影响所有年龄段，婴幼儿、老年人、产妇、慢性病体弱患者易发。由于存在口服避孕药、妊娠等危险因素，20～35 岁的女性患者多见。在静脉窦血栓形成中上矢状窦、乙状窦常见，其次为海绵窦和直窦。岩上窦、岩下窦、皮层静脉以及单独的小脑静脉受累极为少见。需要注意的是：同一患者常有多个静脉窦和静脉的累及。

三、病因和发病机制

颅内静脉窦及静脉血栓形成依病变的性质可分为感染性和非感染性两大类。由于解剖结构的原因，头面部、眶部、鼻窦感染多累及海绵窦，乳突部感染多累及乙状窦。其他各种因素所致凝血机制异常、血液高凝状态或局部静脉血流郁积均可导致非炎性血栓形成。需要注意的是：许多患者具有不止一个的危险因素，即使已发现一个危险因素，还需进一步检查是否存在其他病因，特别是遗传性或获得性的凝血机制障碍。虽然目前已发现许多病因和危险因素，还有高达30%的患者未能明确病因，归为特发性血栓形成。表8-4详列可致颅内静脉窦及静脉血栓形成的具体疾病及危险因素。

表8-4　颅内静脉及静脉窦血栓形成的病因以及危险因素

一、炎性因素

1. 局灶性

直接的化脓性外伤；颅内感染：脑脓肿，硬膜下积脓，脑膜炎；中耳炎，扁桃体炎，鼻窦炎，口腔感染，局部皮肤感染

2. 全身性

细菌性：败血症，心内膜炎，伤寒，结核

病毒性：麻疹，肝炎病毒，脑炎（疱疹，HIV病毒），巨细胞病毒

寄生虫性：疟疾，旋毛虫

真菌性：曲霉菌

二、非炎性因素

1. 局灶性

颅脑损伤（开放型或闭合型，伴有或不伴骨折）；神经外科手术；脑梗死和脑出血；肿瘤（脑膜瘤，转移瘤）；蛛网膜囊肿；脑动静脉畸形；颈内静脉置管

2. 全身性

任何原因所致的严重脱水（腹泻、高热、任何癌症所致恶病质等）或休克

外科：任何手术伴有或不伴深静脉血栓形成

妇产科：妊娠和产后，口服避孕药（雌激素，孕激素）

心内科：先天性心脏病，心功能不全，安装起搏器

消化科：肝硬化，Crohn病，溃疡性结肠炎

血液科：淋巴瘤，白血病，红细胞增多症，失血性贫血，镰状细胞贫血，阵发性晚间血红蛋白尿，缺铁性贫血，凝血机制障碍：抗凝血酶Ⅲ、蛋白C、蛋白S缺乏，活化的蛋白C抵抗，弥散性血管内凝血，血浆纤溶酶原缺乏，V因子Leiden突变，凝血因子20210G to A突变，血小板增多症（原发性或继发性）

风湿科：系统性红斑狼疮，颞动脉炎，Wegener肉芽肿，Behcet病，Evan综合征，结节病

肾病科：肾病综合征

其他：新生儿窒息，雄激素治疗，L-天冬氨酸治疗

四、临床表现

由于颅内静脉窦及静脉血栓形成起病形式快慢不一，病变部位不一，病变程度不一，因此临床表现复杂多样，病程及转归各不相同，除海绵窦血栓形成，临床表现均缺乏特征性。病程小于2d的急性起病者约占30%，多见于感染、妊娠或产后；病程1月以内亚急性起病最常见，占40%～50%；慢性起病，病程大于1个月，多为炎性因素、凝血机制障碍所致。颅内静脉窦及静脉血栓形成起病的快慢与病因以及静脉侧支循环的建立有关，临床表现主要与血栓形成的部位、血栓形成的速度以及年龄、基础疾病有关。主要的、基本的临床表现可以分为以下四类。

1. 局灶性神经功能缺失和（或）部分性癫痫　局灶性神经功能缺失包括颅神经麻痹和意识障碍，任何脑部病变的表现如失语、偏瘫、偏盲、记忆障碍均可出现。颈内静脉血栓形成可致第九、第十对颅神经麻痹。有40%～50%的患者会有癫痫发作，初次发作多为局灶性癫痫，可伴有Todd瘫痪。

2. 颅内压增高症　颅内压增高症表现为头痛、视神经盘水肿、外展神经麻痹，可类似于良性颅内压增高症的表现。其中头痛是最早出现、最常见的症状，多表现为急性发作的严重、类似蛛网膜下隙出

血的疼痛，也可类似偏头痛的表现，头痛同时可完全没有局灶性神经系统体征。约有半数患者可出现视神经盘水肿。

3. 亚急性脑病　亚急性脑病指不同程度的意识障碍，不伴有局灶性或特征性的症状。脑深静脉血栓形成，累及基底节、部分胼胝体、枕叶，患者意识障碍迅速加重，出现昏迷伴传导束征，可不伴有视神经盘水肿和癫痫。

4. 痛性眼肌麻痹　尽管海绵窦血栓形成大多为急性起病，一些慢性起病的患者可表现为动眼神经、外展神经的痛性麻痹。

虽然该病有上述主要的、基本的临床表现，但部分患者症状很轻，甚至可以完全没有症状。而且由于血栓形成的部位不同，病因不同，其临床表现错综复杂，对上述症状进行鉴别诊断时要考虑本病的可能性，需仔细鉴别，避免误诊。以下分述各主要静脉窦血栓形成的表现。

（1）海绵窦血栓形成：常有副鼻窦炎或鼻窦旁皮肤严重感染，及眼眶周围、面部"危险三角"区的化脓性感染引起。海绵窦血栓形成的临床表现有其特异性，常有高热、眼部疼痛、剧烈头痛、呕吐和意识障碍。由于眶内静脉回流受阻，眼眶内软组织、眼睑、眼结膜、额部头皮往往水肿，眼球突出。由于海绵窦内有动眼神经、滑车神经、外展神经以及三叉神经眼支通过，在血栓形成时上述神经均可受累，出现海绵窦综合征，表现为眼睑下垂、病侧的眼球向各方向活动均受限制，严重时眼球正中位固定，瞳孔散大，对光反射消失，三叉神经第一支分布区感觉障碍，角膜反射消失。部分患者可出现视神经盘水肿，眼底静脉瘀血，甚至可有出血，引起视力减退，甚至失明。由于两侧海绵窦相连，单侧海绵窦血栓形成常在数日内扩展到对侧海绵窦而表现出双侧眼球突出、充血、活动受限。

（2）上矢状窦血栓形成：以非炎性多见。多见于分娩1～3周的产妇、妊娠期、口服避孕药、严重脱水、全身衰竭、恶病质等情况下。偶可由于头皮或邻近部位感染、颅脑外伤所致。起病多为亚急性，以颅内压增高症状为主。可出现头痛、呕吐等颅内压增高症，严重时出现嗜睡、精神异常或昏迷。婴儿中可表现为喷射性呕吐、颅缝分离、囟门隆起。在成人患者中视神经盘水肿可能是唯一的症状。在老年患者中，症状可能较轻微，无特异性表现，诊断困难。上矢状窦血栓扩展到脑皮层静脉，脑皮层水肿，可出现出血性梗死，出现相应的症状，如局灶性或全身性癫痫、偏瘫、失语等。

（3）横窦、乙状窦血栓形成：横窦和乙状窦解剖上紧密相连，血栓形成时多同时累及。其主要为化脓性乳突炎并发症，一侧血栓形成时可无明显的症状。在化脓性乳突炎或中耳炎患者中发生败血症就需考虑乙状窦血栓形成的可能。其主要症状为颅内压增高综合征，出现头痛、呕吐、视神经盘水肿、不同程度的意识障碍。如上、下岩窦受到影响，出现患侧三叉神经眼支、外展神经麻痹症状；血栓扩展至颈静脉，出现舌咽神经、迷走神经、副神经同时受累；极为罕见可出现血栓经窦汇或颞交通静脉扩张到上矢状窦后出现偏瘫、癫痫发作。

（4）脑静脉血栓形成：单独的皮层静脉受累罕见。多数由静脉窦血栓扩展而来。可发生在高热或严重传染病患者中。常突然起病，出现头痛、呕吐，局灶性癫痫、肢体瘫痪、感觉障碍。由于脑静脉血栓形成常为多发性，分布于脑的不同部位，临床表现错综复杂，主要表现为局灶性功能缺失，可不伴颅内压增高症。深静脉如大脑大静脉血栓形成，可导致双侧丘脑对称性梗死，可表现为淡漠、痴呆的症状，病情严重时出现高热、痫样发作、昏迷、去大脑强直，即使患者存活，多遗留有不同程度的并发症。

五、实验室检查及特殊检查

除进行生化常规检查外，对怀疑颅内静脉窦及静脉血栓形成的患者特别要进行血常规检查，了解有无外周血白细胞增高，以明确有无感染因素；血电解质测定，了解有无高钠血症；凝血功能检查，了解有无凝血机制障碍；必要时可进行蛋白S、蛋白C、抗凝血酶Ⅲ，Ⅷ因子，抗心磷脂抗体，以及因子G1691A基因突变，凝血因子G20210A基因突变检测。在急性发病疑似静脉血栓形成的患者还可检测血D_2聚体浓度，如在急性期浓度大于500ng/mL，有可疑病史，需高度怀疑该病的可能，必须予以影像学检查。

腰椎穿刺检查可明确患者是否存在颅内感染，排除脑膜炎。在颅内压增高的患者中进行腰穿可测定颅内压、适量放出脑脊液后将降低颅内压力，起到治疗的作用。但腰椎穿刺易诱发脑疝，在严重颅高压时，需充分评估检查的危险性。

脑影像学检查是目前诊断颅内静脉窦及静脉血栓形成最常用的方法，也是明确诊断首选的方法，主要包括头颅 CT、MRI、MRV 和 DSA，分述如下：

头颅 CT 是急诊室最常用的检查，通常为诊断本病最早采用的影像学方法。颅内静脉窦及静脉血栓形成的患者可出现具有诊断意义的"束带征""高密度三角征"和"空 delta 征"，但阳性率不高。"束带征"是指在 CT 平扫上，可见致密血栓形成后显示出增粗的血管条索状影，如显示出静脉窦影称"高密度三角征"。"空 delta 征"是指发病 1 个月内的 CT 增强中，由于血栓形成可显示出造影剂的充盈缺损，多见于上矢状窦血栓形成。上述特异性直接征象仅见于约 1/3 的患者，其他一些非特异性的间接征象较为常见，包括不同程度的脑水肿、多灶性常伴出血的静脉性梗死、小脑室、大脑镰和幕强化。由于头颅 CT 特异性征象出现率低，没有经验的医生难以识别，约 30% 的患者 CT 检查可以完全正常，通常不能用以确诊静脉窦血栓形成。

头颅磁共振（MRI）与磁共振静脉成像（MRV）结合是目前公认诊断和随访颅内静脉窦及静脉血栓形成的首选影像学方法，除非进行磁共振检查有禁忌证。它可以显示血栓形成后继发的脑组织病理改变及其程度，MRV 还可直接显示静脉窦和血栓本身，又能反映血栓的病理基础及演变过程，尚可用于观察治疗效果。静脉窦血栓的 MRI 表现演变可分为四期：急性期（1～5d），T_2WI 低信号，T_1WI 等信号；亚急性期（5～20d），T_1WI、T_2WI 均呈高信号；慢性期为患者出现症状 3 周后，血栓信号于所有序列均下降且信号不均；第四期（后期）特征性表现为血管再通或血栓的长期存留。其中亚急性期的高信号是较为典型的表现，而其他时期则不典型。MRV 检查可见血栓形成的直接征象和间接征象。直接征象指病变初期可见有病变的静脉窦高信号影缺失，而静脉窦血流再通时则表现为边缘欠清晰且不规则的稍低的血流信号。间接征象为梗阻远端侧支循环血管建立或其他引流静脉异常扩张、颈内静脉压升高等。

由于脑静脉解剖变异比动脉更大，判读 MRV 时必须注意如下几点，避免出现误读、误判。正常 MRV 上矢状窦、直窦、大脑大静脉、横窦、乙状窦、颈内静脉均可 100% 显示，其他小静脉或静脉窦不能完全显示，在诊断较小静脉窦血栓时要注意；横窦以右侧优势为多见，左右等势的仅占 16%，在诊断横窦血栓形成时要注意；上矢状窦横断面呈三角形，前端逐渐变细、消失，由皮层静脉代替，这需要与血栓形成相鉴别；血流间隙易与血栓形成和肿瘤侵蚀相混淆，优势侧横窦、上矢状窦、直窦和 Galen 静脉很少发现流动间隙。当在这些部位发现流动间隙时，应高度怀疑是由于病理状态引起的。

DSA 可显示静脉窦血栓形成的部位、范围，以及静脉异常回流和代偿循环的情况，具有目前 CT 和 MRI 甚至 MRA 所不能替代的作用。对 MRV 显示较少的下矢状窦、大脑大静脉及大脑内静脉等较小静脉窦及静脉血栓的诊断还是存在一定的优势。但是 DSA 不能显示血栓本身，亦不能显示静脉窦血栓形成继发的脑组织的病理改变及其程度。操作具有创伤性并可能加重患者的颅内高压的危险性影响了其应用。多用于不能进行磁共振检查的患者，或准备进行血管内溶栓时。

六、诊断和鉴别诊断

颅内静脉窦及静脉血栓形成中除海绵窦血栓形成的临床表现比较特殊，可依据临床表现、原发病灶的存在而明确诊断。其他部位的血栓形成如影响多支静脉和静脉窦诊断易，单独的小静脉受累诊断困难，不能仅从临床表现诊断，必须结合神经影像学检查，明确诊断。

急性起病伴局灶神经系统症状的需与动脉系统卒中鉴别，慢性者需与脓肿或肿瘤鉴别。

急性突发头痛为主要表现时需要与特发性颅内压增高症、蛛网膜下隙出血鉴别。

意识改变为主要表现者需与脑炎、代谢性疾病鉴别。

海绵窦血栓形成需与导致一侧眼球突出和眼球运动受限的一些其他情况相鉴别。如眼眶内球后蜂窝组织炎、骨膜下脓肿、球后占位性病变、视神经孔处胶质瘤。双侧眼球突出需与甲状腺功能亢进鉴别。

七、治疗

颅内静脉窦及静脉血栓形成是多种病因引起的，临床表现不同的疾病。因其少见，大宗病例临床治疗研究报道不多，治疗时需坚持个体化的综合治疗原则。

1. 病因治疗　如下所述：

（1）感染性血栓形成：应积极控制感染及处理原发病灶，如面部疖肿、乳突炎、副鼻窦炎，抗生素的应用应遵循尽早、合理、足量、长疗程原则。抗生素的选择可依据细菌培养、血培养、脑脊液检查的结果，如病原菌不清，可选用广谱抗生素或两药联用。在抗生素应用的基础上，应彻底清除原发病灶，如疖肿切开排脓、乳突根治术等。

（2）非感染性血栓形成：也应在针对原发疾患治疗的基础上，尽力纠正脱水，增加血容量，降低血黏度，改善脑循环。

2. 对症治疗　如下所述：

（1）脑水肿颅内高压者应积极行脱水降颅压治疗，使用甘露醇降低颅内压；颅内压较高的患者应在大剂量抗生素使用的同时短期加用激素；使用乙酰唑胺抑制脑脊液分泌；可行腰椎穿刺适当放出脑脊液，颅高压危及生命时可行颞肌下减压术。

（2）癫痫发作者采用抗痫治疗，高热者物理降温，意识障碍者加强基础护理、支持治疗、预防并发症。

3. 抗凝治疗　目前尚没有标准化治疗方案。国内外倾向肝素抗凝治疗是安全、有效的，可列为脑静脉系统血栓形成的一线治疗方法。肝素可限制血栓发展，促进其溶解。及时给予抗凝治疗，可解除静脉闭塞，恢复血流再通，为获取最佳疗效、改善预后的最有效措施。静脉给予普通肝素与皮下注射低分子肝素最为常用，至今尚缺乏两者疗效比较的大规模临床试验研究资料。既往由于担心肝素使用可能导致继发性出血，其使用受到限制，近期的研究显示肝素治疗不良反应较少，相对安全，即使发生出血性梗死，也可谨慎应用。急性期后，如患者存在凝血障碍，尚需口服抗凝药物 3～6 个月，或更长，保持 INR 在 2～3。

4. 局部溶栓　目前不主张全身性溶栓，主要采用导管经股静脉、颈静脉到达血栓形成处释放溶栓剂，同时通过机械力破坏血栓。t－PA 溶解纤维蛋白性血栓以及促进血管再通的效果均优于尿激酶，局部药物溶栓一般用于起病即为昏迷的患者，或使用足量抗凝药物病情仍在进展的患者。不良反应包括肺栓塞、再栓塞，目前尚没有大规模的临床试验结果和明确的治疗规范。

八、预防及预后

颅内静脉窦及静脉血栓形成死亡率在 5.5%～30.0%。大面积出血性梗死、难治性癫痫、败血症、肺动脉栓塞、恶病质是主要致死的原因。感染性血栓形成的死亡率较非感染性高。妊娠和产后患者如能早期诊断治疗，预后较好。颅内静脉窦及静脉血栓形成后遗症如肢体乏力、感觉障碍、精神异常、视觉丧失等占 15%～25%；约 50% 的患者可没有明显的后遗症。由于其预后个体差别很大，有人称其为"全或无"的疾病。年龄（过大或过小）；昏迷；严重颅高压；小脑静脉、深静脉受累；病因为严重感染或恶性疾病；难控制癫痫；肺动脉栓塞；CT 显示出血性梗死的患者预后不良。长期随访显示癫痫为最常见的并发症。颅内静脉窦及静脉血栓形成复发率 12%；出现颅内静脉窦及静脉血栓形成的产妇可以再次妊娠，除自然流产外，少见其他并发症。

（张海娜）

参考文献

[1] 黄永锋. 神经内科危重症及监护监测 [M]. 南京：东南大学出版社，2014.

[2] 王刚. 痴呆及认知障碍神经心理测评量表手册 [M]. 北京：科学出版社，2014.

[3] 德斯兰. 神经病学 [M]. 北京：北京大学医学出版社，2014.

[4] 王陇德. 脑卒中健康管理 [M]. 北京：人民卫生出版社，2016.

[5] 蒲传强，崔丽英，霍勇. 脑卒中内科治疗 [M]. 北京：人民卫生出版社，2016.

[6] 胡学强. 神经免疫性疾病新进展 [M]. 广州：中山大学出版社，2016.

[7] 柯开富，崔世维. 神经重症监护管理与实践 [M]. 北京：科学出版社，2016.

[8] 孙永海. 神经病理性疼痛分册 [M]. 北京：人民卫生出版社，2016.

[9] 吴江，贾建平. 神经病学 [M]. 北京：人民卫生出版社，2016.

[10] 王伟，卜碧涛，朱遂强. 神经内科疾病诊疗指南 [M]. 北京：科学出版社，2015.

[11] 董为伟. 神经系统与全身性疾病 [M]. 北京：科学出版社，2015.

[12] 周继如. 实用临床神经病学 [M]. 北京：科学出版社，2015.

[13] 李建章. 脑小血管病诊断与治疗 [M]. 北京：人民卫生出版社，2016.

[14] 高颖. 脑血管疾病安全用药手册 [M]. 北京：科学出版社，2015.

[15] 田新英. 脑血管疾病 [M]. 北京：军事医学科学出版社，2015.

[16] 贾亭街. 缺血性心脑血管病的防治 [M]. 兰州：兰州大学出版社，2014.

[17] 刘新峰. 脑血管病的防与治 [M]. 北京：人民卫生出版社，2014.

[18] 孙斌. 脑血管病基础与临床 [M]. 北京：金盾出版社，2014.

[19] 王增武. 脑血管病临床检查与治疗 [M]. 北京：世界图书出版公司，2014.

[20] 张晓曼. 脑血管病诊疗与进展 [M]. 郑州：河南科学技术出版社，2014.

[21] 焦建雄. 脑血管病预防与康复 [M]. 石家庄：河北科学技术出版社，2013.

[22] 王咏红. 常见心脑血管危重疾病的防治 [M]. 南京：江苏科学技术出版社，2013.

[23] 饶明俐，林世和. 脑血管疾病 [M]. 北京：人民卫生出版社，2012.

[24] 史淑杰. 神经系统疾病护理指南 [M]. 北京：人民卫生出版社，2013.